KATHRYN HANSEN

Nie wieder Essanfälle

Dieses Buch ist für die 19 Jahre alte Bulimikerin, die am Ende ihrer Hoffnung war, die sich aber schwor, eines Tages ihr Problem zu lösen und dann darüber zu schreiben. Diese Bulimikerin war ich vor zehn Jahren. Deshalb widme ich *Nie wieder Essanfälle – Wie ich meine Bulimie durch die Veränderung meines Denkens erfolgreich selbst geheilt habe* meinem früheren Ich und all denen, die sich vom Binge Eating befreien wollen.

KATHRYN HANSEN

Nie wieder Essanfälle

Wie ich meine Bulimie durch die
Veränderung meines Denkens erfolgreich
selbst geheilt habe

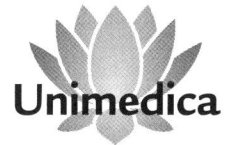

Unimedica

Kathryn Hansen
Nie wieder Essanfälle –
Wie ich meine Bulimie durch die Veränderung meines Denkens
erfolgreich selbst geheilt habe
1. deutsche Auflage 2019
2. deutsche Auflage 2020
3. deutsche Auflage 2021
ISBN: 978-3-96257-073-6
© 2019, Narayana Verlag GmbH

Titel der Originalausgabe:
Brain over Binge
Why I Was Bulimic, Why Conventional Therapy Didn't Work,
and How I Recovered for Good
© 2011 by Kathryn Hansen
This translation published by arrangement with
Columbine Communications & Publications,
Walnut Creek, California USA

Übersetzung aus dem Englischen: Bärbel und Velten Arnold
Layout und Satz: Annette Ahrend
Coverlayout: Marie-Katharina Wölk
Coverabbildung: © GarryKillian – Bigstockphoto.com

Herausgeber:
Unimedica im Narayana Verlag GmbH,
Blumenplatz 2, 79400 Kandern
Tel.: +49 7626 974 970-0
E-Mail: info@unimedica.de
www.unimedica.de

Haftungsausschluss:

INHALT

TEIL III
Therapiekonzepte neu durchdacht

VORWORT

„Bei einer Essstörung geht es nicht einfach nur
um Ernährung und Gewicht, sie kann auch dazu
dienen, mit anderen Problemen klarzukommen,
die man in seinem Leben hat." [1]

Im November 2007, zweieinhalb Jahre nach meiner Genesung von der Bulimie, suchte ich meinen Arzt auf, weil ich unter Magenbeschwerden litt. Ich erzählte ihm von meiner zurückliegenden Essstörung, weil ich dachte, dass jahrelange Essanfälle möglicherweise meinem Verdauungssystem geschadet haben könnten. Obwohl ich klarstellte, dass ich seit Langem keine Essattacken mehr gehabt hatte und nicht mehr unter Bulimie litt, fragte er mich: „Glauben Sie, dass Sie Ihre Essstörung ..." Er zögerte, deshalb beendete ich den Satz für ihn: „... überwunden haben?" Dann beantwortete ich die Frage mit einem einfachen „Ja".

„Das ist ja großartig", sagte er. „Ich nehme an, dass Sie Hilfe in Anspruch genommen haben."

„Ja, ich habe eine Therapie gemacht, aber dann ist mir klargeworden, dass sie nur eine Art Gewohnheit war, und ich habe sie einfach abgelegt."

[1] Deborah Marcontell Michel, Susan G. Willard: When Dieting Becomes Dangerous, S. 54

Ein Ausdruck von Interesse oder vielleicht auch Zweifel huschte über sein Gesicht. „Nun ja", sagte er, „ich bin sicher, dass Ihre Bulimie irgendein Bedürfnis befriedigt hat." *Ein Bedürfnis befriedigt.* Die Worte hallten in mir nach, und ich hatte auf einmal das Gefühl, wieder in der Praxis eines Therapeuten zu sitzen.

Ich versuchte zu jener Zeit, dieses Buch zu schreiben, kam aber nicht recht voran. An jenem Tag fand ich neue Motivation. Die Bemerkung meines Arztes machte mir bewusst, dass es im Hinblick darauf, wie Bulimie gesehen wird, ein großes Problem gibt, und das betrifft nicht nur die Therapeuten und die Patienten, sondern die ganze Gesellschaft.

Heutzutage werden Essstörungen in erster Linie für Symptome psychischer Probleme gehalten, denen zum Beispiel Depressionen, Angst, ein schwaches Selbstwertgefühl oder familiäre Probleme zugrunde liegen. Essstörungsexperten behaupten, dass das destruktive Essverhalten Ausdruck einer inneren emotionalen Krise sei, so wie Fieber ein Indikator für eine Infektion ist.[2] Demnach bedient sich ein Mensch, der von diesem Leiden betroffen ist, der Essstörung als eines Mechanismus zur Bewältigung von Problemen oder Gefühlen, mit denen er nicht klarkommt. Insofern werden Essstörungen als etwas angesehen, mithilfe dessen die davon betroffenen Menschen ein wichtiges Bedürfnis in ihrem Leben befriedigen oder einen wichtigen Mangel ausgleichen – ein Bedürfnis, das weit über ein rein physisches Bedürfnis hinausgeht. Deshalb hört man so häufig, dass es bei Essstörungen nicht ums Essen geht.

Ich glaube, dass die weitverbreitete Meinung, Bulimie als ein komplexes Problem anzusehen, das den Betroffenen dabei hilft, irgendein emotionales Bedürfnis zu befriedigen, im besten Fall eine Hypothese ist, die auf wackligen Beinen steht. Und in der Praxis kann diese Hypothese für Menschen, die jeden Tag von dem permanenten Verlangen getrieben werden, sich mit Essen vollzustopfen und ihre Essanfälle anschließend zu kompensieren, sogar schädlich sein.

---

2 Deborah Marcontell Michel, Susan G. Willard: When Dieting Becomes Dangerous, S. 30

Eine Bulimikerin begibt sich normalerweise in eine Therapie, weil sie dem Drang nicht widerstehen kann, jede Menge Essen in sich hineinzustopfen. Doch im Rahmen ihrer Therapie erfährt sie dann, dass das Essen in Wahrheit gar nicht ihr Problem ist, sondern dass das Problem in ihrer Persönlichkeit zu finden ist, in ihrer Unfähigkeit, mit ihrem Leben fertigzuwerden, in ihrer Kindheit und/oder ihren Partnerbeziehungen. Kurz: Sie erfährt, dass sie psychisch krank ist. Niemand sagt ihr, wie sie ihr Verhalten, das sie so dringend ändern will, ändern kann. Sie erhält keine spezifische Anweisung, keine konkrete Behandlungsanleitung, wie sie sich von ihrem Leiden befreien kann. Niemand sagt ihr, dass es in ihrer eigenen Macht steht, mit dem Binge Eating aufzuhören, wann immer sie will. Stattdessen erfährt sie, dass sie keine große Kontrolle über ihr Verhalten hat – zumindest nicht, bis sie die emotionalen Probleme angeht, die ihrer Essstörung zugrunde liegen.

Also begibt sich die Bulimikerin auf eine Reise der Selbstentdeckung und hofft, ein paar Antworten darauf zu finden, warum sie unter diesen unglaublichen Essanfällen und ihrem anschließenden zwanghaften Kompensationsverhalten leidet und wie diese Essanfälle verschwinden, wenn sie etwas in ihrem Leben verändert, alte Wunden heilt oder neue Beziehungen aufbaut. Sie lernt, mit Depressionen umzugehen, Ängste abzubauen und ein gesundes Selbstwertgefühl zu entwickeln. Sie arbeitet an ihrer Ernährungsweise, bekämpft ihren Perfektionismus und lernt, mit den Ereignissen und Gefühlen klarzukommen, die ihre Essanfälle angeblich auslösen. Sie versucht herauszufinden, welchem Zweck die Bulimie in ihrem Leben dient. Doch während sie all das tut, leidet sie weiter unter ihren Essanfällen und ihrem zwanghaften Kompensationsverhalten.

Genauso erging es mir sechs Jahre lang. Nach anfänglichem Zögern hatte ich mich schließlich auf eine Therapie eingelassen. Ich habe mich auf die Idee eingelassen, dass es bei meiner Bulimie um mehr geht als nur ums Essen. Ich habe mich auf die Idee eingelassen, dass ich meine Essstörung benutzt habe, um mit meinem Leben klarzukommen. Ich habe mich auf die Idee eingelassen, dass ich krank bin, dass ich professionelle Hilfe brauche, um wieder

gesund zu werden, dass ich die Ursache meines Problems angehen muss, um die Bulimie zu überwinden. Ich habe alles getan,
was im Rahmen der Therapie von mir verlangt wurde, und als
das nicht geholfen hat, habe ich andere Therapeuten aufgesucht,
die jeweils eine leicht andere Herangehensweise an die Therapie
hatten. Doch all das führte immer zum gleichen Ergebnis: Ich
blieb eine Bulimikerin.

Ich mache meinen Therapeuten keine Vorwürfe, denn sie haben
ja alle nur versucht, mir zu helfen, und sie waren immer einfühlsam
und haben mich unterstützt. Aber die Therapie hat mich einfach
nicht in die Lage versetzt, mit dem Binge Eating aufzuhören, und
es gibt jede Menge Bulimikerinnen, die die gleiche Erfahrung gemacht haben wie ich. In der verfügbaren Literatur findet sich zwar
ein breites Spektrum über erfolgreiche Behandlungen von Bulimie, aber die gängigen Therapien sind weit davon entfernt, jeden
Betroffenen heilen zu können. Aufgrund von Problemen, die die
Forschung betreffen, besteht kein Konsens im Hinblick auf exakte
Erfolgsquoten. Das liegt unter anderem an der beschränkten Zahl
vorliegender Studien, Mängeln des Studiendesigns, unterschiedlichen Definitionen von Essstörungen und Erfolgen bei deren
Heilung, unterschiedlichen Behandlungsarten und dem Rückzug
von teilnehmenden Patienten von einzelnen Studien.[3] Doch auf
jeden Fall sind die Erfolgsquoten bei der Heilung von Bulimie
nicht ermutigend, und „wir müssen noch viel lernen, um wirklich
effektive Methoden für die Behandlung von Essstörungen anbieten
zu können".[4]

Eine Studie ergab, dass 50 Prozent der Bulimikerinnen nach
der Behandlung weiterhin unter Ess-Brech-Attacken litten und
diese nur zeitweise nachließen, 20 Prozent der Teilnehmerinnen
der Studie blieben symptomatisch."[5] Eine andere Studie ergab,
dass ein Drittel der an der Studie teilnehmenden Frauen drei
Jahre nach der Behandlung jeden Tag unter Essanfällen litt, ein

---

[3] Deborah Marcontell Michel, Susan G. Willard: When Dieting Becomes
Dangerous, S. 73-74
[4] Walter H. Kaye: Eating Disorders
[5] Loreta M. Medina: Bulimia, S. 45

Drittel seltener als einmal im Monat, und ein weiteres Drittel lag irgendwo dazwischen."[6] Selbst die Methode, die zur Behandlung von Bulimie als die erfolgreichste gilt – die kognitive Verhaltenstherapie –, führt nur bei 30 bis 50 Prozent der Betroffenen zu einer dauerhaften Heilung.[7]

Diese Zahlen zeigen, dass eine Therapie durchaus einigen Bulimikerinnen helfen kann, aber bei Weitem nicht allen. Deshalb sind Alternativen erforderlich. Nach dem Gespräch mit meinem Arzt an jenem Novembertag verspürte ich einen starken Drang, eine Alternative zur Verfügung zu stellen. Mir wurde bewusst, dass die Ansicht, bei Bulimie handele es sich um eine Art Mechanismus, um mit dem Leben klarzukommen, in unserer Gesellschaft so verbreitet ist, dass diese Hypothese selbst von Leuten als Tatsache akzeptiert wird, die nicht der Gemeinschaft der Bulimie-Therapeuten angehören, wie mein Arzt. Ich kam zu dem Schluss, dass unbedingt eine neue Stimme auf den Plan treten musste – eine Stimme, die diese orthodoxe Ansicht herausfordert und zu denjenigen gelangt, denen mit diesem Ansatz, Bulimie zu verstehen und zu behandeln, nicht geholfen werden kann. Außerdem wollte ich all jenen Hoffnung machen, die sich überhaupt keiner Therapie unterziehen, denn neun von zehn Betroffenen erhalten gar keine Behandlung, um von ihrer Essstörung geheilt zu werden.[8]

Ein Bedürfnis befriedigt. Ich dachte immer wieder über diese Worte nach und versuchte herauszufinden, warum diese einfache und unbedachte Bemerkung meines Arztes mir nicht mehr aus dem Kopf ging. Ich rief mir meine eigene Erfahrung in Erinnerung und dachte daran, wie die Experten mich dahin geführt hatten zu glauben, dass ich mich, indem ich mich mit Essen vollstopfte, meiner Essattacken bediente, um mit meinen Problemen klarzukommen, Gefühle zu unterdrücken oder komplexere psychische Bedürfnisse zu befriedigen.

---

6 Cynthia M. Bulik, Nadine Taylor: Runaway Eating, S. 57

7 B. Timothy Walsh, V. L. Cameron: If Your Adolescent Has an Eating Disorder, S. 84

8 Eating Disorders Coalition: Facts About Eating Disorders

Dann dachte ich darüber nach, wie ich mich verändert hatte, als ich erst einmal beschlossen hatte, meine Essstörung anders zu sehen: als ich aufgehört habe zu glauben, dass ich mich aus tiefer liegenden Gründen meinen Essanfällen hingebe und mein Problem stattdessen auf vollkommen andere Weise angegangen bin. Ich habe einen anderen Weg der Heilung entdeckt, einen einfachen und schnellen Weg, meine Bulimie zu überwinden – ohne Therapie. Meine Essanfälle sind vollkommen verschwunden, und ich habe seit Jahren nicht mehr den Wunsch verspürt, mich vollzustopfen. Ich bin davon überzeugt, dass mein Risiko, rückfällig zu werden, gleich null ist, und das sogar während der stressigen Phasen meines Lebens. Ich habe meine Bulimie ein für alle Mal überwunden.

Als mein Kampf gegen die Bulimie meine ganze Kraft verzehrt hat, habe ich mir Folgendes geschworen: Wenn ich einen Weg finden sollte, der mich von diesem Leiden befreit, werde ich ein Buch schreiben, um anderen zu helfen, ebenfalls diesen Weg zu finden, um sich von diesem Leiden befreien zu können. Manchmal kann ich immer noch nicht glauben, dass ich dieses Buch geschrieben habe, weil die Heilung sich so anfühlte, als wäre sie nur vorübergehend und flüchtig. Doch ich bin wirklich und dauerhaft geheilt. Und jetzt möchte ich meine Geschichte anderen mitteilen, damit sie ihnen in ihrem eigenen Kampf mit ihrer eigenen Essstörung helfen möge. Ich möchte meine alternative Herangehensweise an diese Erkrankung vorstellen, motiviert von der Hoffnung, dass ich eine Stimme der Veränderung sein kann, eine Stimme für diejenigen, die frustriert sind, weil die Therapien versagt haben, oder die sich schlicht und einfach keine Therapie leisten können. Eine Stimme, die vielen Betroffenen helfen möge, der tagtäglichen Qual der Bulimie zu entrinnen.

Wenn du in dem Teufelskreis gefangen bist, von Essanfällen mit anschließendem Kompensationsverhalten oder Hungern heimgesucht zu werden, entwickelst du dich nicht richtig weiter und verpasst Momente, die du nie mehr nachholen kannst. Ich habe aufgrund meiner Essstörung wertvolle Jahre meines Lebens verloren und wünsche niemandem, das Gleiche durchmachen zu müssen. Ich bin hier, um dir zu sagen, dass du deine Essstörung sofort überwinden und dein Leben weiterleben kannst. Vielleicht hat die herkömmliche Essstörungsbehandlung dir bisher nicht geholfen. Vielleicht haben die Ratgeber zur Selbsthilfe, die du gelesen hast, dich zwar inspiriert, aber nicht wirklich in die Lage versetzt, mit dem Binge Eating aufzuhören. Vielleicht hast du viele Wege ausprobiert, dein Leiden zu überwinden, die dich jedoch alle in eine Sackgasse geführt haben. Vielleicht bist du dir wie ich dessen bewusst geworden, dass es ein ganzes Leben lang dauert, den Menschen aus sich zu machen, der man sein will. Aber du wirst schnell begreifen, dass du nicht dein ganzes Leben lang Zeit hast, um deine Bulimie zu überwinden.

Natürlich wollen wir alle bessere Menschen sein als wir sind. Wir wollen würdevoll leben, uns selber mögen und der Erfüllung unserer Träume ungehindert nachgehen können. Doch all das ist für dich im Moment vielleicht unmöglich. Vielleicht kannst du nicht einmal daran denken, in anderen Bereichen deines Lebens aufzublühen, solange du dein drängendstes Problem nicht gelöst hast. Jene Sache, die dich bremst und an allem anderen hindert: deine destruktiven Essgewohnheiten.

Ich hoffe, meine persönliche Geschichte über die Überwindung meiner Essstörung macht einigen Menschen Mut und gibt ihnen die Hoffnung, dass sie geheilt werden können. Außerdem hoffe ich, dass meine praktischen Ratschläge vielen Bulimikerinnen ihr Leben zurückgeben. Zudem hoffe ich dazu beizutragen, dass einige Menschen ihre Meinung darüber ändern, was es mit der Bulimie auf sich hat – Leute wie mein Arzt und meine Therapeuten, die glauben, dass Bulimie *ein Bedürfnis befriedigt*. Wenn ich auch nur die Meinung eines einzigen Menschen über Bulimie ändern, einem Menschen Hoffnung machen oder das Leben eines Menschen retten kann, bin ich schon zufrieden.

EIN HINWEIS AN DEN LESER

Es gibt ein paar wichtige Dinge, die man wissen sollte, bevor man dieses Buch liest. Erstens und vor allem: Dieses Buch erzählt die persönliche Geschichte einer Heilung, es ist kein Ersatz für medizinischen Rat oder den Rat eines Ernährungsberaters. Essanfälle und zwanghaftes Kompensationsverhalten können ernsthafte gesundheitliche Folgen haben, insbesondere für Betroffene, die sich nach ihren Essanfällen häufig zum Erbrechen bringen. Wenn du unter besorgniserregenden Symptomen leidest, such bitte umgehend einen Arzt auf. Ich bin zwar mit vielen Aspekten der herkömmlichen Therapien, mit denen Essstörungen behandelt werden, nicht einverstanden, glaube aber dennoch, dass medizinische Begleitung und Kontrolle und Unterstützung durch Ernährungsexperten für einige Betroffene unerlässlich sind.

Wenn du momentan unterernährt und untergewichtig bist, musst du deine Kalorienaufnahme und dein Körpergewicht auf Normalniveau erhöhen, um bei der Überwindung deiner Essstörung erfolgreich sein zu können. Die Folgen einer Unterernährung können die Hirnfunktion derart beeinträchtigen, dass die Fähigkeit eingeschränkt ist, vernünftige Entscheidungen treffen zu können. Ebenso bedarf jede andere Störung, die das Urteilsvermögen beeinträchtigt, sofortiger professioneller Hilfe. Einige Beispiele für solche Beeinträchtigungen können sein: Drogen- oder Alkoholmissbrauch, lähmende Angstzustände oder Depressionen und schwere Persönlichkeitsstörungen.

Du solltest auch wissen, dass dieses Buch für Betroffene bestimmt ist, die ihre Essstörung überwinden *wollen*. Das bedeutet nicht, dass du in jedem Moment den unerschütterlichen Wunsch verspüren musst, geheilt werden zu wollen, aber in einem gewissen Maß musst du das Beste für dich selbst wollen. Dieses Buch ist nicht für jemanden gedacht, der nicht einsieht, warum er mit dem Binge Eating aufhören sollte. Es ist auch nicht für jemanden gedacht, der aufgrund eines Traumas oder ausgeprägten Selbsthasses damit fortfahren will, sich selbst zu zerstören. Oder für jemanden, der von Selbstmordgedanken oder -tendenzen befallen ist. Menschen, die ihre Essstörung nicht überwinden wollen oder keinen Lebenswillen haben, brauchen intensivere Betreuung und Hilfe.

Junge Erwachsene stellen eine weitere besondere Gruppe dar, die einer speziellen Betrachtung bedarf. Da Teile ihres Gehirns, die für die Selbstkontrolle zuständig sind, noch nicht vollständig entwickelt sind, ist die Fähigkeit, bewusste Entscheidungen zu treffen, bei jungen Menschen, die um die zwanzig und jünger sind, begrenzt. Junge Leute sind durchaus in der Lage, die Veränderungen in ihrer Lebensweise vorzunehmen, die erforderlich sind, um eine Heilung zu erreichen, aber sie bedürfen vielleicht einer intensiveren Anleitung und Unterstützung. Wenn du die Mutter oder der Vater eines Teenagers oder eines noch jüngeren Kindes bist, das unter einer Essstörung leidet, und du ihr oder ihm dabei helfen willst, diese zu überwinden, ermuntere ich dich dringend, einen Arzt, Therapeuten oder Ernährungsberater aufzusuchen, der bereit ist, dein Kind zu betreuen und der dir dabei hilft, unter Anwendung der in diesem Buch vorgestellten Herangehensweise die Unterstützung zu finden, die es benötigt.

Die in diesem Buch angebotene Herangehensweise unterscheidet sich zwar von traditionellen therapeutischen Methoden, das bedeutet jedoch nicht, dass sie mit anderen Wegen unvereinbar ist, die ebenfalls zu einer Heilung führen können. Verschiedene Ansätze funktionieren bei unterschiedlichen Menschen auf unterschiedliche Weise. Dieses Buch ist keine allumfassende Quelle, die jeden Aspekt der Überwindung einer Essstörung erschöpfend behandelt. Vielmehr bietet es eine einfache Herangehensweise an das Problem und dürfte für viele Betroffene als eine neue, erlösende Möglichkeit empfunden werden, die Dinge

zu sehen, als ein Weg, der direkt zur Heilung führt. Wenn du
das Buch liest, ruf dir immer wieder in Erinnerung, dass dein
Heilungsprozess nicht genauso verlaufen wird wie meiner verlaufen ist oder wie der von irgendjemand anderem. Vielleicht
überwindest du deine Essstörung schnell, vielleicht siehst du
die eintretenden Veränderungen auch nur nach und nach, aber
beides ist in Ordnung.

Der Einfachheit halber habe ich in dem gesamten Buch die
Begriffe *Therapie* oder *Behandlung* verwendet und beziehe mich
damit auf die Gesamtheit aller Behandlungen, die ich gegen
meine Essstörung erhalten habe. Außerdem verwende ich den
Begriff *meine Therapeuten* und beziehe mich damit auf alle Experten, die mich im Laufe der Jahre behandelt haben. Während
meiner Studienzeit haben mich drei psychologische Berater, zwei
Psychologen, drei Ernährungsberater, ein Psychiater und ein All-
gemeinmediziner wegen meiner Bulimie behandelt. Außerdem
habe ich begierig alles gelesen, bei dem es in irgendeiner Weise
um Essstörungen ging. Indem ich informative Bücher, Ratgeber
zur Selbsthilfe und alle möglichen Quellen im Internet konsul-
tiert habe, habe ich sehr viele Ratschläge von Essstörungsexperten erhalten. Natürlich erinnere ich mich nicht mehr daran,
woher genau welche spezielle Information stammt. Wenn ich
also zum Beispiel sage „mein Therapeut hat mir gesagt" oder
„das habe ich während meiner Therapie gelernt", ist es möglich,
dass der von mir zitierte Ratschlag in Wahrheit einem Ratgeber
zur Selbsthilfe entstammt oder einer anderen kundigen Quelle.
Wenn ich spezielle Therapeuten nenne, habe ich sie mit fiktiven
Namen versehen.

EINFÜHRUNG

All die Geschichten, die ich über Menschen gelesen habe, die die Bulimie überwunden haben, lassen sich in zwei Typen unterteilen. Meine Geschichte gehört zu keinem dieser beiden Typen. Den ersten Typ nenne ich die „Schmetterlingsgeschichte". Sie geht in etwa so: Die Bulimikerin – die Raupe in der Geschichte – ist unglücklich. Ihre Beziehungen erfüllen sie nicht, sie neigt zu Depressionen und Pessimismus, ihr Leben hat keine wirkliche Richtung und kein Ziel, sie leidet unter ihrem bisherigen Leben und schafft es nicht, darüber hinwegzukommen, und sie mag sich selber nicht. Sie wird von Essattacken heimgesucht und kompensiert diese anschließend, indem sie sich erbricht, Abführmittel nimmt oder intensiv Sport treibt, angeblich, um mit ihrem Elend klarzukommen, aber das führt nur dazu, dass es ihr noch schlechter geht.

Dann beginnt sie mit dem Genesungsprozess – sie begibt sich sozusagen in den Kokon –, arbeitet daran, die Probleme aus ihrer Vergangenheit zu bewältigen, lernt, mit den Problemen ihres Alltags und den größeren Stressfaktoren fertigzuwerden, ihre Gefühle und Emotionen in den Griff zu bekommen und findet schließlich Frieden mit sich selbst.

Der Genesungsprozess ist nicht angenehm. Er ist ein Stück harte Arbeit, und die Transformation im Inneren des Kokons kann extrem lange dauern. Aber wenn die Bulimikerin diesen Prozess irgendwann beendet hat, ist sie ein komplett veränderter Mensch – eben der Schmetterling der Geschichte. Sie ist glücklicher und lebt ein erfüllteres Leben. Sie hört auf ihre Gefühle und hat befriedigende Beziehungen. Sie hat mit ihrer Vergangenheit Frieden geschlossen und ist in der Lage, ihr Leben in der Gegenwart zu genießen. Ihre Ziele, die sie sich für die Zukunft vorgenommen hat, werden schnell Realität. Als Ergebnis ihrer Transformation muss sie nicht länger an ihrer Essstörung festhalten. Sie ist ein voll entwickelter Schmetterling und kann wegfliegen.

Den zweiten Typ Genesungsgeschichte nenne ich „die Geschichte eines gezähmten Haustiers", und sie geht in etwa so: Die Bulimikerin – das ungezähmte Tier in der Geschichte – führt ein selbstzerstörerisches, gefährliches Leben. Sie wird von Essattacken heimgesucht und kompensiert diese anschließend. Indem sie dies tut, isoliert sie sich, kämpft sich durch jeden Tag und fühlt sich nie frei von ihrer Bulimie.

Dann beginnt sie mit dem Genesungsprozess und fängt an, ihr gestörtes Essverhalten zu zähmen. Nach intensivem Training, ausgiebigen Praxisübungen und viel Aufmerksamkeit und Geduld von ihren Therapeuten und den Mitgliedern ihres Unterstützernetzwerks lernt sie, ihre Essanfälle und das anschließende Kompensationsverhalten zu reduzieren. Es kann sogar sein, dass sie es nach einem langen und schwierigen Genesungsprozess schafft, ihre Essstörung komplett zu überwinden.

Dieser Typ einer genesenen Bulimikerin gleicht einem wilden Tier, das zu jemandem mit nach Hause genommen wird, dort mit sehr viel Aufmerksamkeit und Fürsorge intensiv und sorgfältig trainiert wird und schließlich lernt, ein neues, besseres Leben zu führen. Doch auch wenn das Haustier lernt, sich meistens korrekt zu verhalten, behält es seine ungezähmten Instinkte in einem gewissen Maß, und die Besitzer können sich nicht in allen Situationen hundertprozentig auf das Haustier verlassen.

Bei diesem Typ der Genesung wird ein gelegentlicher Essanfall entschuldigt, so, wie man über ein gelegentliches unangemessenes Verhalten eines Haustiers hinwegsieht. Die Bulimikerin wird hin und wieder rückfällig, bekommt sich aber anschließend wieder in den Griff. Sie begreift ihre Rückfälle als Lernerfahrungen oder als Hinweise darauf, dass etwas anderes in ihrem Leben

Aufmerksamkeit benötigt. Wenn diese Rückfälle eintreten, sucht die Bulimikerin Hilfe und versucht, das emotionale Problem zu bewältigen, das ihrem erneuten Essanfall ihrer Meinung nach zugrunde liegt. Auf diese Weise lernt sie ein paar neue Dinge, um Essanfälle in der Zukunft zu vermeiden. Dieser Typ einer genesenen Bulimikerin bekommt seine Essstörung mit der Zeit ziemlich gut in den Griff. Die Bulimikerin kann sich allerdings nie absolut in Sicherheit wiegen, ihr Problem endgültig überwunden zu haben. Sie muss jeden Tag nehmen, wie er kommt. Wie der Besitzer eines gezähmten Haustiers dieses von allen Situationen fernhalten muss, die es in sein früheres Verhalten zurückfallen lassen, oder es daraufhin trainieren und abrichten muss, seinen Instinkten in solchen Situationen keinen freien Lauf zu lassen, muss die genesene Bulimikerin alles vermeiden, was bei ihr wieder einen Essanfall und die anschließende Kompensation auslösen könnte, oder sicherstellen, dass sie derartige potenzielle Auslöser bewältigen kann, ohne rückfällig zu werden. Sie muss ständig vor Gefühlen und Ereignissen in ihrem Leben auf der Hut sein, die die ungezähmte Seite in ihr – ihre Essanfälle und ihr anschließendes Kompensationsverhalten – wieder zum Vorschein bringen könnten. Diese Ereignisse und Gefühle werden in der Fachwelt, die sich mit Essstörungen befasst, und von den Betroffenen selbst als „Auslöser" bezeichnet. Die genesene Bulimikerin muss sich fortwährend mit den Problemen aus ihrer Vergangenheit beschäftigen, sicherstellen, dass ihre emotionalen Bedürfnisse befriedigt werden und darauf achten, das Richtige und dieses in der passenden Menge zu essen, um das Auslösen eines Rückfalls zu vermeiden.

Die verbesserte Lebensqualität der genesenen „Gezähmten-Haustier"-Bulimikerin ist unbestreitbar eine gewaltige Verbesserung im Vergleich zu der täglichen Qual der Essattacken und der anschließenden Kompensation, so, wie auch das gezähmte Haustier zweifellos besser dasteht als zu der Zeit, als es noch auf sich allein gestellt war. Doch es ist für die Bulimikerin nicht mühelos, ihre Essstörung im Griff zu behalten, es erfordert permanente Anstrengungen, rückfallfrei zu bleiben.

Als ich in den Tiefen meiner Bulimie gefangen war, ergab keine dieser Geschichten für mich einen Sinn. Schmetterlingsgeschichten mögen rühmenswert und inspirierend sein, und es gibt sie zweifellos. Aber während der sechs Jahre, in denen ich versucht habe, meine Essstörung zu überwinden, habe ich festgestellt, dass ich mit der Idee einer langen Reise in ein reiches, erfülltes Leben nichts anfangen konnte, solange ich gleichzeitig tagtäglich von meinem unbändigen, unaufhörlichen Verlangen heimgesucht wurde, mich mit Essen vollzustopfen. Mein Scheitern, mich in einen Schmetterling zu verwandeln, ist nicht auf mangelnde Anstrengungen zurückzuführen. Natürlich wollte ich glücklich werden und ein erfülltes Leben haben. Aber das gelang mir nicht, und schon gar nicht, solange ich weiterhin Tausende von Kalorien in mich hineinstopfte und bis zur Erschöpfung Sport trieb, um den Schaden, den ich meinem Körper zugefügt hatte, wiedergutzumachen.

Ganz egal, welche Probleme aus meiner Vergangenheit ich auch aufdeckte oder in meinem gegenwärtigen Dasein löste, ganz egal, was ich mir für meine Zukunft ausmalte, mein Verlangen, mich vollzustopfen, verzehrte mich trotzdem nach wie vor. Mir wuchsen keine Schmetterlingsflügel, es bildeten sich keine leuchtenden Farben heraus. Egal, wie gut ich es auch schaffte, mit meinen Emotionen, Gefühlen, Konflikten und Problemen klarzukommen, ich gab mich meinem Verlangen immer wieder hin. Mit der Zeit sah ich, wie die Jahre, die eigentlich die besten meines Lebens hätten sein sollen, schnell vergingen. Dann wurde mir allmählich eines klar: Wenn ich darauf warten würde, ein Schmetterling zu werden, um mit dem Binge Eating aufhören zu können, würde ich womöglich ewig warten. Ich kam langsam zu dem Schluss, dass die „Gezähmte-Haustier"-Genesung meine einzige Chance war, ein halbwegs normales Leben zu führen.

Doch die Geschichten über eine Genesung nach dem Prinzip des gezähmten Haustiers sprachen mich in Wahrheit auch nicht mehr an als die Schmetterlingsgeschichten. Tatsächlich versprachen diese Geschichten, anders als die Schmetterlingsgeschichten, nicht einmal die komplette Freiheit von der Bulimie, weil die genesenen Bulimikerinnen auch nach der Überwindung ihrer Essstörung in einem hohen Maß auf Therapeuten und bestimmte Techniken und Methoden der Unterstützung angewiesen sind, um rückfallfrei zu bleiben. Ich hatte die Nase voll von Speiseplänen. Ich wollte nach meiner Genesung nicht Tag für Tag einen strikten Speiseplan befolgen müssen. Ich wollte nicht bis ans Ende meiner Tage zu Therapeuten und in Selbsthilfegruppen gehen müssen. Ich wollte nicht gezwungen sein, Tag für Tag immer wieder aufs Neue mit meiner Bulimie umgehen zu müssen – ich wollte sie komplett überwinden und absolut frei davon sein. Ich wollte eine Genesung, die bedeutet, dass ich absolut kein Verlangen mehr verspüre, mich einem Essanfall hinzugeben, nicht mehr ständig auf der Hut vor Auslösern sein muss und mich nie wieder mit Essen vollstopfe. Nie mehr.

Während ich dieses Buch schreibe, habe ich meine Essanfälle und jegliches Kompensationsverhalten vollständig überwunden. Ich leide an absolut keiner Essstörung mehr. Ich muss nicht auf der Hut vor Auslösern sein, ich muss keine Speisepläne befolgen und keine Therapie machen. Ich verspüre absolut kein Verlangen mehr, mich vollzustopfen, und es ist ausgeschlossen, dass ich rückfällig werde. Doch um zu genesen, musste ich mich keiner umfangreichen Selbstverwandlung unterziehen. Ich habe einen anderen Weg gefunden, um meine Bulimie zu überwinden. Mein täglicher Kampf mit dem Essen ist beendet. Die Qualen, die mir meine Sucht beschert hat, sind verschwunden. Das Elend jener Jahre des Binge Eatings ist vorbei. Die Erleichterung, die ich verspüre, weil ich meine Essstörung hinter mir gelassen habe, ist nicht in Worte zu fassen.

Meine Genesung war nicht typisch. Sie erforderte keine speziellen Diätpläne und auch keine emotionale Selbstfindung oder irgendeine spirituelle Erleuchtung. Sie war nicht das Resultat verminderter Ängste, gesteigerten Glücks, eines gestärkten Selbstwertgefühls, einer neuen Medikation oder irgendeiner größeren Veränderung in meinem Leben. Ich verdankte sie schlicht und einfach mir selbst, nachdem ich, gerüstet mit ein paar Erkenntnissen, endlich selber die Kontrolle über mein Verhalten übernommen habe.

Heute bin ich vielleicht nicht das perfekte, erfolgreiche, selbst-
bewusste, leuchtende Beispiel, das eine genesene Bulimikerin
abgeben sollte – „eine lebenslustige Frau, die sich selber mag"
–, aber ich habe jeden Tag die Gelegenheit, ein richtiges Leben
zu leben, mit all dem Leid und all den Freuden, die es mit sich
bringt. Ich habe immer noch einige Fehler, Probleme und Schwächen, die mir zu schaffen gemacht haben, als ich Bulimikerin
war. Aber ohne die Bulimie ist es unermesslich viel leichter, mit
diesen Problemen umzugehen. Ich habe inzwischen eine eigene
Familie und kann mich um sie und all die anderen Menschen,
die mir etwas bedeuten, kümmern und für sie verfügbar sein,
wenn es erforderlich ist. Ohne von meiner Bulimie verzehrt zu
werden, kann ich besser die täglichen Herausforderungen in
Angriff nehmen, denen ich mich gegenübersehe, auch wenn ich
sie nicht immer perfekt meistere.

Ich hoffe, dass meine Geschichte anderen Bulimikerinnen
einen neuen Weg weist – weg von den Mythen der Schmetter-
lingstheorie und den Beschränkungen der Theorie des gezähmten
Haustiers, was die Genesung angeht, und hin zu einem alternativen Pfad zu einer sicheren und dauerhaften Überwindung der
Essstörung. Ich bin fest davon überzeugt, dass wir die Bulimie
zu jedem Zeitpunkt, den wir wählen, mit unseren eigenen Ressourcen bezwingen können.

Dieses Buch besteht aus drei Teilen. In Teil eins erzähle ich die
Geschichte meiner eigenen Essstörung und meiner Genesung.
Ich zeichne nach, wie meine Bulimie entstanden und im Laufe
der Jahre immer schlimmer geworden ist. Ich berichte von
meinen Erfahrungen mit erfolglosen Therapien und davon, wie
ich meine Bulimie schließlich aus eigener Kraft bezwungen
habe. In Teil zwei zeichne ich nach, wie ich versucht habe,
herauszufinden, was es mit meiner Bulimie überhaupt auf sich
hatte, und mir selber zu erklären, wie ich es geschafft habe, so
schnell zu genesen und meine Essstörung ein für alle Mal zu
überwinden. Die Antworten, die ich dabei fand, haben mich
selber überrascht und wichen stark von dem ab, was ich während meiner Therapie gelernt habe. In Teil drei diskutiere ich

Themen, die oft im Mittelpunkt meiner erfolglosen Therapie standen, wie zum Beispiel schwaches Selbstwertgefühl, eine schlechte Körperwahrnehmung, koexistierende Probleme oder die Frage, wie man sich auf normale Weise ernährt. Ich wende mich mit diesem Buch vor allem an Bulimikerinnen und Betroffene, die unter einer Binge-Eating-Störung (BES) leiden. Doch jeder, der Phasen erlebt, in denen er von Essanfällen heimgesucht wird, kann von dem profitieren, was ich niedergeschrieben habe. Für diejenigen, die sich nicht sicher sind, ob sie in diese Kategorie fallen, hier die Definition von *Binge Eating* laut dem *Diagnostic and Statistical Manual of Mental Disorders (DSM)*, dem von der American Psychiatric Association herausgegebenen Leitfaden über psychische Störungen:

Ein Essanfall ist dadurch gekennzeichnet, innerhalb einer klar umrissenen Zeitspanne (zum Beispiel innerhalb von zwei Stunden) sehr viel mehr zu essen, als die meisten Menschen während einer ähnlichen Zeitspanne unter ähnlichen Umständen zu sich nehmen würden, *begleitet von dem Gefühl, während dieses Anfalls die Kontrolle über das Essverhalten verloren zu haben* (zum Beispiel dem Gefühl, nicht aufhören zu können zu essen oder kontrollieren zu können, was oder wie viel man isst).

Von einer Binge-Eating-Störung sind viele Menschen betroffen. Die Binge-Eating-Störung ist verbreiteter als Bulimie. Einem aus dem Jahr 2001 stammenden Bericht zufolge leiden geschätzte zwei Prozent aller Erwachsenen in den USA unter einer Binge-Eating-Störung. Das entspricht vier Millionen US-Amerikanern.[9] Unter Bulimie leidet etwa ein Prozent der Erwachsenen der USA, wobei die Rate wahrscheinlich sehr viel höher ist, da Bulimikerinnen ihre Essstörung häufig vor anderen verbergen.[10] Darüber hinaus ist es schwerer, Bulimikerinnen zu

9 B. Timothy Walsh, V. L. Cameron: If Your Adolescent Has an Eating Disorder, S. 22
10 Jim Kirkpatrick, Paul Caldwell: Eating Disorders, S. 56

erkennen, da sie nicht so ausgemergelt sind wie Magersüchtige.[11] Was Mädchen im Teenageralter angeht, ist es möglich, dass bis zu fünf Prozent von ihnen unter Bulimie leiden.[12] Bisher habe ich die Betroffenen, die unter Essstörungen leiden, aus der Perspektive einer Frau beschrieben, aber von diesem Buch können auch Männer profitieren. Von allen Betroffenen, die unter Bulimie leiden, handelt es sich zwar bei 90 bis 95 Prozent um Frauen[13], aber auch Männer können diese Essstörung entwickeln. Männer leiden häufiger unter einer Binge-Eating-Störung als unter Bulimie. Auf drei Frauen, die unter einer Binge-Eating-Störung leiden, kommen zwei Männer, was bedeutet, dass deutlich mehr als eine Million Männer von dieser Essstörung betroffen sind.[14] Um des leichteren Schreibens willen bleibe ich bei der Verwendung weiblicher Substantive und Pronomen, doch dieses Buch schließt Männer nicht aus. Tatsächlich mögen meine Ideen gerade für Männer ansprechend sein, die sich mit vor allem auf Frauen ausgerichteten, emotional intensiven Gesprächstherapien schwertun.

Es spielt keine Rolle, ob du ein Mann oder eine Frau bist. Es ist egal, wie alt du bist, wie oft du von Essanfällen heimgesucht wirst, wie lange du schon davon betroffen bist, oder wie viel Essen du in dich hineinstopfst – Essanfälle können in deinem Leben Chaos verursachen. Selbst wenn dein Essverhalten nicht ganz dem typischen Schema der unter Bulimie oder unter einer Binge-Eating-Störung leidenden Menschen entspricht oder wenn die diagnostischen Kriterien für eine der beiden Essstörungen bei dir nicht zutreffen, kannst du mit meiner Geschichte vielleicht etwas anfangen und in diesem Buch Hilfe finden.

Noch ein Wort der Warnung: Dieses Buch kann dir nur dabei helfen, dein selbstzerstörerisches Essverhalten zu ändern. Es bietet dir keine Anleitung, selbstsicher, spirituell, emotional zufrieden oder glücklich zu werden oder irgendeins deiner an-

---

11 Jim Kirkpatrick, Paul Caldwell: Eating Disorders, S. 57
12 B. Timothy Walsh, V. L. Cameron: If Your Adolescent Has an Eating Disorder, S. 5
13 Jim Kirkpatrick, Paul Caldwell: Eating Disorders, S. 56
14 B. Timothy Walsh, V. L. Cameron: If Your Adolescent Has an Eating Disorder, S. 22

deren Probleme zu lösen, die dir vielleicht zu schaffen machen. Es bringt dir nicht bei, was du tun musst, um dich selbst zu mögen, wie du gute, vertrauensvolle Beziehungen aufbaust, die Wunden aus deiner Vergangenheit heilst, dich perfekt ernährst, dein Idealgewicht hältst oder dich optimal körperlich betätigst. Eine Essstörung zu überwinden, wird dich nicht auf magische Weise in den Menschen verwandeln, der du sein willst. Das ist eine lebenslange Aufgabe. Aber deine Bulimie oder deine Binge-Eating-Störung zu bezwingen, *kann* der erste Schritt auf dem Weg einer Selbstverwandlung sein, wenn es das ist, worauf du aus bist.

Dieses Buch zu lesen, wird dir ganz gewiss keine Flügel verleihen, aber es wird dir Hoffnung machen, und, was noch wichtiger ist: Es weist dir einen klaren Weg zur Überwindung deiner Essstörung.

TEIL I

Meine Bulimie und meine Genesung

1

Ein typischer Essanfall

E s war der 6. Januar 2000, kurz vor Mitternacht. Ich lag im Keller meines Studentenwohnheims auf einem alten Sofa, neben mir eine Pop-Tart-Schachtel und eine leere Flasche Diet Sprite. Ich erwachte allmählich aus einem tiefen Schlaf und spürte, dass mein T-Shirt am Rücken nass war, aber in dem Keller war es so heiß, dass ich nicht genau wusste, ob es sich bei der Nässe um Schweiß oder Limonade handelte. Aber es interessierte mich nicht wirklich. Ich konnte nur eins denken: *Ich kann es nicht glauben. Ich habe es wieder getan.* Es sollte ein neues Jahr werden, ein neues Semester, ein neuer Start.

Ich hatte mir geschworen, mich im zweiten Semester meines ersten Studienjahres keinem Essanfall mehr hinzugeben, doch da lag ich: vollgestopft, aufgebläht und fassungslos über mich selbst. Ich setzte mich aufrecht hin und starrte hinab auf das Sofa. Es war schäbig, verblasst lila, abgesessen und voller bräunlicher Flecke. Ich dachte, dass alle anderen Studentinnen aus dem ersten Studienjahr, die da unten im Keller gewesen waren, betrunken gewesen sein mussten, da sich niemand, der klar bei Verstand war, auf dieses Sofa setzen würde. Ich wünschte mir, bei mir wäre es auch der Alkohol gewesen, der mich auf dieses Sofa gebracht hatte. Das wäre für eine Studentin im ersten Studienjahr in Ordnung gewesen. Aber bei mir war es kein Bier – bei mir war es Essen.

Ich schämte mich so. Es war mein erster Tag zurück an der Uni, nachdem ich die Ferien bei meiner Familie verbracht hatte, und er war bereits in einem Desaster geendet. Die Ferien waren auch desaströs gewesen. Ich hatte mich auch zu Hause viele Male Essanfällen hingegeben. Ja, jeder langt in den Ferien mal reichlich zu, wenn man mit Leckereien verwöhnt wird, die es nur einmal im Jahr gibt. Aber bei mir war es etwas anderes. Bei jeder Mahlzeit kämpfte ich mit mir, um mich zu kontrollieren. Ich versuchte, langsam zu essen und nur kleine Bissen zu mir zu nehmen. Ich versuchte jedes Mal, bewusst darauf zu achten, wie hungrig oder satt ich mich fühlte, während ich aß, aber das war sehr frustrierend, weil ich fast nie das Gefühl hatte, gesättigt zu sein. Egal, wie viel ich bei einer Mahlzeit auch aß, normalerweise wollte ich noch viel mehr.

Beim Weihnachtsessen langte ich wie alle anderen ordentlich zu, aber danach brannte ich darauf, dass unsere Gäste gingen und meine Eltern sich ins Bett verabschiedeten, damit ich so essen konnte, wie ich es wirklich wollte. Ich wollte alles für mich: die Füllung, die Süßkartoffeln, die Kuchen, die Plätzchen, die Pralinen. Ich wollte schnell essen, mir den Mund vollstopfen, alles gleichzeitig herunterschlingen, bis mir schwindelig wurde. Ich versuchte, es mir auszureden und mich davon abzuhalten, aber ich konnte nicht vernünftig mit mir reden, wenn ich dieses unbändige Verlangen verspürte, mich mit Essen vollzustopfen.

Wenn ich dieses Verlangen nicht selber verspürt hätte, hätte ich nie geglaubt, dass so ein starkes Verlangen nach so etwas Irrationalem überhaupt existieren kann. Und ich hätte auch nicht geglaubt, dass es einem absolut jenseits des Denkbaren erscheinen könnte, zu etwas so offensichtlich Schädlichem Nein zu sagen. Ich war immer ein gewissenhafter Mensch gewesen, für den persönliche Verantwortung und das Treffen guter Entscheidungen einen hohen Wert hatte. Doch mein Verlangen, mich Essanfällen hinzugeben, hat mich dazu gebracht, all das über Bord zu werfen.

Dieser Weihnachtsabend war einer jener Momente, in denen mein gewissenhaftes Ich vollkommen abwesend zu sein und es undenkbar schien, dass ich zu meinem irrationalen Verlangen, mich vollzustopfen, würde Nein sagen können. Also ging ich, als ich alleine war, langsam in die Küche und versuchte, ruhig zu bleiben, obwohl mein Herz raste. Wie immer, bevor ich mich einem meiner Essanfälle hingab, sagte ich mir, dass ich mir nur ein bisschen gönnen würde. Vielleicht noch ein Stück Pecannusskuchen – immerhin war Weihnachten. Und am nächsten Tag konnte ich ja Sport treiben, um mir die überschüssigen Kalorien wieder abzutrainieren.

Ich sagte mir, dass ich nicht zulassen würde, dass ein kleiner Snack zu einem Essanfall ausarten würde, doch als ich das erste Stück Kuchen verputzt hatte, wusste ich, dass ich noch viel mehr essen würde. Mein Herz schlug schneller, und ich stopfte mir immer größere Stücke in den Mund. Nach wenigen Minuten hatte ich zwei weitere Stücke Pecannusskuchen, zwei Stücke Kirschkuchen, sechs Weihnachtsplätzchen und zehn Schokoladenbonbons verschlungen. (Ich weiß noch Jahre später, was ich während meiner Essanfälle in mich hineingestopft habe. Ich schrieb es in mein Tagebuch).

Ich legte jede Selbstbeherrschung ab und fühlte mich gut. Ich machte mich über die Reste des Weihnachtsessens her, bis ich keinen Genuss mehr dabei empfand, weiterzuessen. Genauer gesagt: Bis ich mich vor Magenschmerzen krümmte. Dann füllte ich mir eine große Schüssel mit Zercalien und nahm sie mit in mein Zimmer. Dort setzte ich mich auf mein Bett, aß langsam einen Löffel nach dem anderen und fragte mich, ob ich vom Übereessen sterben konnte. Was konnte mir passieren? Konnte mein Magen platzen? Konnte meine Speiseröhre reißen? Konnte ich von dem vielen Zucker einen Schock bekommen?

Bestimmt bringt mich das, was ich gerade tue, nicht um, dachte ich. *Oder?*

Solche Fragen gingen mir nach einem Essanfall immer durch den Kopf, aber ich versuchte, ihnen nicht zu viel Aufmerksamkeit zu schenken. Ich wollte nicht daran denken, was passieren könnte. Ich wollte auch nicht daran denken, wie viel ich zugenommen hatte und dass ich den ganzen nächsten Tag im Fitnessstudio würde verbringen müssen, um mir die überschüssigen Kalorien wieder abzutrainieren. Auch daran, dass ich bald wieder zurück an die Uni musste, wollte ich nicht denken. Ich wollte nur vollgestopft sein. Ich wollte im Zuckerrausch wegdämmern, vollgestopft und zufrieden.

Am Anfang eines Essanfalls war ich immer aufgeregt, erleichtert und dankbar, als ob ich meinem Körper endlich gäbe, was er wollte, als ob ich das Richtige täte – obwohl ein Teil von mir wusste, dass es absolut falsch war. Doch das wohlig-wonnige Gefühl hielt nicht lange an. Während ich Essen in mich hineinstopfte, verblasste dieses Gefühl allmählich, was dazu führte, dass ich mehr und mehr wollte, um dieses Gefühl zurückzuholen und erneut zu verspüren. *Das war das letzte Mal*, dachte ich. Es war nicht das letzte Mal. Zwei Tage später stopfte ich mich erneut voll und drei Tage danach wieder. Dann fasste ich den festen Entschluss aufzuhören, sobald das neue Jahrtausend begonnen hatte. Es war das erste Mal, dass ich zum neuen Jahr den Vorsatz fasste, mit dem Binge Eating aufzuhören, viele weitere Male sollten folgen. Ich befolgte diesen Vorsatz bis zum 3. Januar, als ich mich erneut vollstopfte, drei Tage vor meiner Rückkehr an die Uni. Ich dachte, vielleicht fällt es mir leichter, es zu lassen, wenn ich erst einmal wieder auf dem Campus bin. Wenn ich nicht mehr den Stress habe, wieder zu Hause wohnen zu müssen, und wenn ich meinen Therapeuten und meinen Ernährungsberater wieder in der Nähe habe und aufsuchen kann. Also schwor ich mir am 3. Januar, mit dem Binge Eating ein für alle Mal aufzuhören, wenn ich wieder zurück an der Uni wäre.

Essen beim Autofahren

Aber da lag ich nun am 6. Januar auf einem ekeligen alten Sofa in einem Souterrain und fühlte mich so vollgestopft wie in der Weihnachtsnacht. Ich wollte die Zeit zurückdrehen und rückgängig machen, was ich an jenem Tag alles gegessen hatte. Meine Völlerei hatte schon am Morgen begonnen, etwa nach dem ersten Viertel meiner vierstündigen Fahrt zur Uni. Obwohl ich etwas gegessen hatte, bevor ich zu Hause abgefahren war, hatte ich nur eine Stunde später den vertrauten Drang gespürt, mich mit Essen vollzustopfen.

Ich hatte kurz versucht, es mir auszureden, aber da ich meinen Schwur, aufzuhören, streng genommen erst befolgen musste, wenn ich wieder auf dem Campus war, war ich schnell zu dem Schluss gekommen, dass es in Ordnung war, im Auto zu essen, solange ich noch unterwegs war. Ich langte auf den Rücksitz und tastete blind in meinem Gepäck herum, bis ich die große Weihnachtstüte M&M-Schokolinsen gefunden hatte, die meine Mutter mir für mich und meine Zimmergenossin mitgegeben hatte. Die M&Ms waren in wenigen Minuten verputzt. Danach verwendete ich all meine Konzentration und Energie darauf, an mehr zu essen zu kommen.

Wenn eine meiner Essattacken begann, war es so, als ob ich in einen Trancezustand verfiele, in dem nichts anderes mehr von Bedeutung war – nicht das Autofahren, nicht das Musikhören, nicht mein klingelndes Handy, nicht das Pläneschmieden für das neue Semester. Das Einzige, was zählte, war, wo ich möglichst schnell irgendwas Zuckerhaltiges, Fettiges auftreiben konnte, um meine Essattacke zu befriedigen. Ich wusste, dass es falsch, abstoßend, verfressen, anormal, kostspielig, ungesund und unverantwortlich war, aber all das war mir in dem Moment egal.

Ich nahm die nächste Abfahrt und kaufte mir an einer Tankstelle Doritos, Rice Krispies Treats und Honigbrötchen. Bevor ich wieder auf die Autobahn fuhr, hielt ich noch an einem Fastfood-Restaurant und genehmigte mir einen Schokoladenshake. Bevor ich meine Uni-Stadt erreichte, fuhr ich noch viermal ab, um mir mehr zu essen zu besorgen. Dann beschloss ich, noch ein paar Zwischenstopps einzulegen, bevor ich den Campus erreichte. Also fuhr ich nicht direkt zu meinem Studentenwohnheim, sondern kurvte in der Stadt herum, steuerte einen Ort nach dem nächsten an, an dem es etwas zu essen gab, und mied den Weg zur Uni, bis ich schließlich wirklich nichts mehr herunterbekam.

Gegen 16 Uhr war ich schließlich auf der zweispurigen Straße, die zu meinem Studentenheim führte. Ich fuhr so langsam, dass sich hinter mir eine Autoschlange bildete.

Ich muss damit aufhören, wies ich mich zurecht, während ich auf den Parkplatz fuhr. Als ich aus dem Wagen stieg, war mir übel und schwindelig. Mein Magen war voll und angespannt. Beim Anblick des achtstöckigen Gebäudes vor mir wurde mir schlecht. Ich wollte, dass mir die Uni gefällt, ich wollte Freunde finden, ausgehen, Dates haben. Aber mein irrationales, unerbittliches Verlangen, mich meinen Essanfällen hinzugeben, stand mir dabei im Weg.

Ich fühlte mich zu unwohl, um irgendetwas in mein Apartment zu bringen, also ließ ich mein komplettes Gepäck, sämtlichen Abfall und das noch ungegessene Essen im Auto. Ich öffnete die Tür zum Studentenwohnheim und fühlte mich wie benommen, als ich andere Studentinnen über ihre Ferien, bevorstehende Veranstaltungen der Studentinnenverbindung und über ihre Pläne reden hörte, welche Kurse sie im bevorstehenden Semester besuchen wollten. Auf dem Weg zum Fahrstuhl starrte ich die Bodenfliesen an und hoffte, niemandem zu begegnen, den ich kannte. Mein Gesicht war aufgequollen wie immer nach ausgedehnten Essanfällen. Ich wusste nicht, ob ich mir alle Krümel aus dem Gesicht gewischt hatte, und ich wollte auf keinen Fall mit jemandem reden.

Vor dem Fahrstuhl warteten mit mir drei Kommilitoninnen. Eine erzählte ihrer Freundin, dass sie in den Ferien vom vielen Essen zugenommen habe. Das war typischer Gesprächsstoff in einem Studentenwohnheim, und wie es schien, war es unmöglich, Unterhaltungen über Kalorien, Gewicht und Fitnesstraining zu entfliehen. Ich hasste es, dass die anderen Mädels sich so viele Gedanken um ihr Gewicht machten, dabei machte ich mir wahrscheinlich mehr Gedanken um mein Gewicht als irgendeine von ihnen. Ich dachte, wenn dieses Mädel auch nur eine Ahnung davon hätte, was ich im Laufe der Ferien alles in mich hineingestopft hatte, würde es sich nicht so schlecht fühlen.

Ich war immer noch die Dünnste im Fahrstuhl, aber ich nahm täglich zu. Als ich im August 1999 mit meinem Studium begonnen hatte, war ich deutlich untergewichtig. Bis zum 6. Januar 2000 hatte ich durch meine Essanfälle bereits gut sieben Kilogramm zugelegt. Die jungen Frauen im Fahrstuhl waren in meinen Augen hübsch und sahen gesund aus. Ich dachte, wie schön es wäre, eine von ihnen zu sein, durchschnittlich schwer zu sein, keinen Hunger zu schieben, nicht vollgestopft zu sein und sich, was das Essen angeht, nur ein paar Sorgen wegen ein paar Extrakalorien in den Ferien machen zu müssen. Stattdessen machten mir mehr als 7000 Kalorien zu schaffen, die ich auf der Fahrt im Auto zu mir genommen hatte. Und ich fragte mich, warum ich immer noch nicht genug hatte und noch mehr wollte. Im dritten Stock stiegen die drei Kommilitoninnen aus dem Fahrstuhl aus. Hinter ihnen glitt die Tür wieder zu. Mein Zimmer war zwei Stockwerke darüber, doch als der Fahrstuhl weiter nach oben gefahren war und die Nummer 5 aufleuchtete, bewegte ich mich nicht. Ich stand einfach da und sah zu, wie die Tür sich öffnete und wieder zuglitt. *Was bringt es schon, es noch weiter zu versuchen?* Ich trat vor und drückte auf den Knopf für das Untergeschoss.

Unten

Unten ging ich den verlassenen Flur entlang, vorbei an dem Gemeinschaftsbereich und am Waschmaschinenraum in den kleinen Raum mit den Verkaufsautomaten. Ich kaufte mir eine Tüte Chips, einen Schokoriegel, eine Schachtel Pop-Tart und eine Flasche Diet Sprite. Dann ging ich zurück in den Gemeinschaftsbereich und setzte mich auf das alte, ekelige Sofa. Das Essen bereitete mir keinen Genuss mehr, und mir war schlecht, aber solange ich weiter aß, musste ich an nichts anderes denken. Ich musste nur kauen und schlucken. Ich fühlte mich absolut taub.

Erst als ich den letzten Bissen Pop-Tart heruntergeschluckt hatte, begann ich mich unwohl zu fühlen. Als ich langsam wieder zu Sinnen kam, wurde mir sehr bewusst, was ich an diesem Tag getan hatte. Die Scham, das schlechte Gewissen und der Selbsthass meldeten sich. Noch schlimmer aber war, dass ich gerade mal fünfzehn Minuten zurück auf dem Campus war und schon meinen Vorsatz gebrochen hatte.

In mir machte sich Panik breit. Ich wusste, dass ich etwas unternehmen musste, um dieses Problem in den Griff zu bekommen. In zwei Tagen hatte ich Geländelauftraining und fühlte mich schon zum Gehen zu fett, geschweige denn zum

Laufen. Ich fürchtete, dass mich alle anderen Mitglieder des Laufteams anstarren und sich fragen würden, warum ich so dick geworden war. Ich hatte das Gefühl, mich selber nicht mehr ertragen zu können, wenn ich auf diese furchtbare, abstoßende Weise auch nur noch ein Pfund zulegte. Ich erhob mich von dem Sofa, ging zum Mülleimer und versuchte, mich zu übergeben.

Es war nicht das erste Mal, dass ich das versuchte. Ich hatte schon einige Monate zuvor angefangen zu versuchen, mich nach meinen Essanfällen zu erbrechen, aber so sehr ich mich auch anstrengt hatte, es hatte einfach nicht geklappt. Manchmal fühlte ich mich nach einem Essanfall befriedigt – wie nach jenem in der Weihnachtsnacht – und ging danach direkt ins Bett. Doch andere Male wollte ich alles, was ich in mich hineingestopft hatte, unbedingt sofort wieder loswerden. Da unten im Keller erlebte ich ein solches Mal. Ich würgte so heftig, dass mir das Gesicht brannte und mir Tränen in die Augen stiegen, aber es kam einfach nichts hoch. Nach fünfzehn Minuten gab ich auf.

Ich sackte heulend auf dem Sofa zusammen. Wenn ich es nur schaffen würde, mich zu erbrechen, wären alle meine Probleme gelöst. So erschien es mir zumindest. Dann könnte ich mich meinen Essanfällen hingeben – was offenbar das Einzige war, was ich tun wollte, und dem offenbar ein Verlangen zugrunde lag, dem ich nicht widerstehen konnte –, ohne unter den Konsequenzen leiden zu müssen. Tief in meinem Inneren wusste ich, dass das Erbrechen des Gegessenen alles nur noch schlimmer machen würde, aber in jenem Moment erschien es mir als eine einfachere Lösung als die, derer ich mich normalerweise bediente: den kompletten nächsten Tag zu trainieren.

Ich war so erschöpft, dass ich nicht einmal daran denken konnte zu trainieren. Ich war sogar zu ermattet und unpässlich, um auch nur wieder hochzufahren in den fünften Stock und in mein Zimmer zu gehen. Ich wollte nur noch schlafen. Ich rollte mich auf dem Sofa zusammen, trank die Diet Sprite und dachte, wie absurd und lächerlich es war, dass ich meine Zig-Tausend-Kalorien-Völlereien oft mit einem *Diet*-Getränk beendete. Die Karbonisierung sorgte dafür, dass sich mein Magen ein wenig beruhigte, und die Wärme, die in dem Keller herrschte, ließ meine Augen schwer werden.

Die letzte Verpackung

Gegen Mitternacht wachte ich auf. Mein T-Shirt war am Rücken durchnässt, und ich verspürte die üblichen Nachwirkungen eines Essanfalls: einen aufgeblähten Magen, ein aufgedunsenes Gesicht, geschwollene Hände, Sodbrennen, Halsschmerzen und einen entsetzlichen Geschmack im Mund. Ich konnte nur daran denken, wie fett ich mich fühlte und was ich für eine Versagerin war. In der Finsternis des Kellers – inmitten der Schatten einiger Kisten, einiger Klappstühle, eines zersplitterten Tisches und eines alten Klaviers – fühlte sich das Ganze an wie ein Albtraum.

Ich nahm die Sprite-Flasche und die Pop-Tart-Schachtel vom Sofa und ging zurück zum Fahrstuhl. *Noch so ein Semester wie das vergangene kann ich unmöglich ertragen*, dachte ich, dabei fing das neue Semester bereits an, noch schlimmer zu werden. Ich rief mir die letzten Tage des vorherigen Semesters in Erinnerung. Es war bisher die schlimmste Woche gewesen, seitdem ich unter den Essattacken litt. Ich hatte mich am Montag vollgestopft, am Dienstag, am Mittwoch, am Freitag und am Sonntag. In der Nacht von Sonntag auf Montag hatte ich die ganze Nacht durchgegessen, obwohl ich am Montagmorgen eine Abschlussprüfung in Chemie hatte. Nach der Prüfung fühlte ich mich so fett, dass ich beschloss, einfach weiter zu essen. Während der Prüfungswoche gab es in meinem Studentenwohnheim immer Gratis-Doughnuts, also verputzte ich elf Stück und dazu noch zwei Trinkpäckchen Schokoladenmilch.

An diesem Abend war es in dem Wohnheim ruhig. Es gab weder die immer am Ende eines Semesters herrschende Hektik noch einen Tisch mit Doughnuts. Es war der Beginn eines neuen Semesters. Aber ich fühlte mich genauso wie am Ende des vergangenen – elend und aufgebläht. Ich stieg in den Fahrstuhl, fuhr hinauf in den fünften Stock, öffnete die Tür zu meinem Zimmer und ließ meinen Blick durch den winzigen dunklen Raum wandern. Mir war elend und hoffnungslos zumute.

Ich warf die leere Sprite-Flasche weg, legte die Pop-Tart-Schachtel jedoch in die Schublade meines Schreibtischs. Da ich mich, wie ich mir sagte, nie wieder einem Essanfall hingeben würde, wollte ich die Schachtel aufheben. Als eine Art Mahnmal, als ein Andenken an das letzte Essen, mit dem ich mich vollgestopft hatte. Die Schachtel würde mich an diese düsteren Tage erinnern, und eines Tages würde ich in der Lage sein, auf diese Zeit zurückzublicken und zu lachen, oder vielleicht auch zu weinen – was von beidem, wusste ich nicht so genau.

Ich schob die Schublade zu und ging ins Bett. Meine Zimmergenossin (nennen wir sie Julia) war nicht da. Sie verbrachte noch ein paar Tage bei ihrer Familie. Ich schämte mich so, wenn ich an sie dachte, denn im vergangenen Semester hatte ich ihr alles Mögliche weggegessen. Am Anfang dachte ich, sie hätte nicht gemerkt, dass ich ihr hin und wieder ein paar Kleinigkeiten stibitzt hatte – ein paar Kekse, Zerealien, ein paar Cracker –, aber wie sich herausstellte, hatte sie es die ganze Zeit gewusst.

Einige Monate nach Beginn unseres ersten Semesters fing Julia an, bestimmte Nahrungsvorräte zu verstecken. Während einiger meiner Essattacken suchte ich überall nach ihren Essensvorräten und fand eine Packung Kekse in ihrem Wäschekorb und süßes Gebäck unter ihrem Bett. Außerdem bewahrte sie in einer Schubladenbox aus Kunststoff, die zwischen unseren Betten stand, eine ungeöffnete Packung Honigbrötchen auf. Sie lag dort länger als zwei Monate, und Julia versteckte sie dort nicht vor mir, sondern lagerte sie einfach nur, um sie irgendwann zu essen. Doch diese Packung verhöhnte mich. Während meiner Essattacken sah ich immer nach, ob sie schon geöffnet worden war und musste immer wieder wütend feststellen, dass dies nicht der Fall war. Wenn sie sie doch nur endlich öffnen würde, könnte ich mir heimlich ein Honigbrötchen herausnehmen …

Während eines Essanfalls gegen Ende des Semesters kam ich zu dem Schluss, dass Julia diese Honigbrötchen bestimmt nicht mehr essen würde, bevor wir in den Ferien zu unseren Familien nach Hause führen. Ich öffnete die Packung und verputzte alle Honigbrötchen bis auf eins. Außerdem bediente ich mich auch an ihren versteckten Keksen. Dann ging ich zum Studieren in die Bibliothek. Als ich später an jenem Abend wieder in unser Zimmer kam, merkte ich, dass etwas nicht stimmte. Julias Essensvorräte waren allesamt verschwunden. Weder in ihrem Regalfach noch im Kühlschrank noch in ihren üblichen Verstecken gab es etwas. Sogar das Honigbrötchen in der Schubladenbox, das ich übriggelassen hatte, war weg. Alles war verschwunden und Julia auch. Mir rutschte vor Scham das Herz in die Hose.

Bis zu jenem Moment hatte Julia die Tatsache, dass ich mich an ihren Essensvorräten bediente, zumindest nach außen hin locker genommen. „Kein Problem, du kannst dir so viel nehmen, wie du willst", sagte sie, nachdem ich ein Schälchen von ihren Zerealien oder ein paar von ihren Keksen gegessen hatte. Doch verständlicherweise platzte ihr im Laufe der Zeit der Kragen, als ich ihre Großzügigkeit zunehmend missbrauchte. Deshalb eilte ich an jenem Abend zum Supermarkt und kaufte so viele Sachen, wie ich glaubte, ihr im Laufe des Semesters weggegessen zu haben, um es wiedergutzumachen.

Zurück in unserem Zimmer, legte ich all meine Einkäufe auf Julias Bett. Dazu legte ich einen Selbsthilfe-Ratgeber für Bulimiker, den ich gerade las. Außerdem schrieb ich ihr einen Brief, in dem ich ihr erklärte, dass ich die Diagnose erhalten habe, unter Bulimie zu leiden, und es mir schwerfalle, mich während meiner Essanfälle zu kontrollieren. Ich entschuldigte mich für mein Verhalten und vertraute ihr an, dass ich regelmäßig zu Therapiesitzungen und zur Ernährungsberatung ging. Ich schrieb ihr, dass sie jederzeit mit mir reden oder das Buch lesen könne, wenn sie irgendwelche Fragen zu meiner Essstörung habe oder sich Sorgen mache.

Als Julia an jenem Abend zurück ins Zimmer kam, tat ich so, als würde ich schlafen. Ich hörte beschämt, wie sie die Lebensmittel wegpackte. Am nächsten Tag schrieb sie mir einen netten Antwortbrief, verzieh mir, und bot mir ihre Unterstützung und Hilfe an. Wir redeten nicht über den Zwischenfall und fuhren beide drei Tage später nach Hause in die Ferien. Jetzt starrte ich auf das leere Bett meiner Zimmergenossin und fragte mich, ob unser Verhältnis je wieder das gleiche sein würde wie zuvor.

2

Ein typischer Kompensationstag

Als ich an jenem Abend von dem Sofa aus dem Keller kam, war ich froh, dass meine Zimmergenossin noch nicht aus den Ferien zurück war, denn ich wusste, dass ich ihr in dem Moment nicht hätte gegenübertreten können. Auf der Highschool war sie eine meiner guten Freundinnen gewesen, und ich hasste die Tatsache, dass ich ihr Unrecht getan hatte, indem ich sie während des vergangenen Semesters bestohlen hatte. Außerdem gefiel es mir gar nicht, dass sie jetzt dieses beschämende Geheimnis über mich kannte. Ich befürchtete zudem, dass ich mich womöglich nicht davon würde abhalten können, mich erneut an ihren Essensvorräten zu bedienen.

Bestimmt kann ich mich kontrollieren, dachte ich, während ich durch die Dunkelheit auf all die Lebensmittel starrte, die Julia in unserem Zimmer zurückgelassen hatte.

Als ich in jener Nacht versuchte zu schlafen, dachte ich an das erste Mal zurück, als ich in dem Bett in meinem Zimmer im Studentenwohnheim übernachtet hatte. Das war fünf Monate her, und zu jenem Zeitpunkt war ich so dünn gewesen, dass ich nicht auf der Seite liegen konnte, weil mein Hüftknochen auf der harten Matratze drückte. Zu jener Zeit spiegelte mein Gewicht noch meine Magersucht wider und noch nicht meine beginnende Bulimie. Zu Beginn meines Studiums hatte ich keine falschen Vorstellungen über meinen dürren Körper. Zu jenem Zeitpunkt hatte ich keine gestörte Körperwahrnehmung. Mir war klar gewesen, dass ich untergewichtig war, und einem Teil von mir hatte das gefallen. Es hatte dazu beigetragen, dass ich nicht so ein schlechtes

Gewissen hatte, wenn ich hin und wieder mal einen Essanfall hatte. Damals hatte das mit den Essanfällen gerade erst angefangen, aber inzwischen schien meine Essstörung völlig außer Kontrolle geraten zu sein.

Obwohl ich immer noch sehr schlank war, konnte ich meine Knochen nicht mehr spüren. Ich wusste, dass ich die Pfunde, die ich in meinem ersten Semester zugelegt hatte, benötigte, aber mir gefiel nicht, auf welche Weise ich zugenommen hatte. Ich hatte das Gefühl, von einer Kraft zu meinen Essanfällen getrieben zu werden, die sich meiner Kontrolle entzog, und ich fürchtete, dass es immer schlimmer werden würde.

Ich muss irgendwie die Kontrolle darüber gewinnen und dafür sorgen, dass das aufhört, sagte ich mir und bekräftigte noch einmal den Schwur, den ich mir gegeben hatte, dass der Essanfall an jenem 6. Januar mein letzter gewesen sein sollte. Ich würde den ganzen nächsten Tag trainieren und dann von vorn anfangen. Ich würde mich wieder an den von meinem Ernährungsberater gebilligten Speiseplan halten und wieder daran arbeiten, meine Therapieziele zu erreichen. Schließlich schlief ich ein.

Gefängnis Fitnessstudio

Am 7. Januar wachte ich erst um 11 Uhr auf, und das Erste, was mir bewusst wurde, waren meine furchtbaren Kopfschmerzen. Ich stand missmutig auf und packte meine Sachen für das Fitnessstudio zusammen: drei Garnituren Trainingsklamotten, etwas Obst und ein paar Cracker. An den Tagen nach meinen Essanfällen trug ich nur Sweatshirts und Trainingshosen, um meinen aufgeblähten Körper zu verbergen. Ich brauchte drei Garnituren, weil ich immer heftig schwitzte und die Sachen im Laufe des Tages ein paar Mal wechseln musste.

An jenem Tag zog ich mein typisches Programm nach einem Essanfall durch und trainierte abwechselnd auf dem Fahrradergometer, auf dem Ellipsentrainer, auf dem Stepper und auf dem Laufband. Ich verbrachte auf jedem Gerät ein bis zwei Stunden, ging dann in den Umkleideraum, wechselte meine schweißdurchnässten Klamotten, aß etwas Gesundes und ging zurück in den Fitnessbereich.

Während meines ersten Jahres an der Uni absolvierte ich nach einem Essanfall etwa vier Stunden Cardiotraining und hob ein paar Gewichte, doch im Laufe der Jahre, als die Pfunde sich anhäuften, erhöhte ich mein Pensum auf sieben Stunden Cardiotraining plus Gewichtübungen. Ich hasste es. Ich verfluchte es, nur zu trainieren, um einen Essanfall zu kompensieren, und es stank mir, meine Tage im Fitnessstudio verbringen zu müssen. In der Zeit, die ich auf den Geräten verbrachte, studierte oder las ich, aber es war trotzdem monoton und erschöpfend. Das Vollstopfen mit Essen war diese Qual nicht wert, und es war während dieser langen Stunden im Fitnessstudio, dass ich mir am stärksten ein anderes Leben wünschte.

Als ich meine Trainingssession an jenem 7. Januar endlich beendet hatte, duschte ich, zog mich an und verspürte eine große Erleichterung. Ich war geläutert. Ich wusste zwar, dass ich mit meinem Training nicht so viele Kalorien verbrannt hatte, wie ich am Tag zuvor zu mir genommen hatte, aber mein erschöpfter Körper und die Waage sagten mir, dass ein Großteil des Schadens ungeschehen gemacht worden war. Ich wog mich immer vor dem Training, währenddessen und danach und verlor normalerweise gut zwei Kilogramm. Das meiste davon war Wassergewicht, das in Form von Schweiß in meinen Trainingsklamotten landete, aber zu sehen, dass die Zahl auf der Skala der Waage im Laufe des Tages immer weiter fiel, führte trotzdem dazu, dass ich mich besser fühlte.

Als ich an jenem Abend mit dem Training fertig war, war bereits Essenszeit. Deshalb steuerte ich den nächsten Sandwichladen an. Während des Trainings aß ich nicht viel, doch ich achtete darauf, danach ein normales, nahrhaftes Abendessen zu mir zu nehmen, weil ich wusste, dass das Auslassen einer Mahlzeit oder zu wenig zu essen bei mir nur zu einem neuen Essanfall führen würde. Müde, wie ich war, sah ich auf dem Weg vom Campus in die Stadt etwas optimistischer in die Zukunft. *Vielleicht kann dieses Semester ja tatsächlich anders werden*, dachte ich. Ich nahm mir vor, keine weiteren Tage mehr damit zuzubringen, mich vollzustopfen oder bis zum Anschlag zu trainieren. Von sofort an würde ich normal essen und ein gesundes Leben führen.

Doch während ich die Straße entlangfuhr und den Sandwich-laden ansteuerte, begann mein Magen zu knurren und meine neue Zuversicht verblasste allmählich. Mein Hunger machte mir Angst, denn mir war klar, dass mein unstillbarer Appetit mein Feind war. Wenn ich hungrig war, konnte ich mir selber nicht trauen, mich nicht zu überessen. Nachdem ich ein großes Truthahn-Sandwich und eine Portion gebackene Kartoffelchips verputzt hatte, hatte ich physisch keinen Hunger mehr. Aber ich fühlte mich immer noch leer.

Erschöpfendes Verlangen

Auf dem Rückweg zum Studentenwohnheim wurde ich von dem Gefühl befallen, noch mehr essen zu wollen. Ich erwog, an einer nahegelegenen Tankstelle anzuhalten – einer meiner bevorzugten Anlaufstellen – und mir noch mehr zu essen zu kaufen. Ich hasste es, unaufhörlich daran denken zu müssen, mich vollzustopfen. Warum konnte ich nicht einfach aufhören, immerzu ans Essen zu denken. Warum konnte ich nicht einfach von diesem Drang verschont werden, immer unvernünftige Mengen in mich hin-einstopfen zu müssen.

Während ich mich dem Wohnheim näherte, wurde ich in-nerlich immer unruhiger. Ich fragte mich, ob ich es schaffen würde, meine Gelüste zu unterdrücken. Würde ich, ganz allein in unserem Zimmer, in der Lage sein, all den Essensvorräten mei-ner Zimmergenossin zu widerstehen? Ich kannte alle logischen Gründe, aus denen ich mich nicht erneut vollstopfen sollte und wollte ganz bestimmt nicht mein ausgiebiges Training zunichte machen, das ich an diesem Tag absolviert hatte, und am nächsten Tag alles noch mal machen müssen. Außerdem konnte ich es mir gar nicht erlauben, mich erneut einem Essanfall hinzugeben, weil ich am nächsten Morgen Geländelauftraining hatte und nicht laufen konnte, wenn ich mich schlecht und aufgebläht fühlte.

Aber auch noch so ausgiebige vernunftgeleitete Überlegun-gen konnten mein Verlangen, mich mit Essen vollzustopfen, nicht unterdrücken. Nichts, was ich bisher ausprobiert hatte, war dazu angetan gewesen, meine irrationalen Gedanken und Gefühle ab-zustellen. Wenn ich es schaffte, mich trotz meines Verlangens nicht vollzustopfen, fühlte sich das an wie ein qualvoller Kampf. Es war so, als ob ich meinem Körper etwas Lebensnotwendiges vorenthielt. An jenem Abend wurde ich von genau diesem Gefühl geplagt. Von dem Moment an, in dem ich den Sandwichladen verlassen hatte, wurde ich von dem Verlangen verzehrt, mich vollzustopfen, und den größten Teil der Nacht war ich damit beschäftigt, dieses Verlangen niederzuringen. Ich versuchte es mit Logik und mit den Strategien, die ich während meiner Therapie gelernt hatte. Ich versuchte, mich abzulenken, zu entspannen und zu schlafen. Aber ich schlief kaum, konnte mich überhaupt nicht entspannen und schaffte es nicht, mich länger als ein paar Minuten abzulenken. Ich machte keinerlei therapeutische Fortschritte und schaffte es ganz gewiss nicht, mein Verlangen mit logischen Überlegungen auszutricksen.

Als die Sonne am Morgen des 8. Januars aufging, war ich immer noch keinem Essanfall erlegen, aber ich fühlte mich nicht als Siegerin. Ich war ausgelaugt und deprimiert. Der Kampf schien es nicht einmal wert gewesen zu sein, gekämpft zu werden. Ich der Nacht davor, als ich mich vollgestopft hatte, hatte ich zumindest gut geschlafen. Und jetzt musste ich mein Geländelauftraining nicht aufgebläht und mich schlecht fühlend absolvieren, sondern müde und unter Schlafentzug leidend. Es schien so, als könnte ich einfach nicht gewinnen. Selbst wenn ich meinem Verlangen, mich vollzustopfen, widerstand, bezwang es mich irgendwann doch. Ich wusste, dass es nicht lange dauern würde, bis es wiederkam, und fühlte mich nicht in der Lage, so viele Kräfte aufzubieten, um es jeden Tag aufs Neue niederzuringen.

Nur zwei Tage später brach ich sämtliche Versprechungen, die ich mir selber gegeben hatte, und gab mich erneut einem Essanfall hin. Ich fand mich in all meinen Stamm-Fastfood-Imbissen und den Kiosken und Läden wieder, in denen ich mich normalerweise versorgte. Danach warf ich, zutiefst beschämt und voller Selbstekel, die leere Pop-Tart-Schachtel weg, die ich in meine Schreibtischschublade gelegt hatte, ersetzte sie durch eine leere Chipstüte – die Chips waren das Letzte gewesen, was ich während meines jüngsten Essanfalls verputzt hatte – und sagte mir, dass es jetzt aber *wirklich* ein für alle Mal vorbei war. Am nächsten Tag trainierte ich wieder bis zum Anschlag, um meinen jüngsten Fehltritt wiedergutzumachen. Nach meiner Session im Fitnessraum fühlte ich mich wieder wie neugeboren und war wieder einmal entschlossen, neu anzufangen. Ich hielt ein paar Tage am Stück durch, doch schließlich erlag ich erneut meinem Verlangen, mich vollzustopfen. Dieser Teufelskreis wiederholte sich wieder und immer wieder.

Obwohl ich mich während meiner Therapie bemühte herauszufinden, warum ich in diesem Verhaltensmuster gefangen war, verstand ich es nicht, und auch die von mir konsultierten Ratgeber zur Selbsthilfe halfen mir nicht weiter. Ich verstand nicht, warum ich so unersättlich war, ständig an Essen denken musste und es mir nahezu unmöglich war, normal zu essen. Ich begriff nicht, warum ich ein Versprechen nach dem anderen, es endlich sein zu lassen, brach. Ich hasste es, tagein tagaus von meinem unbändigen Verlangen heimgesucht zu werden und damit umgehen zu müssen. Und ich hasste es, durch meine Essattacken und das anschließende zwanghafte Training, um die Folgen dieser Attacken wiedergutzumachen, wertvolle Zeit zu vergeuden. Aber wie es schien, konnte ich es trotzdem nicht lassen.

Dieser Teufelskreis – mein Bulimie-Verhaltensmuster – hatte sich nicht über Nacht entwickelt. Es war ein Prozess, der langsam begonnen hatte, und zwar in dem Sommer, bevor ich in die elfte Klasse der Highschool gekommen war und zum ersten Mal versucht hatte abzunehmen.

3

Entscheidungen und die Folgen

Ich habe damals nicht bewusst beschlossen abzunehmen. Ich hielt mich nicht für dick und habe mir nicht eingeredet, soundso viele Pfunde abnehmen zu müssen, um gut auszusehen. Stattdessen habe ich irgendwie unbeabsichtigt angefangen, eine Diät zu machen und dann einfach weitergemacht. Ich war immer ein extrem dünnes Kind gewesen, doch als ich auf die Highschool kam, wurde ich nach und nach ein wenig fülliger, wie es für ein Mädchen im Teenageralter normal ist. Während der neunten und zehnten Klasse nahm ich gut sieben Kilogramm zu, womit ich für mein Alter und meine Größe ein absolut gesundes Gewicht hatte und immer noch schlank war. Ich sah nicht mehr aus wie ein dürres kleines Mädchen, sondern schon mehr wie eine Frau. Die zusätzlichen Pfunde bereiteten mir anfangs keinen großen Kummer. Zu jener Zeit begannen einige meiner Freundinnen auf ihr Gewicht zu achten und fingen an, Diäten zu machen. Ich hielt Diäten für lächerlich und schreckte nicht davor zurück, meinen Freundinnen dies auch zu sagen. Ich ernährte mich insgesamt normal und gesund und machte mir um meine Ernährung ziemlich lange nicht allzu viele Gedanken. Ich aß, was ich wollte, wann ich wollte und blieb sportlich sehr aktiv.

Ich war Mitglied der Geländelauf-, der Basketball- und der Schwimmmannschaft und in der Softballmannschaft die Werferin. Ich konnte und kann aufgrund meines Stoffwechsels und meiner intensiven sportlichen Aktivität eine Menge essen und trotzdem schlank bleiben. Deshalb aß ich in der Schule normalerweise mehr als meine Freundinnen, blieb aber trotzdem schlanker als die meisten von ihnen. Doch als die Skala der Waage während meiner ersten beiden Jahre auf der Highschool langsam aber stetig immer mehr anzeigte, begann ich mir Sorgen zu machen. Als mein zehntes Schuljahr sich dem Ende näherte, fragte ich mich, wann mit der Gewichtszunahme endlich Schluss sein würde.

Einen Monat, nachdem ich mit der zehnten Klasse fertig war, im Juni 1997, wurden mir die Mandeln entfernt. Das hatte eine Veränderung meiner Essgewohnheiten zur Folge. Nach der Operation konnte ich einige Wochen lang nicht normal essen, weshalb ich schnell einige Pfunde verlor. Das erste Mal nach der Operation wog ich mich in einem Fitnessstudio bei uns in der Nähe. Ich war dort einige Monate zuvor Mitglied geworden, um zu trainieren und Gewichte zu heben, damit ich eine noch bessere Softball-Werferin wurde. Zu jenem Zeitpunkt war es mein Ziel, von einer Uni ein Softball-Stipendium zu bekommen, doch dieser Sommertag sollte die Richtung, die mein Leben einschlagen würde, schließlich ändern. Dieser Tag war auch ein Einschnitt, was die Gründe anging, aus denen ich im Fitnessstudio trainierte. Ich erinnere mich daran, wie ich auf die Waage ging, sah, dass ich gut drei Kilogramm verloren hatte, und nicht so recht wusste, wie ich mich angesichts dessen fühlen sollte. Ein Teil von mir war ein wenig beunruhigt, weil ich wusste, dass ein Gewichtsverlust sich negativ auf meine Kraft auswirkte, die ich als Werferin benötigte, aber ein anderer Teil von mir war hocherfreut. Die Mandeloperation schien mein Problem mit den Pfunden, die ich auf der Highschool angesetzt hatte, gelöst zu haben. Die Lösung war auch noch insofern perfekt, als ich abgenommen hatte, ohne eine richtige Diät gemacht zu haben.

Meine Freude wurde durch das Wissen getrübt, dass ich die Pfunde wahrscheinlich schnell genug wieder zunehmen würde. Mein Hals war geheilt, und ich konnte wieder normal essen. Doch nachdem ich gesehen hatte, dass ich abgenommen hatte, war ich versucht, in Zukunft weniger zu essen. Immerhin war ich bei etwas erfolgreich gewesen – nämlich dabei, Gewicht zu verlieren –, was viele meiner Mitschülerinnen so angestrengt versuchten. Warum sollte ich mir die verlorenen Pfunde also wieder anfressen? Es gab noch einen weiteren Faktor, der dafür sorgte, dass die Waagschale sich zugunsten einer Diät senkte. Genau zu jenem Zeitpunkt war ich gerade nicht motiviert, an meiner Kraft zu arbeiten, weil es in unserer Softballmannschaft einen Trainerwechsel gab. Am Abend vor meiner Mandeloperation erfuhr ich, dass mein Softballtrainer an der Highschool, den ich bewunderte und bei dem ich Zuspruch und Richtungsweisung suchte und fand, unsere Mannschaft nicht mehr trainieren würde. Ich war deswegen ziemlich aufgebracht, und es war mir vorübergehend ziemlich egal, ob meine Leistungen als Werferin darunter leiden würden, wenn ich die verlorenen Pfunde nicht wieder zunahm. Also beschloss ich, nicht zu meinen von Sorglosigkeit geprägten, gesunden, normalen Essgewohnheiten zurückzukehren. Stattdessen begann ich, eine Diät zu machen, auch wenn ich es nicht so nannte.

Bis ich wieder normal essen würde, sollten acht Jahre vergehen.

Erfolge und Fehlschläge

In jenem Sommer begann ich, meine Nahrungszufuhr langsam zu reduzieren. Zuerst strich ich einen Großteil des Junkfoods, dann reduzierte ich die Kalorien, die ich zu mir nahm, und trainierte mehr. Meine Familie – meine Mutter, mein Vater und meine ältere Schwester – schienen diese Veränderung nicht zur Kenntnis zu nehmen, was wahrscheinlich vor allem daran lag, dass sie mit dem Auszug meiner Schwester Corey beschäftigt waren, die im Begriff war, an die Uni zu gehen. Während dieser Zeit war mein Verhalten auf keinen Fall ein Schrei nach Aufmerksamkeit. Ihre Ablenkung sorgte nur dafür, dass die Tatsache, dass ich auf einmal auf Diät war, relativ unbemerkt blieb.

Als meine Schwester auszog, wusste ich, dass ich sie vermissen würde. Wir waren nur zwei Jahre auseinander und hatten als Kinder schöne Zeiten miteinander verbracht. Doch wir waren so unterschiedlich, wie Schwestern nun mal sind, und entwickelten uns in unseren Teenagerjahren jeweils ganz anders. Sie war extrovertiert, unbekümmert, beliebt und feierfreudig, ich war schüchtern, gefühlsbetont und zog es vor, alleine zu sein, Sport zu treiben oder mich allenfalls mit einer oder zwei guten Freundinnen zu treffen. Als ich auf die Highschool kam, hatte ich das Gefühl, vor allem als „Coreys kleine Schwester" bekannt zu sein, was nicht zwingend schlecht war, aber ich sehnte mich danach, dieses Etikett loszuwerden.

Als Corey sich auf die Uni vorbreitete, hörte ich von ihren Freundinnen und meiner Familie öfter Kommentare über die berüchtigten „Freshman 15", die Pfunde, die Erstsemester zuzulegen pflegen, und Warnungen davor. Früher hatten mich irgendwelche Bemerkungen über das Körpergewicht nie interessiert, doch jetzt spitzte ich die Ohren. Corey war immer schlank gewesen, nicht so dürr wie ich als Kind, aber sie hatte nie Probleme mit ihrem Gewicht gehabt. Sie war – und ist – hübsch, und es machte mir zu schaffen, dass andere ihr auf einmal nahelegten, auf ihr Gewicht zu achten. Es schien den in mir erwachenden Impuls, auf mein Gewicht zu achten, ebenfalls zu beflügeln.

Seit Beginn jenes Sommers war mein Training nicht mehr so stark dadurch motiviert, dass ich kräftiger werden wollte, um beim Sport besser zu sein, sondern eher dadurch, dass ich mein Gewicht halten wollte. Deshalb erhöhte ich mein Pensum an aerobem Training, insbesondere mein Laufpensum, und reduzierte das Gewichtheben. Meine Leistungen als Werferin litten in jenem Sommer, aber ich wurde von Tag zu Tag eine bessere Läuferin. Schon bevor ich mit meiner Diät begonnen hatte, war ich die beste Geländeläuferin meiner Heimatstadt nahe New Orleans, und als ich abnahm und trainierte, verbesserten sich meine Zeiten noch einmal deutlich. Als die Geländelauf-Saison zu Beginn meines elften Schuljahres begann, war ich eine der besten Geländeläuferinnen in ganz Louisiana.

Trotz meines nach außen hin sichtbaren Erfolgs kämpfte ich mit einem gewaltigen inneren Problem, unter dem ich offenbar litt: meinem Appetit. Nachdem ich angefangen hatte, bewusst Diät zu halten, wurde ich auf einmal heißhungrig. Ich dachte intensiver an Essen als jemals zuvor in meinem Leben. Ich fing an, meinen Appetit zu fürchten, und obwohl ich versuchte, ihn mit gesunden Speisen und Snacks in den Griff zu bekommen, befürchtete ich, dass er mich dazu anhalten würde, viel mehr zu essen, als ich wollte. Also gestattete ich mir nicht allzu viele Freiheiten, was das Essen anging, und mied Orte und Situationen, von denen ich wusste, dass sie mich dazu verleiten würden, ungesunde Sachen zu mir zu nehmen. Doch das machte alles nur noch schlimmer.

Gegen Mitte der elften Klasse erlaubte ich mir hin und wieder einen Fehltritt und aß mehr, als ich beabsichtigt hatte, oder genehmigte mir etwas sehr Zucker- oder Fetthaltiges. Das führte dazu, dass ich extrem besorgt war, zuzunehmen. Also fing ich an, mehr zu laufen, um meine Fehltritte beim Essen zu kompensieren. Selbst nachdem die Geländelauf-Saison in jenem Jahr beendet war, setzte ich mein hartes, zermürbendes Trainingsprogramm fort. Ich lief nicht einmal besonders gerne, aber auf einmal schien es die Sache wert zu sein, sogar noch härter zu trainieren. Mehr zu laufen, gab mir die Freiheit, hin und wieder richtig reinzuhauen, und diese Freiheit kam mir entgegen, weil mein Appetit exponentiell zu wachsen schien.

Als im Februar die Softball-Saison begann, hatte ich fast drei weitere Kilogramm verloren. Meine Schuluniform aus dem Vorjahr war mir auf einmal zu weit, und ich musste meinen Gürtel ein Loch oder zwei Löcher enger schnallen, damit mir die Hose nicht herunterrutschte. Meinen Mannschaftskolleginnen und meinem Trainer fiel auf, dass ich abgenommen hatte, aber sie machten keine große Sache daraus. Ich hielt es auch nicht für eine große Sache. Meine Leistungen als Werferin waren in jenem Jahr in der Tat viel schlechter als im Jahr zuvor. Ich wusste, dass mein Gewichtsverlust und meine Konzentration aufs Laufen meine Leistungen beim Softball beeinträchtigten. Dabei war Softball mein Lieblingssport – der Sport, in dem ich auf Hochschulsportniveau weitermachen wollte. Aber ich hatte nicht die Kraft, den Schalter umzulegen. Ich wusste auch nicht, wie ich den Schalter wieder umlegen sollte. Normal zu essen, was mir einst so leichtgefallen war, war zu etwas schwer Erreichbarem geworden.

Während der Softball-Saison fuhr ich meine Nahrungsaufnahme sogar noch stärker zurück. Da ich aufgrund des Softballtrainings und der Spiele nicht mehr so viel Zeit zum Laufen hatte, mümmelte ich auf der Bank nur ein paar wenige Sonnenblumenkerne, weil ich befürchtete, dass sie dick machten. Ich erinnere mich daran, während dieser Zeit meine Eltern, meinen Trainer und meinen Freund über mein Essverhalten angelogen zu haben. Wenn unsere Mannschaft nach einem Spiel ausging, erzählte ich meinem Trainer, dass ich zu Hause essen würde. Wenn ich dann nach Hause kam, erzählte ich meinen Eltern, dass ich schon auswärts mit meiner Mannschaft gegessen hätte. Wenn ich am Wochenende mit meinem Freund ausging, erzählte ich ihm, dass ich schon zu Hause gegessen hätte. Wenn ich wieder nach Hause kam, erzählte ich meinen Eltern, dass ich mit ihm gegessen hätte.

Je mehr Kalorien ich einsparte, desto heißhungriger wurde ich. Jedes Mal, wenn ich eine Mahlzeit ausließ, regte ich meinen Appetit an. Meine Gedanken drehten sich immer stärker um Essen. Ich konnte mich immer schlechter richtig auf den Rest meines Lebens konzentrieren, sodass die Schule, der Softball, meine Freunde, meine Familie und mein Freund allmählich im Hintergrund verblassten. Ich war auf dem Weg, magersüchtig zu werden, auch wenn ich nicht glaubte, dass ich so streng Diät hielt, dass man das Ganze als eine Essstörung bezeichnen konnte. Normalerweise aß ich zum Frühstück eine große Portion Obst, zum Mittag zwei Scheiben Brot und noch etwas Obst, nach der Schule ein paar Cracker, zum Abendessen eine normal portionierte ausgewogene Mahlzeit und vor dem Zubettgehen ein kleines Schälchen Zerealien. Selbst auf meinem Tiefststand, was meine Ernährung anging, nahm ich etwa 1000 Kalorien zu mir, aber bei meiner intensiven sportlichen Aktivität und meinem schnellen Stoffwechsel war das, als würde ich hungern.

4

Einführung in die Therapie *

Im Sommer nach der elften Klasse hatte ich noch einmal gut zwei Kilogramm verloren. Meine Eltern machten sich inzwischen solche Sorgen, dass sie mich zu meiner ersten Therapeutin schickten. Ich ging nur widerwillig hin, weil ich immer noch glaubte, dass mein Gewichtsverlust kein Problem darstellte. Doch die Therapeutin sagte, dass ich die Kriterien für Magersucht erfüllte, weil ich weniger als 85 Prozent meines Normalgewichts wog und seit vier Monaten keine Periode mehr gehabt hatte. Sie erklärte mir, dass Magersucht eine Krankheit sei und es dabei nicht nur um Essen und Gewicht gehe. Die Gedanken, die ich mir ums Essen und um mein Gewicht mache, seien Symptome tiefer liegender Probleme. Die Behandlung, so erklärte sie mir, ziele auch darauf ab, die Gründe dafür aufzudecken, warum ich so eine strikte Diät befolgte. Zur Therapie gehöre, mein Selbstwertgefühl und meine Körperwahrnehmung zu verbessern, meine Ängste zu verringern, mich daraufhin zu untersuchen, ob ich unter Depressionen litt und diese, falls erforderlich, zu behandeln, an möglicherweise vorhandenen Familien- oder Beziehungsproblemen zu arbeiten und meine Sozialkompetenz zu verbessern.

---

* Wenn ich darüber schreibe, was ich während der Therapie gelernt habe, wiederhole ich einfach nur, was meine Therapeuten mir erzählt haben. Das gilt sowohl für dieses Kapitel als auch für das ganze Buch. Die Dinge, die ich während meiner Therapie gelernt habe, sind keine absoluten Wahrheiten und unterscheiden sich sehr stark von dem, was ich heute glaube.

Das war alles neu für mich, aber die Vorstellung, dass meine Schwächen behandelt werden mussten, damit ich aufhören würde, meine strikte Diät zu befolgen, schien mir schon ziemlich merkwürdig. Na gut, mein Selbstwertgefühl konnte in der Tat ein bisschen aufpoliert werden. Obwohl ich in mehreren Sportdisziplinen hervorragende Leistungen erbrachte, hielt ich mich nie für eine gute Sportlerin. Obwohl ich normalerweise glatte Einsen erzielte, hielt ich mich nicht für besonders intelligent. Und obwohl ich jede Menge Freundinnen und Freunde hatte, bezweifelte ich, dass die Leute mich mochten. Außerdem stimmte es, dass ich ein sehr ängstlicher Typ war. Schon bevor ich angefangen hatte, so streng auf mein Gewicht zu achten, ließ ich mich von Klausuren, Hausaufgaben, Softballspielen, Geländelauf-Wettkämpfen und vielen anderen Dingen stressen. Und ja, meine Sozialkompetenz ließ auch zu wünschen übrig und bedurfte einer Verbesserung. Ich war immer extrem schüchtern und wurde in sozialen Situationen nervös.

Aber diese Schwächen gehörten nun mal schlicht und einfach zu mir, und ich war bereit, mit ihnen zu leben. Ich ging davon aus, dass ich meinen Kalorienkonsum einschränkte, um abzunehmen, und nicht, um die Probleme meines Lebens zu bewältigen. Aber ich war nicht bereit, mit der Diät aufzuhören, weil ich mir nicht zutraute, normal essen zu können. Als ich die Praxis der Therapeutin verließ, schwor ich mir, nie wieder zu kommen.

Heißhunger

Während des Sommers nach der elften Klasse hielt ich meine Diät weiter durch, doch als im August 1998 das zwölfte Schuljahr anfing, hatte ich das Gefühl, die Kontrolle zu verlieren. Ich leistete mir immer öfter Verstöße gegen die Vorgaben, die ich mir gesetzt hatte, und aß Dinge, die ich mir bisher verboten hatte, und diese in immer größeren Mengen. Um diese Fehltritte wiedergutzumachen, erhöhte ich mein sowieso schon hohes Laufpensum noch mehr. Mir war sehr wohl bewusst, dass meine restriktiven Essgewohnheiten die Ursache meines großen Appetits waren, und ich kam zu dem Schluss, dass es vielleicht an der Zeit war, wieder normal zu essen. Ich befürchtete, die Kontrolle total zu verlieren. Genau genommen hatte ich das Gefühl, dass dies bereits passierte. Was hatte ich also zu verlieren? Wenn ich normal große Portionen aß und in Maßen ein paar fetthaltige Produkte zu mir nahm, würde dies vielleicht dazu beitragen, meine Essgelüste zu zügeln, dachte ich.

Ich ging dazu über, etwas gehaltvollere Mahlzeiten zu mir zu nehmen, aber es fühlte sich nicht richtig an. Eine normal große Portion fühlte sich in meinem Magen unangenehm und falsch an. Nach dem Verzehr einer solchen Portion fühlte ich mich fett und hatte das Bedürfnis zu laufen, um die Kalorien wieder zu verbrennen. Außerdem führte die Rückkehr zu normalen Mahlzeiten, Süßigkeiten und fetthaltigen Produkten nicht dazu, meinen Heißhunger zu zügeln, sondern verschlimmerte ihn sogar noch. Obwohl eine normal große Mahlzeit sich unangenehm anfühlte, wollte ich nach ihrem Verzehr noch viel mehr essen. Wenn ich ein paar Kekse aß, wollte ich die ganze Packung verputzen. Wenn ich eine Handvoll Kartoffelchips knabberte, wollte ich die ganze Tüte leeren. Wenn ich mir ein Schälchen Eis gönnte, wollte ich die komplette Packung leerkratzen.

Während meines zwölften Schuljahrs wechselte ich ständig zwischen normalem Essen und reduzierter Nahrungszufuhr. An Tagen, an denen ich mehr als sechseinhalb Kilometer lief, erlaubte ich mir, mehr zu essen. An Tagen, an denen ich weniger lief, aß ich weniger. Während des größten Teils des Jahres hielt ich mein Gewicht und befand mich am Rand der Magersucht. Meine Laufleistungen wurden immer besser, und ich freute mich über meinen Erfolg, hatte jedoch immer noch nicht das Gefühl, dass dies wirklich mein Sport war, bei dem ich mit ganzem Herzen dabei war. Trotzdem verpflichtete ich mich nach dem Ende der Geländelauf-Saison meines zwölften Schuljahres an einer Division-I-Universität in Mississippi – der gleichen Uni, an der auch meine Schwester studierte –, als Geländeläuferin und auf der Laufbahn für die Hochschulmannschaft anzutreten. Ein Teil von mir freute sich darüber, ein anderer Teil jedoch nicht.

Mir missfiel zutiefst, dass ich meinen Traum aufgegeben hatte, in der Softballmannschaft einer Hochschule Werferin zu werden. Immerhin war genau das noch einige Jahre zuvor das

Einzige gewesen, was ich wirklich unbedingt gewollt hatte. Ich hasste die Tatsache, dass mein Gewicht und meine Obsessionen, was das Essen anging, mich dazu bestimmten zu laufen, und ich fürchtete, dass diese Obsessionen während meines Studiums andauern würden. Ich fragte mich, ob ich gut genug sein würde, um in der Laufmannschaft einer Hochschule mitzuhalten, oder ob die anderen Studentinnen viel schneller oder dünner sein würden als ich und die Zügelung ihres Appetits besser im Griff hatten. Ein Teil von mir wollte sich losreißen und nicht mehr länger bei einem Sport mitmachen, bei dem man sein Gewicht unter Kontrolle halten musste, aber ein anderer Teil hoffte, dass die Dinge sich an der Uni anders entwickeln würden – und dass das auch für mich gelten würde.

Um mich auf die Uni vorzubereiten, beschloss ich gegen Ende der zwölften Klasse, auf der Laufbahn zu trainieren, etwas, das ich noch nie getan hatte, da sich Laufbahn- und Softballtraining nicht vereinbaren ließen. Ich spielte immer noch Softball, aber eine Neuntklässlerin hatte meine Position so gut wie übernommen, weil ich nicht mehr kräftig genug war, um auf dem Werferhügel effektiv zu sein. Es war ziemlich anstrengend, an beiden Sportarten gleichzeitig teilzunehmen, und der physische Stress führte dazu, dass ich erneut abnahm. Es war in dieser Phase, als mein Appetit mich schließlich übermannte. Während der Zeit, in der ich eine strikte Diät befolgt und abgenommen hatte, hatte ich, wenn ich mal etwas zu viel gegessen hatte, niemals mehr als höchstens 500 Kalorien mehr zu mir genommen, als ich mir eigentlich gestattete. Im März meines zwölften Schuljahres erlag ich meinem ersten Essanfall.

5

Mein erster Essanfall

M ein erster Essanfall passierte mit süßen Zerealien – eines der Nahrungsmittel, auf die ich lange Zeit komplett verzichtet hatte und bei dem ich große Vorsicht walten ließ, es wieder in meinen Speiseplan aufzunehmen, weil ich danach mehr lechzte als nach den meisten anderen Dingen. Mein Vater aß fast jeden Abend eine Schale Zerealien, oft die süßen, nach denen ich so gierte. Er saß immer auf dem Schaukelstuhl neben dem Sofa, während ich auf einem Lehnstuhl auf der anderen Seite des Sofas saß und fernsah, Hausaufgaben machte oder ungesüßte Zerealien beziehungsweise irgendwas anderes Kalorienarmes aß. Wenn ich ihn seine Zerealien essen sah, verspürte ich in meiner Magengrube immer eine Leere. In jenen Momenten wollte ich nichts sehnlicher als auch ein wenig von diesen süßen Zerealien.

Ich fürchtete meine Essgelüste. Ich dachte, dass ich, wenn ich auch nur einen Löffel süße Zerealien äße, sicher den ganzen Karton verputzen würde. Also ließ ich lieber ganz die Finger davon. Bis zu jenem Morgen im März, als ich mich zum ersten Mal einem Essanfall hingab. Als ich an jenem Morgen aufwachte, dachte ich sofort an die Zerealien in unserem Küchenschrank. Es war nicht ungewöhnlich für mich, an jedem x-beliebigen Tag nach dem Wachwerden als Erstes an Essen zu denken, doch an diesem Morgen waren meine Essgelüste dringlicher als sonst. Ich machte mich schnell für die Schule fertig, da ich dachte, ich könnte mich einfach ablenken, indem ich das Haus verließ. Ich ging in die Küche und versuchte, mich selbst davon zu überzeugen, dass ich nur einen Apfel essen würde, doch schon bald fand ich mich dabei wieder, in den Vorratsschrank auf die Zerealien zu starren.

Ich sagte mir, dass ich nur ein wenig äße, aber ich glaube, ich wusste, was passieren würde. Mit rasendem Herzen nahm ich den Karton aus dem Schrank, meine Hand zitterte leicht, als ich Milch über die Zerealien goss. Bevor ich den Löffel in die Hand nahm, nahm ich mir vor, am Nachmittag ein paar Extrakilometer zu laufen, um meinen Fehltritt wiedergutzu-machen. Ich versuchte, die ersten Löffel langsam zu essen und den Geschmack voll auszukosten, aber es schmeckte so gut. Ich hatte mindestens seit einem Jahr keine süßen Zerealien mehr gegessen, deshalb begann ich, schneller zu kauen und ließ mir weniger Zeit zwischen den einzelnen Löffeln. Als die Schale fast leer war, löffelte ich wie wild und aß schneller, als ich je in meinem Leben gegessen hatte.

Ich füllte eine weitere Schale und verputzte sie noch schneller als die erste. Nach den beiden Schalen süßer Zerealien aß ich zwei Schalen anderer Zerealien, dann drei Schalen wiederum anderer und dann noch eine Schale der süßen, mit denen ich angefangen hatte. Während ich aß, fühlte ich mich, als ob ein Eindringling Besitz von meinem Körper ergriffen hätte. Doch nachdem ich die letzte Schale geleert hatte, kehrten meine Sinne langsam zurück, und ich verspürte angesichts dessen, was ich getan hatte, einen ersten Anflug von schlechtem Gewissen. Ich stellte die leere Schale in die Spüle und ging langsam aus der Küche zu dem Lehnstuhl im Wohnzimmer. Ich konnte immer noch nicht glauben, dass ich so viel gegessen hatte.

Nachwirkungen

Ich setzte mich auf den Stuhl, stellte die Rückenlehne nach hin-ten und verspürte eine Mischung aus Befriedigung und Sorge. Es fühlte sich so gut an, endlich einmal richtig satt zu sein. Ich ver-spürte ein Gefühl riesiger Erleichterung darüber, dass ich meinen Essgelüsten schließlich nachgegeben hatte. Aber zugleich war mir unwohl zumute, weil ich mir Sorgen wegen meines Gewichts machte und mich dafür schämte, so ein Vielfraß gewesen zu sein.

Vorübergehend überwog das angenehme Gefühl des Sattseins die negativen Emotionen, und ich dämmerte weg. Dass ich zu spät in die Schule kommen würde, war mir egal. Ich war so entspannt wie schon lange nicht mehr. Als ich eine Stunde später aufwachte und in die Schule fuhr, waren all die angenehmen Gefühle verschwunden. Ich hatte ein schlechtes Gewissen und fühlte mich fett und töricht. Die Episode schien ein für alle Mal zu beweisen, dass ich mich, was süße und fetthaltige Speisen anging, nicht unter Kontrolle hatte. Also beschloss ich, dass so etwas nie wieder vorkommen würde. Ich nahm mir vor, meine Essgewohnheiten noch strikter zu kontrollieren und schwor mir, nie wieder süße Zerealien anzurühren.

In der Schule musste ich den ganzen Tag an meinen ersten Essanfall denken und konnte mich weder auf den Unterricht, noch auf meine Freundinnen noch auf das Softballtraining konzentrieren. Ich kam mir vor wie eine Versagerin, weil ich all die Mühen, die ich auf mich genommen hatte, um abzunehmen, so leichtherzig zunichte machte. Obwohl ich mittags wieder Hunger hatte, ließ ich das Mittagessen ausfallen. Nach der Schule und dem Softballtraining war ich schwach und müde. Ich aß einen Apfel und ein paar Cracker und lief knapp zehn Kilometer. Nach dem Lauf fühlte ich mich besser, als ob ich einen Fehler wiedergutgemacht hätte. Aber als ich mich an jenem Abend an den Abendbrottisch setzte, wollte ein Teil von mir nichts lieber, als sich erneut mit Essen vollzustopfen. Es war mir unbegreiflich, wie ich mich, nachdem ich noch am Morgen so vollgegessen gewesen war, dass ich mich kaum noch hatte bewegen können, schon wieder vollstopfen wollte. Was Essen anging, konnte ich mir offensichtlich nicht trauen, dachte ich. Ich würde meinen Appetit an die Kandare nehmen müssen, oder ich würde erneut einer Essattacke erliegen. Zu jenem Zeitpunkt konnte ich mir noch nicht ausmalen, dass meine Essanfälle während der kommenden sechs Jahre mein Leben bestimmen würden.

Meine Essanfälle häuften sich nach und nach. Im März erlag ich noch einer weiteren Essattacke, im April passierte es dreimal. Während dieser Monate schaffte ich es, mein Gewicht zu halten, weil ich mehr denn je lief. Im April meines zwölften

Schuljahres war ich nach zwei Wettkämpfen im Zweimeilenlauf auf der Laufbahn die beste Zeit im ganzen Bundesstaat gelaufen. Doch beim dritten Wettkampf fand mein Erfolg als Läuferin ein jähes Ende. Als ich nach dem Zweimeilenlauf über die Ziellinie rannte, verspürte ich an der linken Ferse einen stechenden Schmerz. Ich versuchte, den Schmerz zu ignorieren und setze mein Lauftraining in den folgenden Tagen fort, doch selbst das Gehen wurde zur Qual. Die Schmerzen wurden so schlimm, dass ich zum Arzt musste. Er diagnostizierte eine Stressfraktur.

Es sollte die erste von fünf Stressfrakturen sein, unter denen ich in den folgenden zwei Jahren litt. Mein Arzt sagte, dass die Verletzung wahrscheinlich darauf zurückzuführen sei, dass ich so wenig wog und so viel lief. Er erklärte mir, dass der Körper eines Mädchens, wenn er nicht über ausreichend Fettzellen verfüge, nicht genug Östrogen speichern könne. Und zu wenig Östrogen schwächt die Knochen, sodass sie brechen können. Meine niedrigen Östrogenspiegel erklärten auch, warum ich seit beinahe einem Jahr keine Periode mehr gehabt hatte. Er verordnete mir eine Hormonersatztherapie und wies mich an, mindestens drei Monate lang nicht mehr zu laufen.

Den Rest meines zwölften Schuljahrs ging ich erst mit Krücken und dann mit einem Gehstiefel. Ich befürchtete, dass mein Gewicht in die Höhe schnellen würde, da ich nicht mehr laufen konnte. Deshalb reduzierte ich meine Nahrungszufuhr und trainierte anderweitig mehr. Mein Arzt erlaubte mir, im Fitnessstudio auf einem Fahrradergometer zu trainieren. Also strampelte ich oft zwei Stunden und länger. Ich machte auch mit einem Auftriebsgürtel Aquajogging. Ich ging weiter zum Softballtraining, zu den Spielen und zu den Laufwettkämpfen, um meine Mannschaftskolleginnen anzuspornen, aber wenn ich nach Hause kam, fuhr ich sofort ins Fitnessstudio oder ins Schwimmbad und trainierte.

Das Ende der Highschool

Weniger als einen Monat nach meiner Stressfraktur war mein Gewicht besorgniserregend niedrig. Zu der Zeit begannen sich andere Menschen in meiner Umgebung ernsthafte Sorgen um mich zu machen. Offenbar konnten meine Freunde, meine Familie, meine Trainer und meine Lehrer mit meinem niedrigen Gewicht klarkommen, solange sie es auf meine Ambitionen zurückführten, eine erfolgreiche Läuferin zu sein. Doch als ich mir den Fuß gebrochen hatte und trotzdem schnell weiter abnahm, begannen sie zu vermuten, dass noch etwas anderes dahinterstecken musste. Einige meiner Lehrer wandten sich an meine Mutter und teilten ihr mit, dass sie sich Sorgen machten. Doch zu jener Zeit machte meine Mutter sich bereits mehr Sorgen als alle anderen.

Sie und mein Vater versuchten, mich dazu zu bringen, wieder zu meiner Therapeutin zu gehen und die Therapie fortzusetzen, doch ich wollte nichts davon wissen. Und ich war gut darin, sie zu beruhigen. In ihrer Gegenwart aß ich normale Mahlzeiten, damit sie sahen, dass ich ausreichend Kalorien zu mir nahm. Sie wussten, dass ich aufgrund meiner angepeilten Karriere im Hochschulsport darauf bedacht war, ein gewisses Fitnesslevel aufrechtzuerhalten, und sie wussten, dass ich einen schnellen Stoffwechsel hatte und immer dünn gewesen war. Außerdem war ich ihnen gegenüber nicht ganz ehrlich, was die Quantität und Intensität meines Trainings anging. Sie dachten, dass ich im Fitnessstudio moderat auf dem Fahrradergometer trainierte und ein paar Gewichte hob, wohingegen ich mich in Wahrheit sehr lange bei extremer Belastungsintensität abstrampelte. Ich duschte oft, bevor ich nach Hause kam, und verbarg meine durchgeschwitzten Klamotten, damit sie nicht mitbekamen, wie intensiv ich tatsächlich trainierte.

Nichts von alledem war normal, so sehr ich auch versuchte, meine Eltern und mich selbst vom Gegenteil zu überzeugen. Die Steigerung meines Trainingsumfangs führte dazu, dass ich immer weniger Lust hatte, mich mit meinen Freundinnen zu treffen. Gleichzeitig sank mein Interesse an den letzten Highschool-Wochen, normalerweise der Höhepunkt im Leben eines Teenagers. Ich nahm an der Abschlussfahrt nach Orlando teil, doch am meisten erinnere ich mich daran, wie gestresst ich war, weil ich während der Reise weder trainieren noch meine strikte Diät einhalten konnte. Ich hatte mir jede

Menge gesunde Snacks mitgenommen und bestellte mir da, wo wir Station machten, in den Fastfood-Restaurants fettarme Gerichte. Auf den Fotos, die ich von der Abschlussfahrt habe, lächele ich neben meinen Freundinnen, aber ich hatte das Gefühl, gar nicht wirklich dabei gewesen zu sein. Während dieser Zeit fand mein Leben vor allem in meinem Kopf statt. Ich berechnete Kalorien und freute mich auf die nächste Mahlzeit und die kleinen Leckereien und Desserts, die ich mir erlaubte.

Als meine Zeit auf der Highschool dem Ende entgegenging, zog ich mich von den meisten meiner Freundinnen zurück, und auch meine erste Liebesbeziehung ging in die Brüche. Im Mai 1999 machte ich ausgemergelt und unglücklich meinen Abschluss. Den Sommer vor meinem Studienbeginn widmete ich nahezu ausschließlich meinem Training. Ich erhöhte mein Pensum an aerobem Training – Aquajogging und sehr intensives, anstrengendes Fahren auf dem Ergometer – auf zweieinhalb bis drei Stunden täglich. Ich kaufte mir ein eigenes Fahrradergometer, schleppte es jeden Tag nach draußen auf die hintere Terrasse und trainierte in der schwülen Sommerhitze. Ich hatte das Gefühl, dass das Training draußen härter war und glaubte, mich an die Hitze gewöhnen zu müssen, um vorbereitet zu sein, wenn ich wieder lief. Im Rückblick fühle ich mich furchtbar, wenn ich daran denke, dass meine Mutter jeden Tag durch die gläserne Schiebetür mitansehen musste, wie ich mich da draußen abquälte. In jenem Sommer kam sie einige Male weinend nach draußen und flehte mich an aufzuhören, weil ich vor Schweiß triefte und sie sich Sorgen machte, dass mein Körper die Anstrengung nicht mehr länger ertragen konnte.

Ich hörte nicht auf. Egal, wie heiß oder schwül es war – ich hatte das Gefühl, meinen gewohnten Trainingsplan einhalten zu müssen. Ich wusste nicht, warum ich so zwanghaft darauf bedacht war, zu trainieren und ein unnormal niedriges Gewicht zu halten. Es wurde eine Obsession, eine erschöpfende, nicht enden wollende Gewohnheit. Ich hielt mich zu jener Zeit nicht für eitel oder selbstsüchtig, aber ich war beides. Ich konzentrierte meine Aufmerksamkeit auf meinen Körper statt auf andere wichtigere oder lohnendere Dinge.

Diejenigen, die sich Sorgen um mich machten, behandelten mich so vorsichtig, als sei ich zerbrechlich und hätte ein Problem, das ich nicht kontrollieren konnte. Aber so war ich nicht. Ich war kräftig und willensstark. Ich war hartnäckig und konnte andere gut täuschen. Mein Training und die Kontrolle meines Gewichts waren für mich wichtiger als irgendetwas sonst in meinem Leben. Heute wünsche ich mir, irgendjemand hätte mich wegen meiner Verrücktheit zur Rede gestellt, wie die Leute es oft bei Teenagern tun, die Drogen nehmen oder zu viel Alkohol trinken. Ich habe keine Ahnung, ob mich das von meinem unvernünftigen Tun abgehalten hätte, aber ich hatte es ganz gewiss verdient, zurechtgewiesen zu werden. Ich wusste, dass ich jederzeit aufhören konnte, wenn ich wollte, aber ich war einfach zu gut darin. Ich war zu gut darin, superdünn zu sein – ein dürftiges Ziel, das es einfach nicht wert war, verfolgt zu werden.

Trotz all meines Trainings und meiner Zurückhaltung, die ich, was das Essen anging, nach außen zeigte, waren meine wahren Wünsche, mich auszuruhen und zu essen, und zwar viel. Ich hatte weiter unregelmäßig heimliche Essanfälle, aber ich nahm trotzdem immer weiter ab. Abgesehen von den Essanfällen befolgte ich weiterhin eine klar geregelte strenge Diät. Ich aß immer die gleiche Art von Nahrungsmitteln, immer die gleiche Menge, immer an den gleichen Orten und das Tag für Tag. Immer, wenn ich mir mal gestattete, mich gehen zu lassen und ein bisschen mehr zu essen oder etwas anderes, schlug ich gleich übermäßig zu, und manchmal gab ich mich Essanfällen hin.

Anfang Juli war ich ernsthaft untergewichtig, und meine Eltern versuchten mich dazu zu drängen, wieder mit einer Therapie zu beginnen. Wahrscheinlich hätte ich schließlich eingewilligt, aber Mitte Juli begann ich, ein wenig zuzunehmen – und nicht aus freien Stücken.

Doughnuts

In jenem Sommer jobbte ich bis Mitte Juli in einer Bäckerei und aß nichts von den dort angebotenen Produkten. Für einen Außenseiter muss es so ausgesehen haben, als ob ich mich in bemerkenswerter Weise unter Kontrolle hatte. Doch ich selbst hatte überhaupt nicht das Gefühl, mich unter Kontrolle zu haben, im Gegenteil: Ich empfand die Versuchung als so groß, dass ich befürchtete, einen Großteil der Auslage zu verschlingen, wenn ich mir auch nur einen Bissen von einem Keks oder einem Törtchen genehmigte. Der Inhaber der Bäckerei erlaubte allen Mitarbeitern am Ende des Tages, die übriggebliebenen Doughnuts mit nach Hause zu nehmen, weil wir sie am nächsten Tag nicht mehr verkaufen konnten, aber für mich war es zu riskant, auch nur einen einzigen mitzunehmen. Doch eines Tages nahm ich ein halbes Dutzend Doughnuts mit, die ich meinen Eltern geben wollte. Sie sahen keinen einzigen von ihnen. Zwei Stunden nach meiner Ankunft zu Hause hatte ich alle sechs verputzt.

Genau wie bei dem Mal, als ich acht Schalen Zerealien gegessen hatte, verspürte ich eine Riesenerleichterung, endlich nachgegeben und meine Essgelüste nicht länger bekämpft zu haben. All meine Sorgen wegen der Bäckerei, meines Trainings und meines Gewichts verflüchtigten sich vorübergehend, während ich aß. Doch nachdem ich den letzten Doughnut verspeist hatte, geriet ich in Panik. Ich war entsetzt darüber, was ich getan hatte, und musste einen Weg finden, es wiedergutzumachen. Diesmal reichte es nicht, mir vorzunehmen, mein Trainingspensum am nächsten Tag zu erhöhen. Meine Essanfälle häuften sich zu sehr, und sechs Doughnuts zu essen, erschien mir absolut inakzeptabel. Ich brauchte eine sofortige Erleichterung. Also ging ich ins Bad und versuchte zum ersten Mal, mich zu übergeben. Ich versuchte es zehn Minuten lang und würgte, bis mir die Augen heftig tränten und mir der Magen wehtat. Aber mein erster Versuch, mich selbst zum Erbrechen zu bringen, scheiterte, wie zum Glück auch alle anderen zukünftigen Versuche.

Ich hatte schon von Bulimie gehört, und als ich mir die Finger in den Hals steckte, kam mir dieses Wort in den Sinn. Doch ich weigerte mich, in Betracht zu ziehen, dass ich eine Bulimikerin werden könnte. Das würde mir nicht passieren, schwor ich mir. Ich würde mein Essverhalten kontrollieren und mich nie wieder einer Essattacke hingeben. Eine ganze Woche lang schien ich die Kontrolle über mein Essverhalten zurückgewonnen zu haben. An dem Tag, nachdem ich die sechs Doughnuts verputzt hatte, trainierte ich vier Stunden lang und aß nur Obst. Dann kehrte ich zu meinem üblichen Speiseplan und meiner gewohnten Trainingsroutine zurück. Doch nach sechs Tagen hatte ich wieder einen Essanfall, und fünf Tage danach einen weiteren.

Ich lechzte nicht mehr nur nach dem Essen selbst, sondern nach dem Akt des Binge Eatings. Nachdem ich einmal erlebt hatte, wie sich die Befriedigung eines Essanfalls anfühlte, wie herrlich es war, sich wenigstens einige Momente lang von dem Druck zu befreien, der mit dem Befolgen einer strikten Diät verbunden war, wie euphorisierend es war, seinen Essgelüsten nachzugeben und sich einfach nur vollzustopfen, wurde es noch schwieriger, dem Verlangen zu widerstehen. Wenn ich versuchte, den Drang, mich einer Essattacke hinzugeben, niederzuringen, erinnerte ich mich an das schlechte Gewissen, das ich anschließend hatte, und daran, wie fett ich mich dann fühlte. Aber an das herrliche Gefühl der Befriedigung erinnerte ich mich noch viel stärker. Es war, als ob sich ein Teil von mir der Konsequenzen bewusst wäre, die einen anderen Teil von mir jedoch nicht scherten.

Im Laufe des verbleibenden Julis und des Augusts nahm ich beständig zu, da ich immer öfter Essanfälle hatte. Meine Eltern waren froh, dass ich zunahm, aber sie wussten nicht, auf was für eine furchtbar ungesunde Weise dies passierte und wie ich bis zur Erschöpfung verzweifelt versuchte, mir die Pfunde, die ich ansetzte, wieder abzutrainieren.

Als ich Ende August meine Sachen zusammenpackte und mich zu meiner Uni aufmachte, hatte ich etwa zwei Essanfälle pro Woche. Ich dachte, dass das Leben an der Uni mir guttun würde, da ich mit dem Studium beschäftigt sein würde und damit, neue Freunde zu finden und wieder zu laufen, nachdem meine Stressfraktur weitgehend verheilt war. Doch stattdessen hatte ich nur noch mehr Essanfälle, als das Semester begann. Ich hatte keine große Lust, neue Freundschaften zu schließen oder auszugehen, weil mein täglicher Kampf mit dem Essen mein ganzes Dasein in Anspruch nahm. Ich hatte auch keinen Spaß am Training im Geländelaufteam, was vor allem daran lag, dass ich mir als Ausgleich für meine Essanfälle ein so umfangreiches zusätzliches Trainingspensum aufbürdete, dass mir fürs Laufen schlicht und einfach keine Energie mehr blieb. Außerdem machten sich viele der Mädels im Team Gedanken über ihr Gewicht, und es gefiel mir nicht, in einer Umgebung zu sein, in der ständig über Körpergewicht, Kalorien und Diäten geredet wurde.

Während der ersten Wochen an der Uni brach ich einen Schwur nach dem anderen, mit dem Binge Eating aufzuhören. Ich brach auch mein mir selbst gegebenes Versprechen, nie wieder eine Therapie zu machen.

6

Einwilligung in die Therapie

Auf Drängen meines neuen Geländelauftrainers begann ich nur vier Wochen nach dem Beginn meines Studiums mit einer Therapie. Es war im September 1999, und wir waren gerade im Begriff loszulaufen, da bat mein Trainer mich, ihn bitte zu begleiten. Er brachte mich in die Praxis eines Sportpsychologen und teilte mir etwas verlegen mit, dass ich viel zu dünn sei und Hilfe bei der Bewältigung meines Problems benötige. Ich hatte das Gefühl, mit meinem neuen Trainer nicht so herumdiskutieren zu können wie mit meinen Eltern.

Meine Eltern sahen ja, dass ich aß – nicht genug, um meinen Körper für meine intensiven sportlichen Aktivitäten mit ausreichend Brennstoff zu versorgen, aber trotzdem ordentliche Portionen –, und sie wussten, dass ich von Natur sehr dünn war. Offenbar ließen sie sich von mir überzeugen, dass es für mich nicht so ein großes Problem war, superdünn zu sein wie vielleicht für jemand anderen mit einem langsameren Stoffwechsel und einem genetisch bedingt größeren Körper, der sich sportlich nicht so intensiv betätigte. Doch meinen Trainer konnte ich davon nicht überzeugen. Er dachte vermutlich, dass ich kaum etwas aß, ein Schluss, den die meisten Menschen verständlicherweise gezogen hätten, die mich zu jener Zeit sahen. Kurzum: Ich glaubte, keine andere Wahl zu haben, als ihn in die Praxis des Psychologen zu begleiten. Doch es war nicht nur das, sondern mir ging auch durch den Kopf, dass er vielleicht recht hatte. Vielleicht benötigte ich tatsächlich professionelle Hilfe. Ganz offensichtlich schaffte ich es ja nicht alleine, mit dem Binge Eating aufzuhören.

Vielleicht ist eine Therapie genau das, was ich brauche, dachte ich, als ich hinter meinem Trainer herging. *Vielleicht hatte die Therapeutin, die ich mit sechzehn aufgesucht habe, die ganze Zeit recht, und ich leide tatsächlich unter einer Störung, die ich nicht alleine in den Griff bekommen kann. Vielleicht habe ich irgendeinen Defekt, einen Makel oder bin irgendwie krank.*

Und so betrat ich mehr als ein Jahr nach meinem ersten Besuch bei einer Therapeutin erneut die Praxis eines Therapeuten. Doch anders als beim ersten Mal war ich diesmal bereit zuzuhören. Ich war bereit zu tun, was erforderlich war, um mit dem Binge Eating aufzuhören, weil ich das Gefühl hatte, die Kontrolle verloren zu haben.

Nach einigen Sitzungen mit dem Sportpsychologen stellte er eine Diagnose. Offiziell erfüllte ich die diagnostischen Kriterien für *Anorexie, Binge Eating, Purging-Typ*[15]. Zu jener Zeit wurde der Begriff Non-purging-Typ[16] für Bulimiker verwendet, die zwischen den Essanfällen fasten, Sport treiben und/oder sich eines anderen Kompensationsverhaltens bedienen, sich jedoch nicht regelmäßig dazu bringen, das Gegessene zu erbrechen, keinen Medikamentenmissbrauch betreiben und keine Abführmittel oder harntreibende Mittel nehmen oder sich Einläufe verpassen.[17] Aufgrund meiner Symptome empfahl der Psychologe mir, den Ernährungsberater und eine Therapeutin auf dem Campus mit Erfahrung in der Behandlung von Essstörungen aufzusuchen. Ich zögerte, vereinbarte jedoch Termine, und im Oktober 1999 begannen meine Therapie und meine Genesung offiziell.

Die Theorie, nach der Essen nicht das Problem ist

Während meiner ersten Sitzung mit meinem neuen Therapeuten, Jim, hörte ich das Gleiche, das mir auch meine erste Therapeutin erzählt hatte: Meine Essstörung sei nicht meine Schuld, und es gehe dabei nicht um Essen und Gewicht. Er sagte mir, die Essanfälle seien nur ein Symptom tiefer lie-

---

15 American Psychiatric Association: DSM-IV-TR, Nr. 307.1

16 American Psychiatric Association: DSM-IV-TR, Nr. 307.51

17 American Psychiatric Association: DSM-IV-TR, Nr. 307.51

gender Probleme in meinem Leben, die ich aufdecken müsse – Probleme wie ein geringes Selbstwertgefühl, Depressionen, Ängste, familiäre Probleme oder Schwierigkeiten mit meinem sozialen Umfeld. Laut Jim bediente ich mich des Essens, um mit Gefühlen klarzukommen. Er sagte, meine Essstörung sei eine Krankheit, die einen verborgenen Nutzen für mich habe, was erkläre, dass ich nicht in der Lage sei, sie in den Griff zu bekommen. Meine Essanfälle, so erklärte er mir, dienten dazu, irgendwelche emotionalen Bedürfnisse zu befriedigen, und ich müsse lernen, diese Bedürfnisse in einer anderen Weise zu befriedigen als durch Essen.

Heute glaube ich nicht mehr, dass diese Erklärung zutrifft, aber damals war ich erleichtert zu hören, dass sich meine Essstörung auf diese Weise erklären ließ. Es fühlte sich gut an zu erfahren, dass ich an meiner Essstörung keine Schuld hatte, sondern dass es sich um eine Krankheit handelte. Ich konnte besser damit leben, mich als Opfer eines psychischen Problems zu sehen als einfach nur als eine verfressene junge Frau. Es fühlte sich besser an, meine Essanfälle als Folge einer komplexen Störung zu sehen und nicht als ein Ausdruck meiner Dummheit und meiner mangelnden Kontrollfähigkeit.

Obwohl all dies dazu beitrug, dass ich mich weniger schuldig fühlte, konnte mich diese Erklärung doch nicht ganz überzeugen. Im Grunde wusste ich, dass es bei meinen Essproblemen *sehr wohl* um Essen und Gewicht ging. Eigentlich war mir das schon immer klar gewesen. Ich dachte daran zurück, wie ich nach meiner Mandeloperation zum ersten Mal eine Diät gemacht hatte, die einzig und allein dem Zweck gedient hatte, ein paar Pfunde zu verlieren. Und ich dachte daran, wie diese Angewohnheit außer Kontrolle geraten war und dazu geführt hatte, dass es mich stärker nach Essen verlangte als nach irgendetwas sonst. Ich rief mir meinen ersten Essanfall in Erinnerung, als ich vor Schulbeginn acht Schalen Zerealien gegessen hatte, was, wie mir klar gewesen war, eine Folge dessen gewesen war, dass ich so lange auf süße Zerealien verzichtet hatte. Damals hatte ich meine Essprobleme nicht für kompliziert gehalten, warum schienen sie also jetzt auf einmal so kompliziert zu sein?

Trotz meiner Zweifel beschloss ich, die Behandlung anzugehen. Das erste Ziel meiner Therapie bestand darin, einen Ernährungsplan zu befolgen, um mein Essverhalten zu regulieren. Bei diesem Teil der Therapie wurde ich von meiner Ernährungsberaterin Debbie angeleitet. Ich aß zwar bereits regelmäßig Mahlzeiten und kleine Zwischenimbisse, aber das reichte nicht aus, um meinem Körper ausreichend Brennstoff für all meine sportlichen Aktivitäten zu liefern. Deshalb erstellte Debbie mit mir einen Speiseplan, der sicherstellen sollte, dass mein täglicher Kalorienbedarf gedeckt wurde. Sie sagte, wenn ich sättigende Mahlzeiten zu mir nähme, müsste das dafür sorgen, meine Gelüste, mich vollzustopfen, zu unterdrücken.

Obwohl die Portionen der einzelnen Mahlzeiten für meine Begriffe zu groß waren, gab ich mir alle Mühe, den Ernährungsplan einzuhalten. Doch das führte nicht dazu, dass meine Heißhungerattacken verschwanden. Meinem Speiseplan einfach nur mehr Kalorien und eine breitere Vielfalt an Nahrungsmitteln hinzuzufügen – auch solche, die ich während meiner Essanfälle bevorzugt vertilgte –, löste das Problem nicht. Wenn überhaupt, verschlimmerte der üppige Speiseplan das Ganze noch, weil ich größere Nahrungsvorräte in meinem Zimmer aufbewahren musste. Somit hatte ich jetzt täglich Zugang zu einigen der Produkte, die ich während meiner Essanfälle in mich hineinstopfte. Das stellte eine Versuchung dar, der ich nicht widerstehen konnte.

Mehr zu essen, hätte mir vielleicht einige Jahre zuvor geholfen, indem es mich möglicherweise davon abgehalten hätte, überhaupt jemals von Essanfällen heimgesucht zu werden. Doch jetzt schien es zu spät. Hungrig zu sein, war gar nicht mehr das Problem, denn mein Verlangen, mich mit Essen vollzustopfen, überfiel mich auch, wenn ich satt war. Aber wenn es nicht Hunger war, der meine Essattacken auslöste, was war es dann? Ich wusste es nicht.

Debbie überraschte es gar nicht, dass das Befolgen des Ernährungsplans nicht dazu führte, dass meine Essanfälle verschwanden. Sie erklärte mir, dass ich mich aus psychischen Gründen weiter vollstopfen wolle und nicht nur aus rein physischen. Weiteressen zu wollen, wenn ich physisch satt war, sei ein Ausdruck emotionalen Hungers, erklärte sie mir. Deshalb müsse ich mit meinem Therapeuten Jim an diesen emotionalen Problemen arbeiten.

Während meines ersten Semesters sah ich Jim zweimal in der Woche. Wir redeten über meine Vergangenheit und darüber, was meine Probleme ausgelöst haben könnte, aber wir sprachen auch ausgiebig darüber, was meine Essstörung möglicherweise in der Gegenwart befeuern könnte. Während dieses Semesters begann ich auch, Selbsthilferatgeber und anderes Material zu lesen, in dem es um Bulimie, die Binge-Eating-Störung und andere Essstörungen ging.

Lösungsansätze der Therapie

Eine der ersten Techniken, die ich während meiner Therapie lernte, war, ein Tagebuch zu führen, das der Selbstanalyse dienen sollte. In meinem Tagebuch sollte ich mich selbst beobachten, indem ich meine Gedanken, Gefühle und Stimmungslagen aufzeichnete, um bestimmen zu können, welche dieser Gedanken, Gefühle und Stimmungslagen meine Essanfälle auslösten. Ich suchte nach Mustern bei meinem Binge Eating. Zu welcher Tageszeit wurde ich am häufigsten von Essattacken heimgesucht? Welche Gedanken gingen meinen Essanfällen voraus? Was fühlte ich unmittelbar vor einem Essanfall? Welche Situationen und Interaktionen gingen Essanfällen voraus? Mein Therapeut erklärte mir, wenn ich die Auslöser kennen würde – die Gefühle, Gedanken oder Situationen, die dazu führten, dass ich einen Essanfall erlitt –, könne ich lernen, auf andere Weise damit umzugehen.

Fortan wurde aus jedem Essanfall ein Ereignis, das es zu analysieren und ein Problem, das es zu lösen galt. Nach einem Essanfall versuchte ich, die emotionale Ursache zu ergründen, aus der ich mich vollgestopft hatte. Ich fragte mich: *Habe ich mich heute vollgestopft, um emotionalen Ärger zu dämpfen? Um Stress abzubauen? Um ein Problem zu vermeiden? Habe ich mich vollgegessen, um einem Gefühl zu entkommen? War ich in den Momenten, bevor ich den ersten Bissen zu mir genommen habe, beson-*

*ders unzufrieden mit mir? Was ist heute vorgefallen, das mich zum
Kühlschrank getrieben haben könnte? Welches Bedürfnis habe ich zu
befriedigen versucht?*

Ich fand oft zwingende Gründe dafür, warum ich mich einem
Essanfall hingegeben hatte, aber ich befasste mich immer erst
nach einem Essanfall mit diesen Gründen. Vor einem Essanfall
wusste ich nur, dass ich unbedingt essen wollte. Ich lernte, dass
das normal war. Mein Therapeut erklärte mir, dass ich sehr lange
brauchen würde, bis es mir gelingen würde, *während* eines Essanfalls herauszufinden, warum es mich danach drängte, mich
vollzustopfen. Und es würde noch länger dauern, erklärte er mir,
zu lernen, mein Essverhalten durch positive Verhaltensweisen zu
ersetzen. Außerdem erfuhr ich, dass es nicht realistisch war zu
erwarten, dass ich dem Verlangen, mich vollzustopfen, widerstehen können würde. Stattdessen solle ich versuchen, dafür zu
sorgen, dass dieses Verlangen erst gar nicht auftrete.

Das schien mir interessant, denn das Einzige, was ich wirklich
wollte, war, mich von diesen unsinnigen, mich beherrschenden
Heißhungerattacken zu befreien. Sie schienen wie von selbst zu
kommen, und ich konnte mich ihnen nicht mit Vernunft entge-
genstellen. So sehr ich auch versuchte, mein Verlangen danach,
mich vollzustopfen, zu bekämpfen oder mich abzulenken – es
ging erst weg, wenn ich schließlich nachgab und es befriedigte.
Mein anormales Bedürfnis, gewaltige Mengen Essen in mich hineinzustopfen, ruinierte mein Leben. Deshalb wollte ich glauben,
dass meine Mitarbeit bei der Erreichung der Therapieziele dabei
helfen konnte, das Auftreten dieses Verlangens zu vermeiden.

Meinem Therapeuten zufolge trugen alle Informationen, die
ich durch meine Selbstbeobachtung zusammentrug, dazu bei,
dass ich es irgendwann schaffen würde, das Verlangen, mich
vollzustopfen, zu unterdrücken. Selbst wenn ich erst nach einem
Essanfall entschlüsseln könne, warum ich ihm erlegen war, könne
ich aus jedem Anfall etwas lernen. Wenn ich entweder mit Jims
Hilfe oder durch meine Aufzeichnungen in meinem Tagebuch
erst einmal herausgefunden hätte, welche Gedanken, Gefühle,
Emotionen, Stimmungen, Stressfaktoren und Situationen mein
Verlangen auslösten, könne ich jeden einzelnen dieser Fakto-

ren gezielt angehen. Ich müsse dann lernen, in meinem Alltag mit den einzelnen Auslösern umzugehen. Wie ich das verstand, musste man, um einen Essanfall zu vermeiden, die Auslöser in den Griff bekommen, die zu einem solchen Anfall führten, da es, wenn das Verlangen sich erst einmal aufbaute, normalerweise zu spät war.

Ich befasste mich damit und zeichnete spezielle Situationen auf, die einem Essanfall vorauszugehen schienen. Zum Beispiel fand ich heraus, dass Stress vor einer bevorstehenden Prüfung oft einem Essanfall vorausging. Deshalb identifizierte ich „Studienstress" als einen Auslöser. Ich lernte, Studienstress zu vermeiden, indem ich früher anfing, mich auf Prüfungen vorzubereiten, und meine Aufzeichnungen besser organisierte. Außerdem lernte ich, mit diesem Stress besser klarzukommen, indem ich Tiefenatmungsübungen machte und beim Lernen häufiger Pausen einlegte. Das Gefühl, einsam zu sein, ging auch oft einer Essattacke voraus. Also identifizierte ich „Einsamkeit" als einen Auslöser. Ich entwarf einen Plan, um meinem Gefühl von Einsamkeit zu begegnen. Unter anderem nahm ich mir vor, Freunde anzurufen, Spaziergänge zu machen, shoppen zu gehen und Briefe und E-Mails zu schreiben, wenn ich mich einsam fühlte.

Die Suche nach Auslösern entpuppte sich als eine Herkulesaufgabe. Ich identifizierte unzählige Auslöser. Mein Verlangen, mich vollzustopfen, trat in so vielen verschiedenen Situationen auf und war mit so vielen unterschiedlichen Gefühlen, Gedanken und Stressfaktoren assoziiert, dass es schwer war, diese Faktoren daraufhin einzugrenzen, welche die Anfälle wirklich auslösten. Mein Verlangen, mich mit Essen vollzustopfen, stieg in mir auf, wenn ich traurig war, manchmal jedoch auch, wenn ich glücklich war. Es suchte mich heim, wenn ich alleine war, oft aber auch im Kreis meiner Familie, oder wenn ich mit Freunden zusammen war. Es überfiel mich, wenn ich aufgebracht war, oft aber auch, wenn ich ruhig war. Die Attacken traten auf, wenn ich gestresst war, manchmal aber auch, wenn ich überhaupt nicht nervös oder innerlich unruhig war. Sie befielen mich, wenn ich hungrig war, wenn ich satt war, oder in einem Zustand zwischen hungrig und satt. Wenn ich mich zu dick fühlte, wenn ich mich zu dünn fühlte oder das Gefühl hatte, genau passend zu sein. Sie traten auf, wenn ich hoffnungslos war und wenn ich hoffnungsvoll war. Wenn ich zynisch aufgelegt war oder zuversichtlich. Wenn ich mich unscheinbar fühlte und wenn ich mir wichtig vorkam. Es gab zwar einige erkennbare Muster, aber auch Widersprüchliches und Unvorhersehbares.

Es schien mir unmöglich, jeden Gedanken und jedes Gefühl zu identifizieren, das als Auslöser für meine Heißhungerattacken infrage kam, aber ich gab mir auf jeden Fall alle Mühe. Ich schrieb unzählige Einträge in mein Tagebuch, beschrieb die Auslöser, die ich identifizieren konnte, und arbeitete Pläne aus, wie ich künftig mit den jeweiligen Auslösern umgehen wollte. In der Theorie ergab all das in meinen Augen durchaus Sinn, aber letzten Endes war es, was die Überwindung meiner Bulimie anging, weder wirksam noch effektiv. Es mochte zwar sicher lohnenswert sein, dass ich mich mit negativen Gedanken, Gefühlen und Problemen befasste, aber dies führte in aller Regel nicht dazu, mein Verlangen, mich einem Essanfall hinzugeben, zu unterdrücken. Und wenn es mir gelang, einen auslösenden Gedanken oder ein auslösendes Gefühl erfolgreich in den Griff zu bekommen, schien sogleich ein anderer Gedanke oder ein anderes Gefühl an dessen Stelle zu treten. Zu versuchen, allen Auslösern in der richtigen Weise zu begegnen, erforderte, wie sich herausstellte, große Wachsamkeit und mehr Zeit, als mir zur Verfügung stand, wenn ich gleichzeitig einen guten Notendurchschnitt behalten und im Geländelaufteam trainieren und an Wettkämpfen teilnehmen wollte.

Auch das bereitete meinem Therapeuten keine allzu großen Sorgen. Er erklärte mir, dass es Geduld, Übung und harter Arbeit bedürfe, um die auslösenden Gefühle zu identifizieren und zu lernen, mit ihnen umzugehen. Außerdem gehe es nicht nur darum, mit den Auslösern klarzukommen, sondern es sei etwas noch Wichtigeres in Angriff zu nehmen, nämlich die tieferen Ursachen meiner Essstörung.

Jim erklärte mir, dass Menschen, die insgesamt ein erfülltes Leben führen – emotional, physisch, mental und spirituell –, keine Befriedigung durch Essstörungen oder andere Süchte su chen. Meine Essstörung sei ein Ausdruck von Unzufriedenheit und eines Mangels an Erfüllung im Hinblick auf einen oder viele Aspekte meines Lebens. Außerdem, erklärte er mir, sei sie Ausdruck eines Mangels an wahrer Identität, Lebensausrichtung und Selbstliebe. Zudem drücke sich in ihr ein verborgener Schmerz aus, dessen Ursache in meiner Vergangenheit liege, und der aufgearbeitet und bewältigt werden müsse. Darüber hinaus sei meine Essstörung ein Symptom langanhaltender Probleme mit Depressionen, Ängsten und Perfektionismus.

Unterm Strich erfuhr ich, dass meine Essstörung eine äußere Manifestation eines komplexen, tiefsitzenden inneren Aufruhrs war. Dieser innere Aufruhr war die wahre Ursache, doch die Störung wurde von Tag zu Tag durch Auslöser aufrechterhalten. Um meine Essstörung zu überwinden, musste ich beides angehen.

All das lernte ich nicht an einem Tag, ja nicht einmal im Laufe des ersten Jahres meiner Therapie, aber so verstand ich meine Essstörung auf der Basis dessen, wie die Experten sie mir erklärten. Ich nahm nicht alles für bare Münze und hinterfragte innerlich vieles von dem, was mir erzählt wurde und was ich las. Tatsächlich hielt ich während meines ersten Jahres an der Uni an der Vorstellung fest, dass ich jederzeit aufhören und anfangen könnte, mich vernünftig zu verhalten, weshalb ich mir nach jedem Essanfall schwor, dass dieser nun wirklich der letzte gewesen sein sollte. Ich hob unzählige Male die Verpackung von den „allerletzten Fressalien" auf, die ich bei einem Essanfall in mich hineingestopft hatte, nur um sie ein paar Tage später durch eine andere Verpackung zu ersetzen. Irgendwann in meinem zweiten Studienjahr hörte ich damit auf, immer die letzte Verpackung aufzuheben und fand mich damit ab, dass der Essanfall, dem ich mich gerade hingegeben hatte, wahrscheinlich nicht der letzte gewesen sein und die Überwindung meiner Essstörung ein langer Prozess werden würde.

Ich fand mich mit der Vorstellung ab, dass es viele Jahre dauern könnte, bis ich irgendwann alle tieferen, meiner Essstörung zugrunde liegenden Ursachen bewältigt und gelernt haben würde, mit den täglichen Auslösern umzugehen und schließlich wieder zu lernen, normal zu essen. Ich nahm mir immer noch hin und wieder vor, mit dem Binge Eating aufzuhören, aber nur noch bei wichtigen Gelegenheiten wie an meinem Geburtstag oder in der Silvesternacht. Ich akzeptierte schließlich, was ich während der Therapie gelernt hatte: Es gab keine einfachen Lösungen und keine schnellen Heilungserfolge.

Ich mache keinem speziellen Therapeuten, keinem anderen Experten, keinem Buch und keiner anderen Quelle einen Vorwurf, aber es schien allgemeiner Konsens darüber zu bestehen, dass meine Bulimie eine komplizierte Angelegenheit sei, deren Überwindung nicht einfach werden würde, und wie sich herausstellen sollte, war diese Vorstellung schlecht für mich. Während der Therapie gelangte ich zu der Überzeugung, dass ich mich auf eine lange Reise der Selbstfindung und Verwandlung machen musste, um mein Problem ein für alle Mal zu überwinden. Ich gelangte zu der Überzeugung, dass ich im Hinblick auf meine Persönlichkeit viele Dinge ändern musste. Ich musste einen Sinn in meinem Leben und ein Lebensziel finden. Ich musste spirituelle und emotionale Erfüllung finden. Ich musste lernen, mich selbst zu lieben. Ich musste meine Identität finden. Ich musste meine Depressionen und meine Ängste bezwingen und meinen Perfektionismus zähmen. Ich musste die Probleme aus meiner Vergangenheit bewältigen. Ich musste glücklich und zufrieden werden. Und all das, um meine Bulimie zu überwinden.

Die Therapie verlangte nicht von mir, auf dieser Reise der Selbstfindung perfekt zu sein. Doch es war trotzdem ein gewaltiges Unterfangen für mich. Ich fing gerade an, erwachsen zu werden und versuchte, in einer großen, unbekannten Welt meinen Weg zu finden. An manchen Tagen war ich stärker motiviert, etwas für meine Genesung zu tun, an anderen weniger, aber während meiner Zeit an der Uni arbeitete ich tagein, tagaus daran, meine Therapieziele zu erreichen und mich besser im Griff zu haben, damit meine Heißhungerattacken verschwanden. Ich versuchte, alles in den Griff zu bekommen, was ich für einen möglichen Auslöser oder eine Ursache meiner Essstörung hielt. Ich versuchte, mein Selbstwertgefühl zu stärken, ich nahm Antidepressiva, machte Selbstbehauptungstraining, lernte Entspannungstechniken, arbeitete an neuen Methoden, mit meinen Emotionen umzugehen, lernte zu meditieren und suchte nach spiritueller Erleuchtung.

Ich redete mit meinen Therapeuten endlos über mein Leben in meiner Familie, über meine Beziehungen und über vergangene Fehler und Schmerzen. Aber all das trug nicht dazu bei, den Teufelskreis aus Essanfällen und exzessivem Training zu durchbrechen. In Wahrheit wurden meine Essanfälle während meiner vier Jahre an der Uni nur noch immer schlimmer. Egal, wie viele tiefliegende Gründe für meine Bulimie ich auch entdeckte, egal, wie gewissenhaft ich meinen Ernährungsplan befolgte, egal, wie gut ich mit den Stressfaktoren zurechtkam, die mir Tag für Tag zu schaffen machten, egal, wie intensiv ich auch versuchte, inneren Frieden und Erfüllung zu finden – das unbändige Verlangen, mich mit Essen vollzustopfen, suchte mich weiterhin regelmäßig heim. Und im nächsten Augenblick fand ich mich vor dem Kühlschrank oder auf dem Weg zum nächsten Fastfood-Restaurant wieder.

Zu jener Zeit wusste ich es noch nicht, aber meine Therapeuten verfügten nicht über alle Antworten. Ich vertraute ihnen, und sie wollten ganz gewiss das Beste für mich. Aber keiner von ihnen wusste, was es genau mit Essstörungen auf sich hatte, und wir wissen es heute immer noch nicht. In einem ausführlichen Buch über Essstörungen, das im Jahr 2003 veröffentlicht wurde – vier Jahre, nachdem ich mit meiner Therapie begonnen hatte –, stellten die Experten fest, dass niemand genau versteht, wie und warum Essstörungen entstehen.[18] Bis heute kennen die Wissenschaftler die Gründe und Ursachen von Essstörungen nicht genau.[19] Die Erklärungen, die mir meine Therapeuten für meine Bulimie gegeben hatten, basierten auf Theorien und Hypothesen, nicht auf Fakten. Schlimmer noch: Ihr Rat, dass ich die hypothetischen tief liegenden Ursachen in den Griff bekommen müsse, die meiner Essstörung angeblich zugrunde lagen, war auch nicht

---

[18] Deborah Marcontell Michel, Susan G. Willard: When Dieting Becomes Dangerous, S. 30
[19] National Institute of Mental Health, How Are We Working

hieb- und stichfest. Es gibt keine wissenschaftlichen Beweise dafür, dass die Lösung tiefer liegender psychischer Probleme zur Überwindung einer Essstörung führt.[20] Ohne dies zu wissen, akzeptierte ich die Therapie und glaubte an sie.

Verwirrung und mangelnde Fortschritte

Während meine Therapie andauerte, bekam ich immer mehr das Gefühl, dass ich keinerlei Fortschritte im Hinblick auf mein eigentliches Ziel machte: mit dem Binge Eating aufzuhören. Gut, ich erfuhr alle möglichen nützlichen Dinge über mich selbst und lernte neue Methoden, mit einer Vielfalt von Problemen umzugehen, aber meine Essanfälle suchten mich weiter heim. Meine Therapeuten schlugen nie vor, einfach von heute auf morgen mit dem Binge Eating aufzuhören, und versuchten auch nicht, mir zu erklären, wie ich das anstellen konnte. Ich lernte, dass ich wahrscheinlich ein paar Schritte nach vorne machen und anschließend viele Male wieder zurückfallen würde, bevor ich schließlich vollständig geheilt wäre. Aber meine Therapeuten versicherten mir, dass die Arbeit, die ich in die Therapie investierte, sich am Ende auszahlen würde. Das war jedoch nicht der Fall.

Meine Therapeuten ermunterten mich sehr wohl, meine Binge-Eating-Phasen zu reduzieren. Sie ermunterten mich, mir kleine Ziele zu setzen, zum Beispiel, während einer Essattacke eine zehnminütige Pause einzuschieben, während der ich nichts aß, oder mich pro Woche einmal weniger einem Essanfall hinzugeben. Doch das reichte mir einfach nicht. Ich wollte ein für alle Mal mit dem Binge Eating aufhören, und niemand konnte mir sagen, wie ich das erreichen konnte.

Ich weiß nicht, was mich während meiner Zeit an der Uni mehr verzehrt hat: meine Bulimie oder meine Anstrengungen, meine Essstörung zu überwinden. Beides raubte mir so viel Zeit, dass der Rest meines Lebens zusammenzuschrumpfen schien. Nach der Geländelaufsaison in meinem zweiten Studienjahr verließ ich das Gelände- und das Laufbahnlaufteam aufgrund

---

meiner Bulimie und weil ich bei Wettkämpfen, bei denen ich für meine Universität angetreten war, vier weitere Stressfrakturen erlitten hatte. Der Schaden, den ich meinen Knochen durch meinen Gewichtsverlust während meiner Highschool-Zeit angetan hatte, hatte all diese Stressfrakturen wahrscheinlich verursacht, und die Verletzungen machten es mir nahezu unmöglich, wettkampforientiert zu laufen. Bis heute versuche ich, lieber nicht daran zu denken, was für eine Laufkarriere mir womöglich bevorgestanden hätte.

Ich weiß noch genau, wie ich im Büro meines Geländelauftrainers saß und ihm unter Tränen mitteilte, dass ich das Laufen aufgeben müsse, um mich auf die Überwindung meiner Essstörung zu konzentrieren und den Druck von mir zu nehmen, der mit einem Sport verbunden sei, der einen bestimmten Körpertyp erfordere. Außerdem müsse mein eigener Körper gesund werden, und meine Brüche müssten heilen. Er war enttäuscht, zeigte aber Verständnis für meine Entscheidung. Ich hatte nicht das Gefühl, dass er mir die Schuld für mein Versagen gab. Ich hatte den Eindruck, dass er es auf die Essstörung schob, weil er wie meine Therapeuten glaubte, dass es sich bei Essstörungen um Krankheiten handelte, deren Behandlung professioneller Hilfe bedurfte.

Trotz meiner Zweifel und wider bessere Einsicht begann ich, meine Bulimie auch für eine Krankheit zu halten und nicht für eine Folge mangelnder Willensstärke. Nach intensiver Therapie akzeptierte ich die Vorstellung, mich auf die Reise zur Selbstfindung begeben zu müssen, um meine Essstörung vollständig überwinden zu können. Diese Reise dauerte sehr lange, und währenddessen versuchte ich, ein Verhalten in den Griff zu bekommen, das ich nicht verstand. Am Ende meines vierten Studienjahrs wog ich fast 23 Kilogramm mehr als zu Beginn meines Studiums und erlitt ungefähr viermal in der Woche einen Essanfall. Pro Essanfall nahm ich etwa 8000 Kalorien zu mir und trainierte am nächsten Tag sechs bis sieben Stunden lang, um die Völlerei zu kompensieren.

Trotz vierjähriger Behandlung endete die Uni für mich so wie sie begonnen hatte: Ich verspeiste immer noch heimlich

Nahrungsmittelvorräte meiner Kommilitoninnen, hielt an Tankstellen und Fastfood-Restaurants, um mir immer mehr zu essen zu kaufen, stopfte mein sämtliches Kleingeld in Verkaufsautomaten, trainierte stundenlang, versuchte vergeblich, mich dazu zu bringen, das Gegessene zu erbrechen, und nahm immer weiter zu.

Ich könnte endlose Geschichten über die Freundinnen und Freunde schreiben, die ich verloren habe, über Beziehungen, aus denen nie etwas geworden ist, über die vergeudete Zeit, die verpassten Gelegenheiten, die Gesundheitsprobleme, die ich mir selber zugefügt habe, über den Kummer, den ich meiner Familie zugefügt habe, und über das Essen – wie gut es schmeckte, und wie elend ich mich immer danach fühlte, wenn ich mich vollgestopft hatte. Aber das werde ich nicht tun. Ich habe einen kurzen Einblick in mein Leben als Bulimikerin gegeben, und alles Weitere wäre nur eine Wiederholung und ermüdend.

Ich will nicht den Eindruck vermitteln, als wären meine Jahre an der Uni nur schlecht gewesen. Es gab Momente, manchmal Tage und einmal sogar zwei Wochen, während derer meine Bulimie mir nicht zu schaffen machte. Ich habe viele Freundschaften geschlossen, und mit einigen Freundinnen und Freunden, die ich während dieser Zeit gewonnen habe, stehe ich immer noch in engem Kontakt. Ich habe hin und wieder Dates gehabt und mich auch einmal verliebt. Ich habe oft gelacht, bin hin und wieder mit meiner Schwester und ihren Freundinnen in Kneipen gegangen und habe gelegentlich Alkohol getrunken. Viele meiner Vorlesungen und Seminare haben mir Spaß gemacht, und ich habe gute Noten bekommen. Ich habe einige erfolgreiche Geländeläufe absolviert und an der Uni Softball und Tennis gespielt. Ich bin zu Football- und Baseballspielen gegangen, habe Konzerte besucht und bin auf Partys und in die Kirche gegangen. Es gab Momente, in denen ich mich wie eine ganz normale Studentin gefühlt habe, und an genau diese Momente versuche ich, mich zu erinnern. Ich bin zu dem Schluss gekommen, dass es nichts bringt, all die Zeit zu beklagen, die ich wegen meiner Bulimie verloren habe, weil ich sie nicht zurückgewinnen kann. Ich kann nur hoffen, dass ich, indem ich meine Erfahrungen mitteile, eine andere junge Frau davor bewahre, die vielversprechendsten Jahre ihres Lebens zu vergeuden.

7

Topamax als Rettung

Am Tag nach meinem Uniabschluss im Mai 2003 war ich alleine in meinem Apartment. Mein Magen war quälend voll. Meine Familie war zur Abschlussfeier in die Stadt gekommen, aber schon wieder abgereist. In einer Woche würde ich erst einmal wieder zu meinen Eltern ziehen, deshalb hatte ich die meisten meiner Möbel verschenkt. Geblieben waren mir nur noch ein Computertisch, ein Klappstuhl, eine Decke, ein paar Kissen und meine Kommode. Ich lag mit einem Kissen unter meinem aufgeblähten Bauch auf der Seite auf dem Boden. So legte ich mich oft hin, wenn ich wirklich vollgestopft war, weil diese Position den Druck etwas linderte.

Während ich da lag, dachte ich über meine Jahre an der Uni nach. Ich hatte einen Abschluss gemacht, den ich eigentlich gar nicht unbedingt hatte haben wollen, und ich wusste auch nicht recht, was ich damit anfangen sollte. Eigentlich hatte ich Meteorologie studieren wollen, aber nach meinem ersten Studienjahr wechselte ich das Studienfach, angetrieben von etwas, das ich während meiner Therapie gelernt hatte. Mein erster Therapeut, Jim, redete ausgiebig mit mir darüber, dass ich lernen müsse, das Leben zu genießen und auszukosten. Ich bewunderte ihn für seine offensichtliche Fähigkeit, den Moment zu genießen und nicht zuzulassen, dass seine Arbeit oder andere Verantwortlichkeiten seine Lebensfreude beeinträchtigten. Jim erzählte mir einige Geschichten über seine Abenteuer, die ihn am meisten begeistert hatten, und ermunterte mich, jenseits der Essanfälle Dinge zu entdecken, die mir Erfüllung versprachen. Ich zog aus diesen Gesprächen mit ihm einen falschen Schluss. Ich zog den Schluss, dass ich das Leben in vollsten Zügen genießen müsse, um keine Essanfälle mehr zu erleiden. Und das bedeutete für mich, Spaß zu haben, jeden Moment zu genießen, mich auf Abenteuer einzulassen und es locker angehen zu lassen – frei von jeglicher großer Arbeitsbelastung.

Also fragte ich mich, welches Studium und welchen beruflichen Weg ich einschlagen sollte, um mein Leben in vollen Zügen genießen zu können. Meteorologie schien dieses Kriterium nicht zu erfüllen, da dieses Studium die Belegung schwieriger naturwissenschaftlicher Veranstaltungen und Mathekurse erforderte. Außerdem stellte ich mir die Arbeit einer Meteorologin zwar interessant vor, aber auch schwierig und möglicherweise langweilig. Also beschloss ich, experimentierfreudig zu sein und mein Studienfach zu wechseln. Da ich gerne Musik hörte, kam ich zu dem Schluss, dass ich vielleicht als Pressesprecherin einer alternativen Rockband glücklich werden würde. Deshalb wechselte ich mein Studienfach und studierte fortan Kommunikation. Das wäre vielleicht für jemand anderen der richtige Berufsweg gewesen, aber was mich anbelangte, entsprach er weder meinen Stärken noch meiner Persönlichkeit.

Aber das war mir egal. Ich war darauf aus, Erfüllung zu finden, um mit dem Binge Eating aufhören zu können, selbst wenn das damit verbunden war, im Hinblick auf meine zukünftige berufliche Karriere riskante Entscheidungen zu treffen. Mit achtzehn verstand ich noch nicht, dass Erfüllung auch eine tiefer gehende Bedeutung haben kann. Es muss nicht zwingend Spaß und Abenteuer heißen. Erfüllung kann auch bedeuten, hart zu arbeiten, besondere Sorgfalt walten zu lassen oder etwas zu bewirken. Mein Vater war mit meinem Studienfachwechsel nicht einverstanden und versuchte, mich davon abzuhalten, aber ich war vernünftigen Argumenten nicht zugänglich. Anstatt seinen wohlmeinenden Rat bei meinen Überlegungen in Betracht zu ziehen, hielt ich ihn für eine Missachtung meiner Unabhängigkeit und meines Wunsches, von meiner Bulimie geheilt zu werden. Dies war eine der absurdesten Verbindungen, die ich zwischen meiner Bulimie und meinem Leben hergestellt hatte. Ich glaubte im Ernst, eine

Rockband zu promoten – der Job, der meinem Charakter am wenigsten entsprach –, würde mich in die Lage versetzen, mit dem Binge Eating aufhören zu können.

In meinem dritten Studienjahr kam ich schließlich zur Vernunft und wurde mir dessen bewusst, dass das Promoten einer Rockband auch nicht der berufliche Weg war, den ich wirklich einschlagen wollte. Aber ich wusste auch nicht, was ich sonst einmal gerne machen wollte. Zu jener Zeit nahm mich meine Essstörung derart in Anspruch, dass es mir schwerfiel, überhaupt an meine Zukunft zu denken. Das Studium war zu einer Nebensache geworden. Mein täglicher Kampf mit dem Essen setzte mich so unter Druck, dass es mir schwerfiel, bei meinen Lehrveranstaltungen auf dem Laufenden zu bleiben. Ich erwog kurz, mein Studienfach noch einmal zu wechseln, ohne zu wissen, was ich statt Kommunikation wählen sollte, hatte aber das Gefühl, dass es dafür zu spät war. Ein erneuter Wechsel hätte zusätzlichen Lernstress und noch mehr Zeit an der Uni bedeutet, was im Hinblick auf eine Überwindung meiner Bulimie bestimmt nicht förderlich war.

Lange Zeit hatte ich das Gefühl, dass die Uni meiner Genesung im Weg stand. Ich freute mich auf den Tag, an dem ich nicht mehr studieren oder Referate schreiben musste. Vielleicht, dachte ich, würde ich nach meinem Abschluss auf den Weg der Genesung finden. Ich würde mehr Zeit haben, zu Therapiesitzungen zu gehen, mehr Zeit für meine Tagebuchaufzeichnungen haben und mich intensiver der für mich erforderlichen Emotionsarbeit hingeben können. Ich wusste, dass mein Studienfach nichts für mich war, aber ich zog mein Studium trotzdem durch, auch wenn es vom Anfang bis zum Ende von regelmäßigen Essanfällen und anschließendem Kompensationstraining begleitet wurde. Als schließlich der Tag der Abschlussfeier kam, verspürte ich keinen Stolz, als ich über die Bühne schritt, weil ich wusste, dass ich eine Versagerin war.

Als ich am nächsten Tag mit dem Kissen unter meinem aufgeblähten Bauch auf dem Boden meines Apartments lag, fühlte ich mich noch mehr wie eine Versagerin. Ich betrachtete mein

Abschlusszeugnis in der Zimmerecke, die Noten meiner Abschlussprüfungen auf dem Boden neben meinem Computer, die an dem Klappstuhl hängende Medaille, die ich für meinen Einser-Durchschnitt erhalten hatte, und die Geschenke und Glückwunschkarten, die sich neben der Tür stapelten. Ich verspürte gleichzeitig Erleichterung und Bedauern. Ich wusste, dass ich mich aufraffen musste – im übertragenen Sinne und im wahrsten Sinne des Wortes – und meine lange, anstrengende Reise zu meiner Genesung fortsetzen musste. Ich wusste, dass ich keine Ausreden mehr hatte, mich dabei gehenzulassen.

Ein „Wunder"-Heilmittel

In der folgenden Woche zog ich wieder bei meinen Eltern ein und suchte mir in unserer Heimatstadt einen neuen Therapeuten, einen neuen Psychiater und einen neuen Ernährungsberater. Da ich keine Arbeit hatte, konnte ich meine Zeit komplett meiner Therapie widmen, doch auch ohne den Studienstress hielt meine Bulimie an. Meine Behandlung zuhause ähnelte der, die ich an der Uni erhalten hatte. Ich arbeitete weiter daran, die täglichen Auslöser und die tiefer liegenden emotionalen Gründe sowie meine anderen Probleme wie Depressionen und Ängste in den Griff zu bekommen. Ich befolgte nach wie vor einen Ernährungsplan. Und ich gab mich weiterhin meinen Essanfällen hin.

Ich begann zu glauben, dass ich keine Fortschritte machte, weil ich die Therapie einfach nicht gut genug befolgte. Ich wollte weniger ängstlich und weniger deprimiert sein, meine Emotionen gut im Griff haben und über ein gutes Selbstbild verfügen, aber all das fiel mir sehr schwer. Ich befürchtete, mich nie zu ändern und deshalb dazu verdammt zu sein, für den Rest meines Lebens von Essanfällen heimgesucht zu werden. Manchmal hatte ich das Gefühl voranzukommen, manchmal dachte ich, dass es keinen Schritt voranging. Manchmal glaubte ich zu verstehen, warum ich eine Bulimikerin war, andere Male war es mir immer noch ein einziges Rätsel. Meine neuen Therapeuten unterstützten mich und waren kompetent, doch das Resultat ihrer Behandlung war das gleiche: Was meine Essanfälle anging, gab es keine spürbare Veränderung.

Doch ich lernte während dieser Zeit eine wichtige Lektion, die eine entscheidende Rolle dabei spielen sollte, dass ich meine Essstörung schließlich überwand. Das war die Lektion über die Verbindung – oder genauer gesagt, die nicht existente Verbindung – zwischen meiner Bulimie und meinen Emotionen. Im Juni 2003 verordnete mein Psychiater mir ein neues Medikament namens Topamax (Topiramat). Dieses spezielle Medikament wurde normalerweise zur Behandlung epileptischer Anfälle eingesetzt, doch zu jener Zeit wurde es zusehends auch Bulimikerinnen verschrieben und zeigte gute Erfolge. Obwohl mir mulmig zumute war, ein Medikament zur Behandlung epileptischer Anfälle einzunehmen, da ich ja noch nie einen solchen Anfall gehabt hatte, war ich so verzweifelt, dass ich beschloss, es zu versuchen. Ich nahm es zusammen mit meinem Antidepressivum, das ich unregelmäßig auch während meines Studiums genommen hatte.

Mit großem Erstaunen stellte ich fest, dass ich nur ein oder zwei Wochen nach dem Beginn der Einnahme von Topamax nicht mehr so häufig von dem Verlangen befallen wurde, mich mit Essen vollzustopfen. Mein Appetit ließ nach, und meine Essanfälle gingen zunächst von viermal auf einmal wöchentlich zurück und dann auf einmal alle zwei Wochen. Bei dieser Häufigkeit pendelte es sich ein. Im September jenes Jahres hatte ich einen großen Teil der Pfunde, die ich mir angefressen hatte, wieder verloren. Trotz meiner gelegentlichen Essanfälle fühlte ich mich so gut wie schon seit Jahren nicht mehr. Die andauernde Scham und der Selbstekel waren auf einmal so gut wie verschwunden.

Ich begann mit einem Praktikum bei einem lokalen Nachrichtensender und übernahm unentgeltlich die Pressearbeit für eine Kirche bei uns im Ort, um etwas zu finden, das zu meinem Abschluss in Kommunikation passte. Außerdem arbeitete ich in Teilzeit mit Kindern und Erwachsenen mit einer Behinderung. Ich half einem 12-jährigen Mädchen, das unter infantiler Zerebralparese litt, einige Male in der Woche bei den Hausaufgaben, betreute einige Nachmittage in der Woche einen 8-jährigen Jungen mit einer Lernbehinderung und organisierte Ausflüge

und Aktivitäten für Erwachsene, die in betreuten Wohngemein-
schaften lebten.

Seit ich sechs Jahre alt war, hatte meine Mutter sowohl bei
uns zuhause als auch außerhalb Menschen mit Behinderungen
betreut. Eine meiner besten Kindheitsfreundinnen – Eden, die
während meines zweiten Studienjahrs starb – war körperlich
behindert und wurde einige Tage in der Woche von meiner
Mutter betreut. Sie war wie ein Mitglied unserer Familie, und
ihr Tod nahm mich sehr mit, nicht nur, weil ich sie schmerz-
lich vermissen würde, sondern auch, weil ich das Gefühl hatte,
sie während der letzten Jahre ihres Lebens vernachlässigt zu
haben, als ich nur noch mit meiner Essstörung befasst war. Als
kleine Mädchen spielten Eden und ich endlose Stunden lang in
meinem Zimmer und erschufen für unsere Wish-World-Kids-
Puppen aufwendige, fantasievolle Lebenswelten. Die Räume
unserer kleinen Puppen verwandelten sich in Schönheitssalons,
Pizzerien und Spielplätze. Wir spielten auch Videospiele, sahen
stundenlang Disneyfilme und lernten jedes Wort und jedes Lied
aus „Die kleine Meerjungfrau" auswendig.

Als Kind war ich am liebsten draußen aktiv. Ich ging in das
Schwimmbad in unserem Viertel oder spielte mit den Jungs in
unserer Straße Basketball, Football und Baseball. Doch an einigen Tagen in der Woche, wenn Eden bei uns war, verzichtete
ich auf all das – nicht, weil ich musste, sondern weil ich wollte
und unsere gemeinsame Zeit genoss. Doch als ich anfing, eine
strikte Diät zu befolgen und übermäßig zu trainieren, richtete
ich mein Augenmerk selbstsüchtig nur noch auf mein Gewicht
und stellte es über alles andere in meinem Leben. Als ich acht
war, wäre es mir nie in den Sinn gekommen, Eden alleine zu
lassen, um draußen mit den Jungs zu spielen, aber während der
letzten beiden Jahre der Highschool ließ ich unsere gemeinsamen Stunden oft ausfallen und ging stattdessen ins Fitnessstudio
und trainierte.

Als ich dann mit dem Binge Eating anfing und von meiner
Essstörung, der Therapie und dem Studium aufgerieben wurde,
habe ich keine großen Anstrengungen mehr unternommen, sie
oder andere meiner Freundinnen und Freunde zuhause zu kon-

taktieren. Eine Essstörung kann sehr ausschließend sein und dafür sorgen, dass selbst die wichtigsten Menschen in deinem Leben in den Hintergrund treten. Ich bedauere sehr, dass ich während dieser Zeit keine gute Freundin war, insbesondere Eden nicht. Ich bedauere dies umso mehr, weil sich herausstellen sollte, dass es unsere letzten gemeinsamen Jahre gewesen sein sollten.

Während des Sommers nach der Uni habe ich oft an Eden gedacht und tue es immer noch. Als ich Topamax nahm und vorübergehend nicht von meinen Essanfällen verzehrt wurde, hatte ich auf einmal Zeit und Platz in meinem Kopf, um über bedeutsame Dinge nachzudenken, auch wenn einige dieser Dinge schmerzhaft waren. Ich wünschte mir oft, ich könnte zu dem Haus, in dem Eden gelebt hatte und das nur eineinhalb Kilometer von unserem entfernt war, gehen, um ein wenig mit ihr zu reden oder ein Videospiel zu spielen. Zum ersten Mal seit Langem fühlte ich mich in der Lage, eine wahre Freundin zu sein und möglicherweise andauernde Beziehungen aufbauen zu können.

In jenem Sommer versuchte ich, in meiner Heimatstadt neue Freunde zu gewinnen und alte Freundschaften wiederzubeleben. Zu jener Zeit begann ich auch eine Fernbeziehung mit Greg, dem Cousin einer meiner Freundinnen von der Uni und dem Mann, den ich später heiraten würde. Es war super, wieder ein richtiges Leben zu haben, und überraschenderweise war das nicht auf irgendwelche Veränderungen meiner Persönlichkeit zurückzuführen, die ich bewirkt hatte. Es hatte auch nichts mit irgendwelchen Fortschritten zu tun, die ich bei meiner Therapie gemacht hatte. Ich hatte nur einfach nicht mehr dieses allzu häufige Verlangen, mich mit Essen vollzustopfen, und das einzig und allein aufgrund eines Medikaments, das irgendetwas in meinem Gehirn regulierte.

Allerdings hatte Topamax Nebenwirkungen. Mir kribbelten ständig die Finger und die Zehen, ich fühlte mich oft benebelt und war häufig nervös. Die Nebenwirkungen waren dem ständigen Verlangen, sich mit Essen vollzustopfen, zwar vorzuziehen, aber ich machte mir trotzdem Gedanken über die langfristigen Folgen der Topamax-Einnahme. Ich hatte es selber schaffen wollen, mit dem Binge Eating aufzuhören, und machte mir Sorgen, von dem Medikament abhängig zu werden. Doch trotz meiner Zweifel nahm ich weiter Topamax, da ich, nachdem ich erst einmal erlebt hatte, wie es war, wieder halbwegs normal zu sein, nicht wieder in den alten Zustand verfallen wollte.

Nicht mehr vom Binge Eating verzehrt

Ich besuchte Greg 2003 in Chicago. Wir kamen einander näher und besuchten uns ein paar weitere Male gegenseitig. Im September trafen wir uns auf der Hälfte des Weges von unseren jeweiligen Heimatorten in Missouri. Es war für jeden von uns eine achtstündige Autofahrt. Ich erinnere mich daran, wie ich auf dem Weg von meinem Zuhause zu unserem Treffpunkt alleine am Steuer saß und Musik und ein paar Kassetten über Weltreligionen hörte, eines der Themen, die mich zu jener Zeit immer mehr interessierten. Ich war erstaunt, dass ich während der Fahrt kein einziges Mal daran dachte, mich vollzustopfen.

Während ich fuhr, dachte ich daran, wie sehr sich diese Fahrt von den vielen anderen Fahrten zwischen dem Haus meiner Eltern und der Uni unterschied, auf denen ich ununterbrochen an Essen gedacht und nahezu an jeder Raststätte und Ausfahrt angehalten hatte, um mich mit Nachschub einzudecken. Während der Fahrt zu meinem Treffen mit Greg hielt ich nur an, wenn ich Hunger hatte, und aß immer nur so viel, bis ich physisch satt war. Es war, als ob mein Kopf auf einmal frei war und sich anderen Dingen zuwenden konnte. In Missouri machten wir eine Kanu-Tour, wanderten in den Ozark Mountains und genossen einfach die gemeinsame Zeit. Ich fühlte mich auf einmal so, als ob ich wieder ich selber wäre.

Der Schleier, der sich so lange über mich gelegt hatte, hatte sich beinahe gehoben, und obwohl die Probleme, die mir in meinem Leben zu schaffen machten, nicht verschwanden, hatte sich mein größtes Problem fast komplett verflüchtigt. Ich hatte immer noch ein schwaches Selbstwertgefühl. Ich war immer noch unsicher, was meine neue Beziehung mit Greg anging. Ich war mir immer noch nicht darüber klar, wie es mit meiner beruflichen Zukunft weitergehen sollte. Es gab immer noch ungelöste familiäre Stressfaktoren. Mit vielen meiner Gefühle konnte ich immer noch nicht besonders gut umgehen. Ich neigte immer noch zu Depressionen, Ängstlichkeit und Perfektionismus. Doch trotz alledem hatten meine Essanfälle so gut wie aufgehört. Topamax half, mein wirkliches Problem – mein Verlangen, mich mit Essen vollzustopfen – zu lösen, und das, obwohl all meine anderen Probleme und Schwächen mir weiter zu schaffen machten.

Verabschiedung von der Therapie

Diese Erfahrung ließ mich alles infrage stellen, was ich während meiner Therapie gelernt hatte. Warum hatte ich vier Jahre lang in den Praxen von Therapeuten und Ernährungsberatern gesessen, wenn die Einnahme von Topamax mein Verlangen, mich mit Essen vollzustopfen, so schnell und so einfach verschwinden lassen konnte? Diese Erkenntnis machte mich wütend auf meine Therapeuten, die mich dazu gebracht hatten zu glauben, dass meine Schwächen, meine Unsicherheiten, meine Kindheit und mein Stress die Ursachen meiner Essstörung waren. Doch obwohl sich an alldem so gut wie nichts geändert hatte, hatte dieses Medikament das Hauptproblem, das mir seit Jahren das Leben vergällt hatte, im Wesentlichen beseitigt.

Vielleicht gab es gar keinen Zusammenhang zwischen meiner Bulimie und meinem emotionalen Zustand, dachte ich, oder vielleicht war es einfach nur für mich nicht erforderlich, diese inneren Probleme zu lösen, um mit dem Binge Eating aufzuhören. Trotzdem fragte ich mich, was wohl passieren würde, wenn ich das Medikament absetzen würde. Würde mein Verlangen, mich Essanfällen hinzugeben, so schnell zurückkehren, wie es verschwunden war, oder würde die Wirkung andauern? Diese Fragen wurden ziemlich bald beantwortet. Meine Flitterwochen mit Topamax waren nur von kurzer Dauer. Ich hatte schon befürchtet, dass es wahrscheinlich so kommen würde. Im Oktober 2003, als ich das Medikament bereits etwa vier Monate lang einnahm, schienen die positiven Wirkungen nachzulassen, und ich wurde immer öfter von dem Verlangen befallen, mich einem Essanfall hinzugeben. Im Laufe des Oktobers und des Novembers erlitt ich rasch immer häufiger Essattacken, bis ich mich wieder in etwa genauso oft Essanfällen hingab wie vor meinem

Studienabschluss. Mein Psychiater schlug vor, die Dosis zu erhöhen, aber ich scheute das Risiko, unter noch stärkeren Nebenwirkungen zu leiden. Außerdem hatte ich keine Ahnung, welche
langfristigen Folgen die dauerhafte Einnahme von Topamax
womöglich haben würde. Ich musste einen anderen Weg finden.

Meine Therapeuten riefen mir eines immer wieder in Erinnerung: Weder Topamax noch irgendein anderes Medikament
waren ein Wundermittel, um mich von meiner Bulimie zu heilen.
Um sie vollständig zu überwinden, würde ich die Ursachen und
die Auslöser bewältigen müssen, die meiner Essstörung zugrunde
lagen. Ich hatte diese Theorie lange als richtig akzeptiert, doch
nach meiner Erfahrung mit Topamax war sie nicht mehr so einfach zu schlucken, denn diese Erfahrung hatte mich zwei Dinge
gelehrt: Erstens war mein Verlangen, mich meinen Essanfällen
hinzugeben, das wahre Problem. Und zweitens funktionierte
die Arbeit an mir selbst, um meine Probleme und Problemchen
besser in den Griff zu bekommen, bei mir nicht unbedingt, damit
ich mit dem Binge Eating aufhörte.

Vier Monate lang war mein Verlangen, mich mit Essen
vollzustopfen, weitgehend verschwunden, obwohl ich während
dieser Zeit mit vielen Stressfaktoren hatte klarkommen müssen.
Es waren alles keine schwerwiegenden Dinge, aber da war die
Achterbahnfahrt meiner Gefühle anlässlich meines Beginns einer neuen Beziehung mit Greg oder die Anspannung, die mit
meinem Praktikum verbunden war und damit, wieder bei meinen
Eltern zu wohnen. Doch trotz alledem hatte ich kaum Essanfälle erlitten. Die Erfahrung war bemerkenswert, jedoch zugleich
verwirrend und verunsichernd.

Mir wurde bewusst, dass vielleicht irgendetwas in meinem
Gehirn vorging, das mein Verlangen verursachte, mich Essanfällen hinzugeben, etwas, das Topamax irgendwie vorübergehend
unterdrückt hatte. Vielleicht, dachte ich, fand meine Essstörung
einzig und allein in meinem Kopf statt oder, genauer gesagt, in
meinem Gehirn, und war überhaupt nicht das Resultat meiner
Kindheit und meiner persönlichen Schwächen. Ich wusste, dass
dies eine wichtige Erkenntnis war, aber zu jener Zeit war mir
noch nicht klar, wie sie mir bei meiner Genesung helfen konnte.

Nur eines wusste ich genau: Ich würde es nicht noch mal mit einer Therapie versuchen. Nachdem ich erlebt hatte, dass ich ohne eine Therapie mit dem Binge Eating aufhören konnte, sah ich einfach keinen Sinn mehr darin. Alle Therapien hatten mir bisher nicht dabei geholfen, meine Essstörung zu überwinden, also konnte ich es auch nicht schlechter machen, wenn ich es alleine versuchte.

Im November 2003 setzte ich das Medikament ab und schwor mir, nie wieder eine Therapiepraxis zu betreten, um Hilfe bei der Überwindung meiner Essstörung zu suchen. Diesmal hielt ich mein Versprechen.

8

Einige Dinge ändern sich, andere bleiben gleich

Kurz nachdem ich Topamax abgesetzt und mir geschworen hatte, nie wieder eine Therapiepraxis zu betreten, traf ich eine weitere sehr wichtige Entscheidung in meinem Leben. Ich beschloss, mit Greg zusammen in eine andere Stadt zu ziehen, 2400 Kilometer von meinem Heimatort entfernt. Er hatte in Phoenix einen guten Job bekommen, und ich wollte ihn begleiten und dort an der Uni Religionswissenschaft studieren und einen Master machen. Ich wusste zwar nicht genau, was ich mit so einem Abschluss anfangen konnte, aber das Thema interessierte mich sehr. Ich hoffte, dass der Umzug und die neuen akademischen Herausforderungen meine Aufmerksamkeit von meinen ständigen Kämpfen mit dem Essen ablenken würden.

Doch es gab ein großes Problem. Ich fragte mich, wie ich Greg jeden Tag gegenübertreten sollte, wenn ich mich so oft Essanfällen hingab. Während wir so weit entfernt voneinander gelebt hatten, war es mir leichtgefallen, meine Bulimie vor ihm zu verbergen, doch sobald wir zusammenlebten, könnte ich mich nirgendwo verstecken, wenn ich eine Essattacke erlitt. Ich fürchtete, dass Greg mich als eine Bulimikerin nie und nimmer würde lieben können, deshalb rief ich ihn einige Wochen vor dem geplanten Umzug an und teilte ihm mit, dass ich das Ganze noch einmal überdacht hätte und es vielleicht doch keine gute Idee sei. Ich eröffnete ihm, dass wir unsere Beziehung womöglich unter Vorspiegelung falscher Tatsachen begonnen hatten, weil ich zu der Zeit, als wir zusammengekommen waren, Topamax genommen hatte. Außerdem erklärte ich ihm, dass ich mich aufgrund meiner Essstörung gegenwärtig nicht unter Kontrolle hätte und glaube, erst genesen zu müssen, bevor wir zusammenziehen könnten.

Greg war von dem Moment an, in dem ich ihm von meinen Essproblemen erzählte, verständnisvoll und bot mir seine Unterstützung an. Er drängte mich, trotz meiner Zweifel mit ihm zusammenzuziehen, und versprach mir, dass wir das Ganze gemeinsam durchstehen würden. Ihm sei egal, wie viel ich wiege und wie viel ich esse, er liebe mich trotzdem. Ich wusste nicht recht, ob ich ihm glauben sollte, denn angesichts meines Essverhaltens, das total außer Kontrolle war, fand ich mich absolut nicht liebenswürdig. Deshalb war ich im Begriff, ihm zu sagen, dass mein Entschluss unumstößlich sei und unser Plan hinfällig, doch ich brachte die Worte einfach nicht heraus. Ich umklammerte das Telefon und begann zu weinen. Mein Weinen ging in Schluchzen über, und ich konnte einige Minuten lang nicht mehr sprechen. Es schmerzte, dass meine Essstörung mir erneut einen Strich durch die Rechnung machte und mir jede Hoffnung nahm, ein normales Leben führen zu können. Während ich schluchzte, versuchte ich herauszubringen, *Ich kann nicht umzuziehen,* doch stattdessen kam heraus: „Ich liebe dich". Einige Wochen später, Anfang Januar 2004, packte ich meine Sachen und fuhr von Louisiana nach Arizona, um mit ihm zusammenzuziehen.

Wieder vor dem Vorratsschrank

Mein Vater fuhr mit mir. Wir ließen uns Zeit, legten bei einigen Naturdenkmälern einen Zwischenstopp ein und besuchten ein sehr eigenartiges Western-Museum. Ich werde die beiden Tage mit meinem Vater immer in Erinnerung behalten. Seitdem ich an der Uni aufgehört hatte zu laufen, hatte ich immer das Gefühl gehabt, dass unser Verhältnis zueinander sich geändert hatte. Er war ebenfalls ein Läufer gewesen, bis ein schweres Hüftleiden ihn gezwungen hatte, mit dem Laufen aufzuhören, und ich weiß, dass er sich sehr darüber gefreut hat, als ich mich ernsthaft diesem Sport verschrieb. Wir hatten immer ein enges Verhältnis zueinander gehabt, aber das Laufen hatte uns einander noch nähergebracht. Wenn ich eine Runde um unseren Heimatort drehte, fuhr er mit dem Fahrrad neben mir her, und selbst wenn wir schwiegen, gab es auf der Straße eine Verbindung zwischen uns. Jetzt, da wir gen Westen fuhren, war er wieder an meiner Seite und unterstützte mich bei meiner bisher schwersten Entscheidung meines Erwachsenendaseins, obwohl ich wusste, dass es ihm nicht gefiel, dass ich wegzog und es ganz gewiss nicht seine Billigung fand, dass ich vor der Heirat mit einem Mann zusammenzog.

Nach unserem ersten Reisetag übernachteten wir in New Mexico. Als er bereits ins Bett gegangen war, wurde ich von einer meiner Heißhungerattacken überwältigt und verputzte einen Großteil unserer Wegzehrung für den nächsten Tag. Mir war klar, dass ich nicht alles aufessen konnte, ohne dass er es merkte, also versuchte ich, mich zumindest ein Stück weit im Zaum zu halten. Da ich die Folgen meiner Mini-Völlerei wiedergutmachen musste, stand ich am nächsten Morgen eine Stunde vor ihm auf und machte in unserem kleinen Hotelzimmer eine Stunde lang Übungen. Als mein Vater aufstand, war ich bereits unter der Dusche und hatte meine vollgeschwitzten Sachen in meiner Tasche verstaut. Wir fuhren weiter und überquerten nach einigen Stunden die Bundesstaatsgrenze nach Arizona.

Neben dem Schild, das die Ankömmlinge in Arizona willkommen hieß, machte mein Vater ein Foto von mir. Ich habe das Foto immer noch. Auf dem Bild stehe ich am Rand der Autobahn und trage mein schlabberiges Sweatshirt, um den Essanfall des vorherigen Abends zu verbergen. Es war schwierig genug gewesen, das Ausmaß meiner Bulimie über all die Jahre vor meinen Eltern zu verheimlichen, sogar auf dieser zweitägigen Fahrt mit meinem Vater fiel es mir schwer. Ich machte mir erneut Sorgen darum, wie um alles in der Welt ich tagtäglich mit der Realität meiner Essstörung umgehen sollte, wenn ich mit Greg zusammenlebte.

Schließlich erreichten wir Phoenix. Mein Vater blieb noch einige Tage und sah sich die Sehenswürdigkeiten der Stadt an. Dann brachten Greg und ich ihn zum Flughafen. Ich umarmte ihn zum Abschied, und er steuerte die Sicherheitskontrolle an. Dort drehte er sich noch einmal um, und ich sah die Tränen, die ihm in die Augen stiegen. Ich winkte tapfer und drückte Gregs Hand. Als mein Vater in den Terminal entschwand und wir ihn nicht mehr sehen konnten, umarmte Greg mich lange. Ich weinte ebenfalls.

Dann begann mein neues Leben. Greg bemitleidete mich nie wegen meiner Essprobleme, wie andere es getan hatten, aber er gab sich liebevoll und bot mir immer seine Unterstützung an, egal ob es mir gerade gut oder schlecht ging. Ich dachte, es würde mir dabei helfen, meine Essanfälle abklingen zu lassen, indem ich in ihm einen Freund, Verbündeten und Liebhaber an meiner Seite hatte, doch sie hielten an, obwohl die Freundschaft zwischen uns und unsere Liebe zueinander immer inniger wurde. Greg ernährte sich nicht gerade besonders gesund, deshalb gab es in unserer Wohnung immer einen Vorrat meiner bevorzugten Lieblingsnaschereien, über die ich mich bei einem Essanfall hermachte: gesüßte Zerealien, Kekse und Doughnuts. Ich stibitzte ihm seine Vorräte, wie ich es bei Julia getan hatte. Natürlich sagte er, dass ich von seinen Vorräten so viel essen könne, wie ich wolle, aber mich mit seinen Sachen *vollzustopfen*, war in meinem Kopf gleichbedeutend damit, sie ihm zu stibitzen. Es war schwelgerisch, genusssüchtig und egoistisch.

Ich ersetzte ihm die von mir verputzten Vorräte so schnell wie möglich und hielt ihn dazu an, auf keinen Fall meinetwegen darauf zu verzichten, die Dinge zu kaufen, die er mochte – natürlich vergeblich. Doch auch wenn mir kein leicht zugängliches Essen zur Befriedigung meines Verlangens zur Verfügung stand, kam ich auf die eine oder andere Weise trotzdem daran. Ich erinnere mich, oft ein schlechtes Gewissen gehabt zu haben, weil ich mir wünschte, dass er die Wohnung verließ oder ins Bett ging, damit ich mein Verlangen befriedigen und mich vollstopfen konnte. Wenn ich mich einer Essattacke hingab, während er schlief, schämte ich mich anschließend so sehr, dass ich nicht zu ihm ins Bett gehen konnte und stattdessen auf dem Boden schlief. Oft wachte ich bei diesen Gelegenheiten mitten in der Nacht auf und fand ihn neben mir auf dem Boden vor. Damals missfiel mir das, weil ich mich so erbärmlich fühlte und glaubte, es nicht wert zu sein, dass man mir Zuneigung entgegenbrachte. Doch heute weiß ich diese Demonstration bedingungsloser Liebe zu schätzen.

In Wahrheit redeten Greg und ich nicht viel über meine Essstörung. Er wollte nicht aufdringlich sein, und ich hatte keine Lust, darüber zu reden. Das hatte ich schließlich im Laufe meiner Therapie bis zum Überdruss getan. Ich wusste, dass er immer da sein würde, um mir zuzuhören, aber ich war es einfach leid. Ich wollte vorankommen, blieb aber stecken. Ohne es zu wollen, tat ich Greg mit meiner Essstörung oft weh. Ich sagte etliche Verabredungen zum Essen ab, weil ich an dem Tag, an dem wir ausgehen wollten, einen Essanfall gehabt hatte und mir nicht mehr danach war, noch in ein Restaurant zu gehen. Ich sagte Wochenendvorhaben ab – shoppen zu gehen, Sehenswürdigkeiten anzusehen, zu wandern, mit dem Auto irgendwohin zu fahren –, weil ich stundenlang trainieren musste, um eine Essattacke zu kompensieren.

Manchmal empfand Greg das als einen gegen ihn gerichteten Affront, als ob ich mich lieber einem Essanfall hingäbe, als etwas mit ihm zu unternehmen. Wenn mein Verlangen mich überkam und präsent war, war dies sicherlich der Fall, aber ansonsten stimmte das nicht, und ich hasste es, dass er so empfand. Aber selbst wenn er verletzt war, wurde er nicht wütend und verhöhnte mich nicht, wie es ein anderer Typ an der Uni getan hatte. Ich war dort während meines letzten Jahres kurz mit einem Kommilitonen namens David zusammen gewesen und hatte beschlossen, ihm anzuvertrauen, dass ich unter einer Essstörung litt. Normalerweise kam ich mir bescheuert vor, wenn ich das tat, aber meine Therapeuten hatten mich ermuntert, es den Leuten zu erzählen, denen ich vertraute, um ihre Unterstützung bei meinen Genesungsbemühungen zu gewinnen, also befolgte ich ihre Empfehlung. Als ich David von meiner Essstörung erzählte, fragte er nur sarkastisch. „Du isst also lieber Schokoladentorte, als mit mir zusammen zu sein?"

Trotz seiner Insensibilität hatte David recht. Wenn mein Verlangen mich überkam und ich eine Heißhungerattacke hatte, hätte ich es auf jeden Fall vorgezogen, Schokoladentorte zu verputzen, statt mit ihm herumzuhängen. Genauso ging es mir, wenn mich mein Verlangen in jener kleinen Wohnung überkam, die ich mir mit Greg teilte. In solchen Momenten verspürte ich den Drang, ihn zu verlassen, damit ich so essen konnte, wie ich wollte. Keine Beziehung, keine andere Art der Erfüllung konnte je mein Verlangen befriedigen, mich einem Essanfall hinzugeben, wenn dieses Verlangen mich erst einmal überkam, und nichts – abgesehen von der vorübergehenden Linderung meiner Essstörung, die ich durch die Einnahme von Topamax verspürt hatte – schien in der Lage zu sein, dafür zu sorgen, dass dieses Verlangen mich gar nicht erst überkam.

Heirat

Ich liebte Greg, in unserer neuen Stadt gefiel es mir sehr gut, und mein Aufbaustudium machte mir Spaß, doch das Ganze wurde mir zusehends zu viel. Ich schaffte es nicht, mein Studium, meinen Teilzeitjob als Betreuerin eines Mannes mit Zerebralparese und die Pflege meiner Beziehung zu Greg unter einen Hut zu bringen, während ich viermal wöchentlich Essanfällen erlag und an den Tagen danach immer sechs bis sieben Stunden im Fitnessstudio verbrachte. Irgendetwas musste ich aufgeben, also schmiss ich im März 2004, keine drei Monate nach Beginn des Semesters, mein Studium und fühlte mich wieder einmal wie eine Versagerin, weil ich es erneut zugelassen hatte, dass meine Essstörung mir bei meinen Zukunftsplänen einen Strich durch die Rechnung machte.

Was meine berufliche Zukunft anging, kam ich mir ziemlich verloren vor. Zuerst hatte ich Pressesprecherin einer Rockband werden wollen, dann die Möglichkeit in Betracht gezogen, Lehrerin mit der Fachrichtung Weltreligionen zu werden, und zwischendurch hatte ich noch alle möglichen anderen Ideen gehabt, aber solange ich Bulimikerin war, sah ich mich nicht in der Lage, irgendeine dieser Ideen weiterzuverfolgen und in die Tat umzusetzen. Ich hatte die mich beherrschende Idee im Kopf, dass sich alles andere regeln würde, wenn ich erst einmal meine Bulimie überwunden hätte. Dann würde ich in der Lage sein, mich für eine sinnvolle berufliche Zukunft zu entscheiden und diese zu verfolgen, zu heiraten und Kinder zu bekommen.

Ein Therapeut hatte einmal die Vermutung geäußert, dass ich meine Essstörung als eine Ausrede verwende, um auf der Stelle stehen bleiben zu können und keine Ziele verfolgen zu müssen. Die Theorie lautete, dass ich Angst hätte zu versagen und meine Essanfälle und mein exzessives Kompensationstraining vorschob, um gar nicht erst etwas ausprobieren zu müssen. Wenn ich meinen mangelnden Erfolg immer auf meine Essstörung schieben könne, müsse ich den Fehler nie bei mir selber suchen und könne es meinem Ego ersparen, für mein Versagen verantwortlich gemacht zu werden. Ich glaube nicht, dass das stimmte. Ich machte meine Essstörung für mein Versagen verantwortlich, aber nicht, weil ich es meiden wollte, mich persönlich unzulänglich zu fühlen – die Essstörung sorgte dafür, dass ich mich persönlich unzulänglich fühlte.

Etwa um die Zeit, als ich mein Religionsstudium aufgab, machte Greg mir einen Heiratsantrag. Eines Tages lud er mich ein, mich nach seiner Arbeit auf einem nahegelegenen Berg mit ihm zu treffen, den wir gerne hinaufwanderten. Er brachte etwas zum Essen mit, das wir gemeinsam zum Sonnenuntergang zu uns nehmen wollten. Das wäre sehr schön gewesen, aber ich hatte gerade einen Essanfall hinter mir. Ich fühlte mich aufgebläht und unwohl und konnte die Speisen, die er vorbereitet hatte, nicht genießen. Ich gestand ihm, dass ich einen Essanfall gehabt hatte und es mir leidtue, ich aber nicht in guter Verfassung sei. Er wiederholte, was er mir schon die ganze Zeit sagte: dass er mich unterstütze und mir beistehe und alles in seiner Macht Stehende tun werde, um mir zu helfen.

Dann ging er zu meiner Überraschung genau in dem Moment, in dem die Sonne am Horizont unterzugehen begann, auf dem Berg auf die Knie und holte einen Ring hervor. Wir hatten schon mal über eine Heirat geredet, aber da wir uns erst seit acht Monaten kannten, schien es mir ein wenig überstürzt. Greg ist fünf Jahre älter als ich und war zu jener Zeit bereit zu heiraten. Ich war unsicher. Wenn ich mich an jenem Tag nicht vollgestopft hätte, hätte ich bestimmt „Ja" gesagt. Ich liebte ihn, und obwohl wir uns noch nicht so lange kannten und ich noch sehr jung war, fühlte es sich richtig an. Doch an jenem Tag fühlte ich mich aufgebläht und nichtsnutzig und sagte „Nein" – oder, besser gesagt, „noch nicht". Für mich bedeutete „noch nicht", dass ich warten musste, bis ich meine Essstörung überwunden hatte, obwohl ich bezweifelte, dass das irgendwann in naher Zukunft passieren würde.

Im Laufe des folgenden Monats redeten wir oft über eine Heirat, und er machte mir klar, dass eine Genesung von meiner Essstörung keine zwingende Voraussetzung sei, um zu heiraten. Aber er sei trotzdem bereit zu warten, bis ich bereit sei. Zu seiner Überraschung traf ich eine schnelle Entscheidung und willigte nur einen Monat nach seinem Antrag ein, seine Frau zu werden. Wir heirateten sofort standesamtlich und sechs Monate später in der Kirche. Es war eine sehr kleine Hochzeitsfeier im engsten Familienkreis, bei der ich eine elegante Hose und eine weiße Bluse trug.

Es gab praktische Gründe für unsere Entscheidung, keine traditionelle Hochzeit zu feiern. Dabei spielte auch meine Essstörung eine Rolle, wie es seit meiner Highschool-Zeit bei den meisten Aspekten meines Lebens der Fall gewesen war. Ich fühlte mich einfach nicht in der Lage, eine traditionelle Hochzeit zu feiern – diesen Druck zu ertragen, in das perfekte Kleid passen zu müssen, im Zentrum der Aufmerksamkeit zu stehen und all die Arbeit zu bewältigen, die mit der Organisation einer großen Hochzeit verbunden war.

Kurz vor unserer kirchlichen Hochzeit im November 2004 zogen wir in ein neues Haus. Als wir unsere Umzugskartons auspackten, beschloss ich, dass ich mich ändern würde. *In diesem Haus würde ich mich keinem Essanfall hingeben*, dachte ich. Es war weder ein Studentenwohnheim noch ein Apartment mit Zugang zu Verkaufsautomaten oder Fitnessräumen. Es war unser Zuhause, und ich würde mich verhalten wie ein erwachsener Mensch und in unserem neuen Leben alle Verrücktheiten hinter mir lassen. Doch wie bei allen großen Veränderungen in meinem Leben brachte auch diese den typischen Teufelskreis aus Essanfällen und exzessivem Fitnesstraining mit sich.

Ich verstand es einfach nicht. Ich hatte alles, was ich mir hätte erhoffen können. Ich fand sogar in der Nähe unseres neuen Zuhauses Arbeit als Assistentin einer Lehrerin in einer Sonderschulklasse einer Grundschule. Die Arbeit entsprach meinen Fähigkeiten und passte zu mir. Ich fand Sinn in ihr, mochte meine Kollegen, und jedes der Kinder, mit denen ich arbeitete, berührte mein Herz. Ich hatte einen kleinen Ort in der Welt gefunden – zusammen mit meinem Ehemann, in unserem neuen Zuhause und mit meinem neuen Job. Und auch wenn es kein perfektes Leben war, war es auf jeden Fall ein gutes Leben.

Trotzdem erlag ich weiter diesen Essanfällen. Warum konnte ich nicht damit aufhören?

Wollte ich durch meine Essanfälle mein Leben bewältigen?

Als ich zu dem Schluss kam, dass weder große Veränderungen in meinem Leben noch das Finden von persönlicher Erfüllung die Lösung waren, um mich von meiner Bulimie zu befreien, erwog ich kurz, wieder eine Therapie zu machen. Vielleicht hatten meine Therapeuten die ganze Zeit Recht gehabt, dachte ich. Vielleicht musste ich wirklich die tief liegenden psychischen Ursachen angehen, die meiner Essstörung zugrunde lagen. Vielleicht hatte ich irgendein inneres komplexes Bedürfnis, das noch nicht befriedigt war. Immerhin gab es auch in meinem Leben in Arizona Dinge, die zu wünschen übrig ließen. Ich vermisste meine Freunde und meine Familie. Ich telefonierte zwar jeden Tag mit meiner Mutter und mit meinem Vater und meiner Schwester mindestens einmal in der Woche, aber ich sehnte mich trotzdem danach, sie zu sehen. Außerhalb meiner Arbeit hatte ich nicht viele soziale Kontakte, und hin und wieder machten mir Ängste und Depressionen zu schaffen. Somit war ich möglicherweise gar nicht so zufrieden, wie ich nach außen hin wirkte, und vielleicht hatte ich verborgene emotionale Probleme, die mich dazu brachten, mich meinen Essanfällen hinzugeben.

Obwohl mir meine Intuition und meine Erfahrung mit Topamax etwas anderes sagten, war ich im Begriff, wieder zu der, wie ich es nannte, „Therapie-Denkweise" zurückzukehren – dem Glauben, dass ich krank war und die Essanfälle aus irgendeinem Grund brauchte, um mit dem Leben klarzukommen.

Meistens fühlte es sich auf jeden Fall so an, dass ich mich meinen Essanfällen hingeben musste. Doch egal wie richtig sich das Vollstopfen auch in dem Moment – oder kurz danach – anfühlte, in dem mich ein Essanfall überfiel, es dauerte nie lange, bis ich spürte, dass das Essen mich überhaupt nicht befriedigt hatte. Es war so, als ob das Ganze irgendein fauler Trick wäre, auf den ich, dumm wie ich war, wieder einmal hereingefallen war. Nach einem Essanfall fühlte ich mich fett und abstoßend und schämte mich. Anschließend hatte ich das zwanghafte Gefühl, den angerichteten Schaden wiedergutmachen zu müssen. Also trainierte ich exzessiv, was immer ein wenig half, damit ich mich wieder besser fühlte. Das Training gab mir das Gefühl, dem Übeltäter, der mich mit diesem faulen Trick überrumpelt hatte – wer oder was auch immer es war – gezeigt zu haben, dass ich nicht kampflos zulassen würde, fett zu werden. Doch ich fürchtete, dass ich irgendwann nicht mehr in der Lage sein würde, dies zu tun. Dass ich irgendwann anfangen würde, mich meinen Essanfällen hinzugeben, ohne anschließend irgendwas zu tun, um diese zu kompensieren. Schließlich mutete ich meinem Körper ziemlich viel zu, sodass er ermüdete, und das anstrengende Training fiel mir im Laufe der Zeit immer schwerer.

Im Grunde wusste ich, dass die Essanfälle mir in Wahrheit nicht halfen, mit irgendetwas in meinem Leben klarzukommen. Stattdessen verschlimmerten sie meine Probleme nur noch. Ich wusste, dass die vorübergehenden positiven Wirkungen – wie ruhiger Schlaf, Genuss, Euphorie oder emotionales Abstumpfen – es nicht wert waren, die damit verbundenen negativen Folgen in Kauf zu nehmen. Ich wusste, dass meine Essanfälle nur dazu beitrugen, dass meine Beziehungen zu anderen Menschen litten und ich kostbare Zeit verlor. Ich wollte wirklich damit aufhören. Aber ich konnte es nicht. Deshalb erschien es nur logisch, zu dem Schluss zu kommen, dass ich mich aus sehr komplexen psychischen Gründen immer wieder meinen Essanfällen hingab. Ansonsten, dachte ich, müsste es ja leicht sein, einfach damit aufzuhören.

Und so begann ich etwa sechs Monate, nachdem Greg und ich in unser neues Haus eingezogen waren, wieder nach einer komplexen Antwort auf die Frage zu suchen, warum ich diese Essattacken hatte. Ich fragte mich: *Was ist der tiefere Grund für das alles? Mit was helfen meine Essanfälle mir klarzukommen?* Es sollte nicht lange dauern, bis ich die richtigen Antworten auf diese Fragen schließlich fand – jene Antworten, die es mir schnell ermöglichten, meine Essstörung dauerhaft zu überwinden. Doch die Antworten waren für mich sehr überraschend, weil sie überhaupt nicht komplex waren. Es waren sehr einfache Antworten, und sie lösten das Geheimnis meiner Bulimie ein für alle Mal.

9

Ein neues Buch und neue Hoffnung

Es war ein warmer Tag im Mai 2005, der Beginn eines sehr heißen Sommers in Arizona. Am Abend zuvor hatte ich mich einem heftigen Essanfall hingegeben und war auf dem Weg ins Fitnessstudio. Ich hatte vor, sechs Stunden Cardiotraining zu absolvieren und Gewichte zu heben. Bei dem Gedanken an das Training, das mir bevorstand, fühlte ich mich schon vorher erschöpft, und mir wurde übel. Deshalb fuhr ich nicht direkt ins Fitnessstudio, sondern legte noch einen Zwischenstopp an einer Buchhandlung ein, um die Tortur noch ein wenig hinauszuschieben.

Ich ging in den Bereich „Psychologie/Ratgeber", den ich in der Hoffnung, dort eine Lösung für meine Essstörung zu finden, schon viele Male aufgesucht hatte. Seitdem ich an Bulimie litt, hatte ich gut zwanzig Bücher gelesen, in denen ich Hilfe oder einen Weg zur Heilung zu finden gehofft hatte. Ich hatte Ratgeber zur Selbsthilfe bei Essstörungen gelesen und Bücher darüber, wie man Glück, Zufriedenheit und spirituelle Erleuchtung finden, sein Selbstwertgefühl steigern, Stress abbauen und Depressionen überwinden kann. Einige dieser Bücher halfen mir zwar dabei, mit anderen Problemen klarzukommen, aber keins sorgte dafür, dass ich meine Essstörung überwand.

An diesem Tag stöberte ich auch in dem Bereich „Sucht/Genesung". Vielleicht würde ich ja dort etwas Nützliches finden, dachte ich. Ich fühlte mich, als handelte es sich bei meiner Essstörung tatsächlich um eine Sucht, als ähnele mein Verhalten dem von Alkoholikern oder Drogensüchtigen. Ich ließ meinem

Blick über die Titel schweifen. Das Buch *Rational Recovery: The New Cure for Substance Addiction* von Jack Trimpey erweckte meine Aufmerksamkeit. Es nahm für sich in Anspruch, eine Alternative zum Programm der Anonymen Alkoholiker anzubieten. Ich zog es neugierig aus dem Regal, da ich sechs Monate zuvor Erfahrungen mit den Overeaters Anonymous (OA) gemacht hatte, einer Selbsthilfegruppe für Menschen mit Essstörungen, deren Programm auf den zwölf Schritten der Anonymen Alkoholiker beruht.

Ich hatte einige Treffen der Overeaters Anonymous besucht und Literatur von der Selbsthilfeorganisation gelesen. Doch ich hatte den Eindruck, dass die Overeaters Anonymous für mich nicht das Richtige waren, vor allem, weil sie eine sehr strenge Diät empfehlen, bei der weißes Mehl und Zucker verboten sind. Ich wusste, dass der Verzicht auf bestimmte Nahrungsmittelgruppen wie fetthaltige Produkte und Süßigkeiten dazu beigetragen hatte, dass meine Essstörung sich überhaupt entwickelt hatte, weshalb eine noch stärkere Beschränkung der erlaubten Lebensmittel für mich keine Lösung sein konnte. Natürlich wollte ich aufhören, mich mit zuckerhaltigen Produkten, Backwaren, die weißes Mehl enthielten, und allen möglichen anderen Dingen vollzustopfen, aber ich wollte nicht komplett auf sie verzichten.

So, wie ich das verstand, behaupten die Overeaters Anonymous, dass es erforderlich ist, diese Lebensmittelgruppen vom Ernährungsplan zu streichen, da sie das Überessen für eine Krankheit halten, die bei den Betroffenen dazu führt, dass sie die Kontrolle über ihr Essverhalten verlieren, wenn sie weißes Mehl oder Zucker zu sich nehmen. Die Overeaters Anonymous scheinen davon auszugehen, dass die Krankheit nie ganz geheilt, sondern nur in den Griff bekommen werden kann, indem die problematischen Lebensmittel vom Speiseplan gestrichen werden. Es gefiel mir sowieso schon nicht, einen Ernährungsplan befolgen zu müssen – was ich tat, weil ich dachte, dass es notwendig war, wenn ich meine Essstörung überwinden wollte –, aber mit der Vorstellung, einen Ernährungsplan zu befolgen, auf dem genau die Dinge gestrichen waren, die ich am liebsten aß, konnte ich mich gar nicht anfreunden. Ich fand die Mitglieder

der Overeaters Anonymous sehr nett, aber die Treffen entmutigten mich. Bis auf den Leiter der Gruppe schien kein einziges Mitglied besonders erfolgreich dabei gewesen zu sein, auf den Verzehr der problematischen Nahrungsmittel zu verzichten oder das übermäßige Essen aufzugeben.

Die Overeaters Anonymous sprachen mich auch wegen ihres für meine Begriffe religiösen Untertons nicht an. Die Gruppe hielt sich zwar nicht für religiös, aber ich ging davon aus, dass die „Höhere Macht", von der sie sprachen, Gott bedeuten sollte – jener jüdisch-christliche Gott, von dem man mir während meiner Kindheit erzählt hatte. Ich hatte mich während meines ersten Studienjahrs an Gott gewandt und ihn um Hilfe bei der Überwindung meiner Bulimie gebeten, aber das hatte nichts gebracht. In meiner Naivität hatte ich angenommen, dass Gott mich von meinem Verlangen befreien würde, mich mit Essen vollzustopfen, war jedoch zu dem Schluss gekommen, dass Gott keinen Gefallen erweist. Auch wenn Menschen aus Spiritualität und Gebeten durchaus Kraft beziehen können, müssen wir uns letztendlich selber helfen. Am Ende meines Studiums fiel es mir schwer, überhaupt irgendeinem Glauben anzuhängen, und ich sah Religion vor allem als ein interessantes Thema, um sich wissenschaftlich damit zu beschäftigen. Somit schienen die Overeaters Anonymous für mich der falsche Ansatz zu sein.

Aufgrund meiner Vorbehalte gegenüber den Overeaters Anonymous war sofort mein Interesse geweckt, als ich *Rational Recovery* in den Händen hielt. Da das Buch für sich in Anspruch nahm, eine Alternative zum Programm der Anonymen Alkoholiker anzubieten, dachte ich, dass es vielleicht auch als eine Alternative zu den Overeaters Anonymous verstanden werden könnte. Ein Satz auf dem Rückdeckel des Buchs erweckte meine besondere Aufmerksamkeit. Dort wurde erklärt, dass der Autor von *Rational Recovery* die Idee verwerfe, laut der Alkoholismus eine Krankheit sei, und all denen Hoffnung machen könne, bei denen die traditionelle Therapie versagt hat. Allein diese Zusammenfassung des Inhalts reichte, um mich zum Kauf des Buches zu animieren. Selbst wenn es sich als nutzlos erweisen sollte, würde es mir zumindest während der vielen mir bevorstehenden Stunden auf dem Laufband, dem Stepper und dem Ergometer Ablenkung bieten. Ich kaufte das Buch und fuhr ins Fitnessstudio.

Rational Recovery tat viel mehr, als mir während meines Workouts Ablenkung zu bieten. Tatsächlich half mir das Buch mehr als alles andere, das ich bis dahin im Laufe der Jahre versucht hatte. Es brachte mich dazu, die volle Verantwortung für meine Essstörung zu übernehmen und lehrte mich, was ich dagegen unternehmen konnte – etwas, das speziell darauf ausgerichtet war, mein eigentliches Problem anzugehen. Zu jenem Zeitpunkt wusste ich es noch nicht, aber das Konzept, das in diesem Buch vorgestellt wurde, sorgte schließlich dafür, dass ich meine Bulimie vollkommen überwinden sollte.

10

Meine zwei Gehirne

Schon fünf Minuten nach Beginn meines Workouts mit *Rational Recovery* in der Hand kannte ich die zentrale These des Buchs: Jeder kann Alkoholismus oder jede andere Sucht überwinden, wann immer er oder sie will, und das ohne Behandlung. Jack Trimpey, der Autor und Sozialarbeiter im klinischen Dienst, glaubt, dass die Anonymen Alkoholiker Alkoholikern einen schlechten Dienst erweisen, indem sie das *Krankheitskonzept* vertreten, nach dem das unkontrollierte Trinken eines Alkoholikers eine chronische Krankheit ist. Dem Autor zufolge hat die Gesellschaft insgesamt diese Idee von der Sucht als einer Krankheit verinnerlicht, was dazu führe, dass dieses Konzept bei Süchten als Ausrede herhalte, da es darauf verzichte, die persönliche Verantwortung in den Vordergrund zu stellen.

Trimpey legt dar, dass er die Ansicht der Anonymen Alkoholiker und der Gesellschaft über Alkoholismus einst geteilt habe, diese Sicht der Dinge ihm jedoch nur als Vorwand gedient habe, selber keine Verantwortung dafür zu übernehmen, sein destruktives Verhalten zu beenden.

„Ich glaubte, dass mein Verlangen, zu trinken, unwiderstehlich war und dass mein Trinkverhalten in jedem Moment ein Symptom von etwas Unbekanntem war, das sich meiner Kontrolle entzog. Ich glaubte allen Ernstes, dass es etwas bedurfte, das sich meiner eigenen kritischen Urteilsfähigkeit und meiner Selbstkontrolle entzog, um das

Problem in den Griff zu bekommen. Ich ergab mich sehr dankbar dem Glauben, dass ich aus verborgenen Gründen trank und irgendeiner Art von Hilfe von außen bedurfte, um damit aufhören zu können."[21]

Als ich das las, erkannte ich sofort, dass Trimpeys frühere Ansichten über seinen Alkoholismus ziemlich stark denen ähnelten, die ich von meiner Bulimie hatte. Wie er glaubte ich, dass meine Essstörung verborgene Ursachen hatte und Ausdruck tiefer liegender Probleme war. Ich beschloss, Trimpeys Worte noch einmal zu lesen und mich dabei einer Technik zu bedienen, die ich während meiner wenigen Besuche der Treffen der Overeaters Anonymous gelernt hatte. Ich ersetzte das Wort „trinken" durch das Wort „essen". Die Mitglieder der Overeaters Anonymous bedienten sich dieser Technik, wenn sie Texte lasen, die ursprünglich für Alkoholiker bestimmt waren wie die zwölf Schritte und das *Blaue Buch*.

Die Passage auf diese Weise zu lesen, war so, als würde sie unmittelbar auf den Erfahrungen beruhen, die ich selber während meiner Therapie gemacht hatte. Eine Essstörung unterscheidet sich von einer Alkohol- oder einer Drogensucht, aber es gibt jede Menge Ähnlichkeiten. Egal ob jemand danach süchtig ist, sich mit Essen vollzustopfen, zu trinken, Drogen zu nehmen oder ein anderes süchtig machendes Laster hat – der Betroffene will damit aufhören, trinkt jedoch weiter/nimmt weiter Drogen/ stopft sich weiter mit Essen voll, obwohl er sich alle Mühe gibt, es sein zu lassen. Außerdem können der Akt des Binge Eatings, das Lustgefühl, die Erleichterung durch die Befriedigung des Verlangens und die berauschende Wirkung großer Mengen Zucker und Fett auf jeden Fall die gleiche euphorisierende Wirkung haben wie Alkohol.

Ich beschloss, das Buch ganz zu lesen und mich dabei der Technik der Wortsubstitution zu bedienen. Doch ich würde dabei das Wort *trinken* durch *Essanfälle* ersetzen und das Wort *Alkoholiker* durch *Bulimikerin*. (Mitglieder der Overeaters Anonymous

---

21 Jack Trimpey: Rational Recovery, S. 6 u. 9

ersetzen normalerweise *Alkoholiker* durch *zwanghafte Zuvielesser.)* Ich werde mich dieser Substitution im ganzen weiteren Verlauf dieses Kapitels und an jeder anderen Stelle bedienen, an der ich auf das Buch *Rational Recovery* Bezug nehme, obwohl mir klar ist, dass die Substitutionen *Essanfälle/Bulimikerin* für *Trinken/ Alkoholiker* keine perfekten Analogien sind.

Während ich weiterlas, dachte ich an meine eigene Therapie und daran, wie ich dazu gekommen war zu glauben, dass ich defizitär, voller Schwächen und Fehler war und meine Essanfälle nicht kontrollieren konnte. Und wie ich geglaubt hatte, mich aufgrund meiner Depressionen, meiner Ängste und meines schwachen Selbstwertgefühls mit Essen vollzustopfen. Ich dachte an meine erste Therapieerfahrung zurück, als ich sechzehn gewesen und zum ersten Mal dem Konzept begegnet war, nach dem es sich bei einer Essstörung um eine Krankheit handele. Ich rief mir in Erinnerung, wie die Therapeutin mir erklärt hatte, dass meine Diät und mein Essverhalten nur Ausdruck schwerwiegenderer Probleme und Teil einer Krankheit seien, die Anorexie heiße. Diese Erklärung für meine Essstörung hatte ich so wenig nachvollziehen können, dass ich mir geschworen hatte, nie wieder eine Therapie zu machen. Doch als ich während meines Studiums dann doch wieder einen Therapeuten aufgesucht hatte, hatte ich mich damit abgefunden, dass ich unter irgendeiner Krankheit litt und die Essanfälle hatte, um mit schwerwiegenderen Problemen in meinem Leben klarzukommen. Obwohl meine Erfahrung mit Topamax dazu geführt hatte, dass ich das, was ich in der Therapie gelernt hatte, noch einmal überdachte, hielt ich in vielerlei Hinsicht an dem Krankheitskonzept fest.

Laut Trimpey fördert dieses Krankheitskonzept Süchte nicht nur, sondern die Behandlungen, die aus diesem Konzept hervorgehen, sind auch nicht wirksam. Das liegt daran, dass bei der Behandlung von [Bulimikerinnen] davon ausgegangen wird, dass [Essanfälle] Ausdruck und Folge verborgener Ursachen sind. Deshalb zielt die Therapie darauf ab, diese Ursachen zu behandeln anstatt die [Bulimie] selbst und bietet keinen Ansatz, um die [Essanfälle] direkt anzugehen und zu stoppen. Die Behandlung geht davon aus, dass das [bulimische] Verhalten auf unerklärliche Weise von alleine verschwindet, wenn man die verborgenen Ursachen in den Griff bekommt. Genau das hatte ich im Wesentlichen seit vielen Jahren während meiner Therapie versucht, jedoch ohne nennenswerte Resultate.

Trimpey sagt, dass Therapeuten [Bulimikerinnen] davon überzeugen, dass [Essanfälle] ein Symptom und Ausdruck eines anderen Problems ist. Therapeuten sagen, dass man [Bulimie] nicht vollkommen überwinden kann, solange man nicht andere wichtige Ziele erreicht hat. Anstatt die Sucht also direkt anzugehen, arbeitest du in der Hoffnung, dass dein Drang, dich [vollzustopfen] verschwindet, daran, andere Ziele zu erreichen. Aber die [Essanfälle] verschwinden nicht, sagt Trimpey. Selbst wenn du Probleme wie solche, die mit „Selbstwertgefühl, Selbstbewusstsein, Beziehungen, Kindheitskonflikten, Entbehrungen und Traumata zu tun haben, löst, wirst du immer noch von deinem Verlangen heimgesucht, dich [Essanfällen] hinzugeben."[22]

Die Konzepte der Therapie könnten schädlich gewesen sein

Ich war ziemlich angetan von dem, was ich in *Rational Recovery* erfuhr, denn es war das erste Mal, dass ich etwas las, das dem, was ich während meiner eigenen Behandlung gelernt hatte, widersprach. So viele Jahre lang hatte ich nach einer verborgenen Ursache meiner Essanfälle gesucht und jedes potenzielle Problem zu lösen versucht, das mir in den Sinn kam. Doch all meine Arbeit an der Weiterentwicklung und Verbesserung meiner Persönlichkeit hatte wenig dazu beigetragen, mein Verlangen, mich mit Essen vollzustopfen, zu mildern. Ich las zum allererstem Mal, dass ich mein destruktives Verhalten ohne Therapie beenden könne und ohne mich auf eine lange Reise der Selbstfindung begeben zu müssen. Ich las zum ersten Mal, dass die Genesung kein schwieriger, einen selbst verzehrender Prozess sei. Trimpey sagte sogar, dass der Versuch, andere persönliche Probleme zu lösen, bevor man seine Sucht überwunden hat, Zeit- und Ressourcenverschwendung sei.

---

22 Jack Trimpey: Rational Recovery, S. 124

Ein Teil von mir stimmte jedem Wort zu, das ich las, weil all das erklärte, warum die Therapie bei mir nicht funktioniert hatte. Doch ein anderer Teil nahm die in *Rational Recovery* enthaltenen Informationen nicht ohne Weiteres unwidersprochen hin. Vielleicht konnten Alkoholiker einfach so mit dem Trinken aufhören, dachte ich, aber Essstörungen waren komplizierter. War es nicht so gut wie unmöglich, Essstörungen aus eigenem Antrieb und ohne fremde Hilfe zu überwinden?

An jenem warmen Frühlingstag wurde mir im Fitnessstudio klar, dass die Antworten nicht eindeutig waren und es in Wahrheit nie gewesen waren. Ich hatte schon mit sechzehn gespürt, dass an der Art und Weise, mit der eine Essstörung behandelt wurde, irgendetwas nicht stimmte. Selbst nachdem ich akzeptiert hatte, dass Binge Eating ein Bewältigungsmechanismus war, der dem Zweck diente, unerfüllte innere emotionale Bedürfnisse zu befriedigen, bezweifelte ein kleiner Teil von mir, ob das wirklich stimmte. Der zweifelnde Teil von mir wusste nicht, wie er das Problem zum Ausdruck bringen sollte, das ich all die Jahre im Hinblick auf die Therapie gespürt hatte. Aber die Lektüre von *Rational Recovery* öffnete mir schließlich die Augen und ließ mich verstehen, warum die Therapie bei mir keine Wirkung gezeigt hatte. Die Therapie löste nicht das eigentliche Problem.

Ohne die Erfahrung, die ich im Sommer und im Herbst 2003 mit Topamax gemacht hatte, wäre ich den in *Rational Recovery* vertretenen Ideen gegenüber wahrscheinlich nicht so aufgeschlossen gewesen. Ich hätte die Vorstellung, ohne Therapie und ohne meine persönlichen Probleme zu lösen, mit dem Binge Eating aufhören zu können, wahrscheinlich verworfen. Doch in der Phase, als Topamax wirkte, hatte das Medikament irgendetwas in meinem Gehirn korrigiert, das mein Verlangen, mich mit Essen vollzustopfen, erzeugt hatte, obwohl all meine sonstigen Probleme weiter existiert hatten. Auch wenn die Wirkung des Medikaments mit der Zeit nachgelassen hatte, hatte die Erfahrung mich bewogen, mit der Therapie aufzuhören. Trotzdem hielt ich an vielen Vorstellungen, die der Therapie zugrunde lagen, fest. Während ich *Rational Recovery* las, fragte ich mich, ob diese Vorstellungen meine Genesung in Wahrheit eher behinderten, anstatt sie zu fördern. Ich begann mich zu fragen, warum die Therapie mich um das eigentliche Problem herumgeführt hatte, anstatt es direkt anzugehen. Ich dachte, auf dem Weg der Genesung vielleicht nur dann Fortschritte machen zu können, wenn ich aufhörte zu glauben, eine lange Reise zur Selbstfindung machen zu müssen, um mit dem Binge Eating aufhören zu können. Vielleicht konnte ich bei der Überwindung meiner Essstörung nur dann vorankommen, wenn ich aufhörte zu versuchen, auf Umwegen zu genesen. Vielleicht konnte ich nur dann Fortschritte machen, wenn ich aufhörte zu glauben, dass ich mich mit Essen vollstopfte, um mit unangenehmen Emotionen klarzukommen. Vielleicht ging es nur dann voran, wenn ich aufhörte zu glauben, dass ich unter einer Krankheit litt und erst alle meine persönlichen Makel abstellen oder glücklich werden musste, um meine Bulimie überwinden zu können. Mir wurde klar, dass die Lösung meiner anderen Probleme womöglich mein ganzes Leben lang dauern würde, ich mein wirkliches Problem jedoch schnell in den Griff bekommen musste.

Die Rolle des Gehirns bei einer Sucht

Der Autor von *Rational Recovery* legt nahe, dass es bei der Überwindung einer Sucht wichtig sei, zunächst zu verstehen, wie das Gehirn funktioniert. Trimpey zufolge kann man Suchtverhalten verstehen, wenn man sich die Rolle vor Augen führt, die dieses bemerkenswerte Organ dabei spielt. Ihm zufolge wird Suchtverhalten von einem Teil des Gehirns gesteuert, der in evolutionsgeschichtlicher Hinsicht älter ist als andere Teile. Dieser Bereich des Gehirns, den Trimpey das „animalische Gehirn" oder das „Reptiliengehirn" nennt, ist dafür verantwortlich, unsere grundlegenden biologischen Funktionen aufrechtzuerhalten und unser Überleben zu sichern. Das animalische oder Reptiliengehirn, anatomisch Hirnstamm oder Stammhirn, ist die entwicklungsgeschichtlich älteste Hirnregion, die unsere Überlebenstriebe steuert, wie unser Bedürfnis nach Nahrung, Wasser, Sex, Sauerstoff und andere Dinge, die diese Gehirnregion als notwendig für unser Überleben erachtet. Das animalische Gehirn funktioniert unwillkürlich, unüberlegt und irrational. Es befindet sich eingebettet in der zentralen Region des Gehirns und ist von einer faltigen äußeren Schicht umgeben – der Großhirnrinde.[23] Das animalische Gehirn wird oft auch als Subcortex bezeichnet, da es sich unter der Hirnrinde befindet. Aber ich werde es weiterhin das „animalische Gehirn" und später das „niedere Gehirn" nennen. Das animalische Gehirn gleicht nahezu komplett dem Gehirn von Tieren wie auch demjenigen älterer Spezies.

Die Funktion des animalischen Gehirns bei Menschen ist in der Tat von grundlegender Bedeutung für unser Überleben als Individuen und als Spezies. Doch was Süchte angeht, arbeitet das animalische Gehirn gegen uns. Wenn jemand süchtig ist, glaubt das animalische Gehirn fälschlicherweise, dass das Suchtmittel für das Überleben der betroffenen Person erforderlich ist und erzeugt daher das Verlangen des Süchtigen nach dem Suchtmittel, als ob es genauso lebenswichtig wäre wie Wasser oder Sauerstoff.[24] In meinem Fall glaubte mein animalisches Gehirn, dass Essanfälle überlebenswichtig waren, sodass mein Verlangen, mich Essanfällen hinzugeben, sich mit dem Verlangen nach der Befriedigung der anderen, wirklich überlebenswichtigen Dinge vermischte.

Das animalische Gehirn drückt sich durch etwas aus, das Trimpey die „süchtig machende Stimme" nennt. Die süchtig machende Stimme ist „jeder Gedanke, jedes Gefühl oder jedes Verhalten, das das Verlangen danach, sich [vollzustopfen] stärkt."[25] Trimpey zufolge muss eine [Bulimikerin] in der Lage sein, ihre süchtig machende Stimme zu erkennen und sich von ihr zu lösen, da die süchtig machende Stimme in Wahrheit nicht ihre Stimme ist. Es ist nur die Stimme des animalischen Gehirns. Mein animalisches Gehirn hatte die Kontrolle über mich übernommen und steuerte mein Leben, als ob große Mengen Nahrung für mich so überlebenswichtig wären wie Sauerstoff. Ich befolgte die Botschaften, die mich dazu drängten, mich mit

---

23 Thomas B. Czerner: What Makes You Tick, S. 18
24 Jack Trimpey: Rational Recovery, S. 110
25 Jack Trimpey: Rational Recovery, S. 113

Essen vollzustopfen, blind, ohne mir dessen bewusst zu sein, woher sie kamen.

Trimpey ermuntert [Bulimikerinnen], ihre Gedanken und Gefühle mit Hilfe einer Denktechnik zu beobachten, die er „Technik zum Erkennen der süchtig machenden Stimme" nennt. Die Gedanken und Gefühle, die einen zu [Essanfällen] verleiten, sind die süchtig machende Stimme, und die Gedanken und Gefühle, die einen dazu anhalten, damit aufzuhören, sind das wahre Ich. Wenn eine [Bulimikerin] ihre süchtig machende Stimme erkennt und versteht und es schafft, sich komplett von dieser Stimme zu lösen, kann sie ihre Sucht mühelos überwinden. Sie muss sich von dieser Stimme lösen und sich dessen bewusst werden, dass „sie" nur Ausdruck eines Verlangens ist, das seinen Ursprung in der „biologischen, tierischen Seite der menschlichen Natur" hat.[26] „Sie" ist nicht wirklich „du".

„Sie" hat ihren Sitz im animalischen Gehirn, wohingegen sich dein wahres Ich in einem anderen Teil des Gehirns befindet. Dein wirkliches oder dein wahres Ich residiert in der neueren, höher entwickelten Region des Gehirns, die sich im Laufe der Evolutionsgeschichte später entwickelt hat. Das menschliche Gehirn macht dich zu dir, weil es dein Bewusstsein, deine Eigenwahrnehmung, deine Identität, deine Vernunft, dein Erinnerungsvermögen und deine Intelligenz entstehen lässt. Das menschliche Gehirn steuert auch dein bewusstes Verhalten, weil es das motorische Zentrum beherbergt, das jedes Körperteil steuert, das du bewusst und willentlich bewegen kannst, unter anderem die Arme, die Beine, die Hände, den Mund und die Schluckmuskeln.[27]

Um mit den [Essanfällen] aufzuhören, sagt Trimpey, musst du wissen, dass dein tierisches Gehirn dich nicht dazu bringen kann, irgendetwas zu tun, weil es keine Kontrolle über deine willkürlichen Muskeln hat. Weil das menschliche Gehirn dein wahres Ich beherbergt und deine willkürlichen Muskeln steuert, hast du – dein wahres Ich – letztendlich die Kontrolle über dich.

---

[26] Jack Trimpey: Rational Recovery, S. 36
[27] Jack Trimpey: Rational Recovery, S. 120

Im Fall der Bulimie kann das animalische Gehirn nicht darüber bestimmen, ob die Bulimikerin den Kühlschrank öffnet, um sich vollzustopfen, oder ins nächste Fastfood-Restaurant fährt oder ob sie dies unterlässt. Das Einzige, was das animalische Gehirn aus eigenem Antrieb tun kann, ist, Botschaften zu senden, die die Bulimikerin drängen, sich mit Essen vollzustopfen, doch letzten Endes hat das wahre Ich, das im menschlichen Gehirn residiert, die Kontrolle darüber, wie die Betroffene tatsächlich auf die Aufforderung des animalischen Gehirns reagiert. Trimpey behauptet, dass das menschliche Gehirn, wenn es die richtigen Informationen erhält, „in der Lage ist, jedes Verlangen zu unterdrücken und jede Sucht zu überwinden, und zwar zu jedem Zeitpunkt, in dem man beschließt, dies zu tun."[28]

Trimpey sagt, wenn du dich entschieden hast, deine Sucht zu überwinden und absolut entschlossen bist, mit den [Essanfällen] aufzuhören, musst du nur eins tun: Du musst die süchtig machende Stimme erkennen, dir dessen bewusst sein, dass das nicht du bist, sondern „sie" – die Stimme des animalischen Gehirns – und einfach aufhören, auf sie zu hören und zuzulassen, dass sie deine Handlungen steuert. Du hörst und spürst die süchtig machende Stimme zwar, die dich zu [Essanfällen] drängt, weißt aber, dass das animalische Gehirn nicht in der Lage ist, allein auf sich gestellt, deine Handlungen zu steuern, du weißt also, dass du immer entscheiden kannst, ob du dich vollstopfst oder nicht.

Zu versuchen, mit der süchtig machenden Stimme zu streiten oder vernünftig zu reden, ist laut Trimpey sinnlos, da das animalische Gehirn vernünftigen Argumenten nicht zugänglich ist. Du musst die Stimme nur erkennen, sie hartnäckig ignorieren, und dann wird sie rasch verstummen. Trimpey sagt, wenn du erst einmal gelernt hast, dein wahres Ich von deinem animalischen Gehirn zu trennen und dir dessen bewusst bist, dass du die Kontrolle über dich hast, wird dein Verlangen, dich Essanfällen hinzugeben, schwinden, und es wird dir leichtfallen, deine Sucht ein für alle Mal zu überwinden.

---

28 Jack Trimpey: Rational Recovery, S. 114

11

Ich hatte die ganze Zeit die Kontrolle

Diese Theorie der zwei Gehirne – des menschlichen Gehirns und des animalischen Gehirns –, die Trimpey vertritt, erschien mir nachvollziehbar. Sie schien zu erklären, warum ich immer das Gefühl hatte, dass es nicht wirklich *ich* war, die den Drang verspürte, sich mit Essen vollzustopfen, sondern dass irgendein Eindringling die Kontrolle über meinen Geist und meinen Körper übernommen hatte und mich steuerte, bis ich meinem Verlangen schließlich nachgab. Sie schien zu erklären, warum ein Teil von mir nichts lieber wollte, als sich einem Essanfall hinzugeben, während ein anderer Teil von mir wirklich unbedingt mit dem Binge Eating aufhören wollte. In meinem Kopf gab es zwei Gehirne, die miteinander im Konflikt standen.

Das Wichtigste, das ich an jenem Tag erfuhr, während ich im Fitnessstudio *Rational Recovery* las, war, dass ich letztendlich die Kontrolle über meine Handlungen hatte. Mein menschliches Gehirn – der Sitz meiner Intelligenz, meines Verstands, meiner Sprachfähigkeit und meiner willkürlichen Bewegungen – war der einzige Teil von mir, der in der Lage war, den gewollten Akt, mich mit Essen vollzustopfen, tatsächlich in die Tat umzusetzen. Diese neue und ziemlich schlichte Erkenntnis verlieh mir das Gefühl von Macht. Es gab mir neue Hoffnung, dass ich mein immer wieder auftretendes Verlangen, mich vollzustopfen, überwinden konnte. Es gab mir begründeten Anlass zu glauben, dass ich eine Wahl hatte, wenn das Verlangen in mir aufstieg.

In gewisser Hinsicht war mir das, was ich in *Rational Recovery* las, bereits bewusst gewesen, aber ich konnte es nicht in Worte fassen. Ich hatte auch vor dem Lesen des Buches bereits gewusst, dass ich nicht *gezwungen* war, meinem Verlangen, mich vollzustopfen, nachzugeben, aber bis zu jenem Moment hatte ich mich diesem Verlangen gegenüber machtlos gefühlt. Während der Therapie hatte ich gelernt, dass ich andere erfüllende Fähigkeiten entwickeln oder meine emotionalen Bedürfnisse auf andere Weise befriedigen musste als durch Essen. Doch wenn mich das Verlangen überkam, mich einem Essanfall hinzugeben, schien es jedes Mal so, als ob dieses Verlangen nur durch Essen befriedigt werden konnte und durch nichts anderes.

Mein Verlangen entsprang nicht wirklich mir

Rational Recovery schien zu erklären, warum mein Verlangen so unwiderstehlich war. Vielleicht lag das daran, dass ich glaubte, dieses Verlangen signalisiere ein wirkliches Bedürfnis, unabhängig davon, ob dieses Bedürfnis physischer oder emotionaler Natur war oder sogar die Folge einer Krankheit. Vielleicht glaubte ich den Gedanken und folgte den Gefühlen, die mich drängten, mich einem Essanfall hinzugeben, weil ich glaubte, dass es *meine* Gedanken und *meine* Gefühle waren. Es ergab nur deshalb Sinn, dass ich das glaubte, weil dieses Verlangen auf jeden Fall von mir auszugehen schien.

Wenn ich das Verlangen spürte, mich einem Essanfall hinzugeben, hörte ich verlockende Gedanken mit meiner eigenen Stimme Dinge sagen wie: *Es schadet nicht, wenn du dich noch ein letztes Mal vollstopfst ... Morgen kannst du alles wieder abtrainieren und dann von vorne anfangen ... Du hast einen harten Tag hinter dir und musst dich entspannen ... Du hast deine Sache in den vergangenen drei Tagen so gut gemacht, du hast es dir einfach verdient.* Ich hörte mich selbst dabei, mir alle möglichen Gründe dafür aufzuzählen, warum es in Ordnung wäre, mich noch ein letztes Mal einem Essanfall hinzugeben, und manchmal schienen es mir sehr gute und nachvollziehbare Gründe zu sein. Während mein Verlangen wuchs, wuchsen gleichzeitig meine innere Nervosität und meine Gier, und ich hatte das Gefühl, mich unbedingt vollstopfen zu müssen, um mich wieder normal zu fühlen. Meine Gefühle fühlten sich so an, als ob es meine eigenen wären, und wie meine Gedanken etwas ausdrückten, das ich als ein tatsächliches Bedürfnis empfand.

Rational Recovery machte mir bewusst, dass die Gedanken und Gefühle, die mich dazu antrieben, mich einem Essanfall hinzugeben, vielleicht gar nicht irgendeinem meiner tatsächlichen Bedürfnisse entsprangen – unabhängig davon, ob es reale Bedürfnisse waren oder nur Ausdruck von etwas anderem –, und dass diese Gedanken und Gefühle vielleicht nicht einmal von *mir* kamen. Vielleicht waren sie eine unwillkürliche, sich von alleine meldende Stimme, die dem eher animalischen Teil meines Gehirns entstammte und die keine Macht über mich und meine Handlungen hatte. Vielleicht musste ich nur mein wahres Ich von diesem niederen Bereich meines Gehirns lösen, und dann würde dieses wiederkehrende Verlangen von alleine verschwinden.

Während ich weitertrainierte und *Rational Recovery* las, kam ich zu einer sehr wichtigen Erkenntnis. All die Jahre hatte ich im Zuge meiner Therapie versucht, dafür zu sorgen, dass dieses Verlangen wieder verschwand, wenn es mich überkam, oder gar nicht erst in mir aufstieg. Aber was war, wenn das die falsche Herangehensweise war? Was war, wenn ich es gar nicht schaffen musste, dass das Verlangen wieder verschwand, wenn es mich überkam, sondern nur die Art und Weise ändern musste, in der ich darauf reagierte. Wenn ich mich selbst von meinem Verlangen lösen könnte und mich entscheiden würde, ihm einfach nicht mehr nachzugeben? Vielleicht, dachte ich, könnte ich trotz des noch so mächtigen Verlangens den Beschluss fassen, den Kühlschrank nicht zu öffnen oder nicht den nächsten Mini-Markt anzusteuern. Und wenn ich auf das Verlangen immer wieder auf diese Weise reagieren würde – vielleicht würde es dann einfach irgendwann von alleine verschwinden.

Ich beschloss, das, was ich an jenem Tag durch die Lektüre von *Rational Recovery* und durch meine eigenen Einsichten gelernt hatte, auszuprobieren. Was konnte es schon schaden? Alle anderen Methoden, die ich ausprobiert hatte, um dem Verlangen zu widerstehen, waren ja nicht besonders erfolgreich gewesen. Ich beschloss, alle Gedanken und Gefühle, die mich dazu trieben, mich mit Essen vollzustopfen, als eine automatische, unwillkürlich ausgesandte Botschaft meines animalischen Gehirns zu betrachten und zu glauben, dass sie keine Macht über mein Handeln hatte. Ich beschloss, mein wahres Ich von meinem Verlangen, mich mit Essen vollzustopfen, zu lösen und die Macht zu nutzen, die mir mein menschliches Gehirn verlieh, um diesem Verlangen nicht nachzugeben.

Es ging nur um das Essen

Als ich mein Training an jenem Tag beendete und *Rational Recovery* fast komplett durchgelesen hatte, fuhr ich mit einer neuen Sichtweise nach Hause. Es war nicht die „neue Sichtweise", der ich mich normalerweise erfreute, wenn ich erfolgreich einen Essanfall kompensiert hatte, indem ich exzessiv trainiert hatte – dieses Gefühl war mir nur allzu vertraut, und es hielt nie lange an. Diesmal war es wirklich eine neue Sichtweise, weil ich meine Essstörung während der sieben Stunden, die ich im Fitnessstudio verbracht hatte, neu gedeutet hatte. Dank der Informationen aus *Rational Recovery* und meiner Selbstreflexion war meine Bulimie mir auf einmal kein Rätsel mehr. Ich fühlte mich, als ob ein Vorhang hochgezogen worden wäre und ich mein Verhalten endlich als das sehen konnte, was es wirklich war: eine furchtbare Gewohnheit.

An jenem Abend im Mai hörte ich ein für alle Mal auf zu glauben, dass es bei den Essanfällen, die mich überfielen, um irgendetwas anderes ging als um Essen. Ich beschloss, dass meiner Essstörung keine tiefere Ursache zugrunde lag. Ich begann zu glauben, dass ich mich meinen Essanfällen hingab, weil ich eine Gewohnheit – möglicherweise auch eine Sucht – ausgebildet hatte, indem ich es so oft getan hatte. Ich fing an zu verstehen, dass ich mich vor allem vollstopfte, um meine Gelüste zu befriedigen, und auch aus purem Vergnügen, aber ganz sicher nicht als Ausdruck der Befriedigung irgendwelcher innerer Bedürfnisse. Ein Teil meines Gehirns war vom Binge Eating abhängig geworden, und deshalb fiel es mir so schwer, damit aufzuhören.

Wie ich die Sache verstand, glaubte ein niederer Teil meines Gehirns – mein animalisches Gehirn –, dass ich mich vollstopfen musste, um zu überleben, und erzeugte deshalb jenseits meines bewussten Steuerungsvermögens das entsprechende Verlangen. Ich konnte diese Gedanken und Gefühle nicht steuern, aber ich konnte sie als das erkennen, was sie waren. Ich wusste zwar, dass Essanfälle schlecht und ungesund waren, aber mein animalisches Gehirn hielt sie für so wichtig wie Sauerstoff, weil ich ihm dies vermittelt hatte, indem ich mich so oft vollgestopft hatte. Ich konnte meinem animalischen Gehirn zwar nicht ausreden, dieses Verlangen zu erzeugen, aber ich musste seinen Anweisungen nicht Folge leisten. Mein wahres Ich, das in meinem menschlichen Gehirn residiert, konnte meine Handlungen steuern.

An jenem Abend beschloss ich auf dem Nachhauseweg zu versuchen, einfach nicht mehr gefühlsmäßig auf mein Verlangen zu reagieren und aufzuhören, mein Verlangen durch Handeln zu befriedigen. Ich beschloss, meine Gedanken und Gefühle im Hinblick auf Essen zwar an die Oberfläche kommen zu lassen, sie jedoch als etwas zu betrachten, das nicht von mir kam. Und dann würde ich einfach nicht tun, wozu sie mich anhielten. Das sah nach einem einfachen Plan aus, und ein Teil von mir glaubte, dass er zu einfach war, um je funktionieren zu können. Doch als ich an jenem Abend aus dem Wagen stieg, konnte ich nicht ahnen, dass ich meine Bulimie so gut wie überwunden hatte.

12

Dem Verlangen widerstehen

E
s dauerte nicht lange, bis ich Gelegenheit hatte, meine neue Strategie auszuprobieren. Nach dem Training im Fitnessstudio ging ich an jenem Abend in unser Haus, stellte die Tasche mit meinen Trainingsklamotten auf den Boden, legte *Rational Recovery* auf den Küchentisch und machte mich daran, das Abendessen vorzubereiten. Greg rief an und teilte mir mit, dass es bei ihm spät werden würde. Somit aß ich alleine zu Abend. Nachdem ich eine normale Mahlzeit inklusive Dessert verspeist hatte, hörte ich einige verlockende Gedanken und Stimmen, die mich ermunterten, weiter zu essen. Was dann passierte, war wirklich überraschend. Meine inneren Stimmen zählten mir all die vertrauten Gründe auf, die mich dazu anhielten, mich vollzustopfen, und ich spürte das Verlangen, aber ich sagte mir, dass diese Gedanken und Gefühle nicht meine eigenen waren. Ich sagte mir, dass sie einem automatisch agierenden, unwillkürlichen Teil meines Gehirns entstammten, der irrtümlich annahm, dass ich mich mit Essen vollstopfen musste, um zu überleben.

Ich sagte mir, dass ich von dem Teil meines Gehirns, der dieses Verlangen erzeugte, völlig losgelöst war und erinnerte mich daran, dass ich die volle Kontrolle über mich hatte. Ich stellte mir vor, dass ich außerhalb meines Gehirns stand, in es hineinblickte und diese Gedanken und Stimmen hörte, als ob sie nicht von mir selbst stammten, und das in dem Wissen, dass meine Gelüste keinerlei Macht hatten, mich zum Handeln zu zwingen. Ich rief mir in Erinnerung, dass ich – mein höheres

Gehirn, mein menschliches Gehirn – die Einzige war, die zum Kühlschrank gehen und damit beginnen konnte, Essen in mich hineinzuschaufeln. Und ich beschloss, es nicht zu tun.

Es fühlte sich merkwürdig an, zwischen mir und meinem Verlangen, mich vollzustopfen, eine Trennung zu vollziehen, aber ich fühlte mich zugleich gestärkt. Als ich mein Verlangen so wahrnahm, als wäre es losgelöst von mir, wurde mir sofort bewusst, dass ich nicht dafür sorgen musste, dass es verschwand. Ich musste nicht versuchen, mir meine Gedanken oder meine Gefühle auszureden. Ich musste ihnen nicht mit Vernunftargumenten begegnen oder versuchen, sie zu bekämpfen. Ich musste nicht vergeblich versuchen, mich abzulenken. Ich musste nicht versuchen herauszufinden, was mein Verlangen auslöste. Und ich musste nicht bestimmen, welches emotionale Bedürfnis meinem Verlangen zugrunde lag. Mein Gehirn in dieser Weise zu sehen, ermöglichte es mir zu verstehen, dass mein Verlangen, mich Essanfällen hinzugeben, nicht Ausdruck von irgendetwas war. Es hatte keine tiefe emotionale Bedeutung, und ihm lag keine verborgene Ursache zugrunde. Es war schlicht und einfach ein Resultat einer unwillkürlichen, automatischen Funktionsweise eines Teils meines Gehirns, die mir das Gefühl vermittelte, Appetit darauf zu haben, mich mit Essen vollzustopfen – einen Appetit, den ich viel zu lange gestillt hatte.

An jenem Abend beschloss ich, dem Verlangen nicht nachzugeben, und es passierte etwas Bemerkenswertes: Das Verlangen verschwand wieder. Ich verharrte losgelöst von den Gedanken, die um dieses Verlangen kreisten, und sie verblassten. Ich wurde nicht in dem Netz aus meinen Gefühlen gefangen, und sie erstarben. Ich sage nicht, dass es absolut mühelos war, aber es war nicht so anstrengend und qualvoll wie meine bisherigen Versuche, dem Verlangen, mich vollzustopfen, zu widerstehen. Ich verspürte das Verlangen nur etwa höchstens eine Stunde lang, und das war im Vergleich zu meinen bisherigen Erlebnissen eine deutliche Verbesserung. Außerdem verging die Stunde nicht qualvoll. Tatsächlich war es sehr interessant, die Gedanken und Gefühle, die mich so viele Jahre lang immer wieder bezwungen hatten, sozusagen als Außenstehende zu beobachten.

Das losgelöste Zuhören machte den Drang zu essen unendlich weniger intensiv. Ich wurde nicht wie sonst angespannt, ängstlich oder wütend. Stattdessen hörte ich einfach nur zu, ohne emotional zu reagieren. Ich setzte meine normalen Aktivitäten fort. Ich sah fern, machte den Abwasch und checkte meine E-Mails. Dann saß ich eine Zeit lang auf dem Sofa und richtete meine Aufmerksamkeit darauf, was in meinem Kopf vor sich ging. Ich hatte nicht das Gefühl, irgendetwas Bestimmtes tun oder lassen zu müssen, solange das Verlangen da war. Das Einzige, was ich tun musste, war, mich nicht mit Essen vollzustopfen.

Während das Verlangen da war, spürte ich ganz deutlich, dass ich die Kontrolle über mein Handeln hatte. Ich versuchte nicht, mir einzureden, die Kontrolle zu haben, ohne es wirklich zu glauben, wie ich es in der Vergangenheit getan hatte. Diesmal war es mit Händen zu greifen, dass ich die Kontrolle hatte. Ich wusste: Ich *habe* die Kontrolle. Ich wusste: Ganz egal, was für Verrücktheiten mein animalisches Gehirn auch erzeugte und mir vorspielte, ich musste sie nicht durch entsprechendes Handeln befolgen, da mein menschliches Gehirn mir die Macht verlieh, Nein zu sagen.

Ich wurde mir dessen bewusst, dass keine verborgene Krankheit, keine tiefer liegenden emotionalen Probleme und kein Auslöser mich dazu bringen konnten, zum Kühlschrank zu gehen und den ersten Bissen zu mir zu nehmen. Es gab keine geheimnisvolle Macht, die die Kontrolle über meinen Körper übernehmen und mit der Völlerei beginnen konnte. Es war meine Entscheidung, und es war immer meine Entscheidung gewesen. Ich hatte nur nicht gewusst, wie ich meine Entscheidung gegenüber den intensiven Botschaften, die mein Gehirn aussandte, durchsetzen sollte. Ich wurde mir dessen bewusst, dass einzig und allein mir selbst die Schuld dafür zuzuschreiben war, dass ich mein Verhalten aufrechterhalten hatte und einzig und allein ich selbst dafür verantwortlich war, damit aufzuhören.

Ich gab mich Essanfällen hin, um mein Verlangen zu befriedigen, mich vollzustopfen

Nachdem mein Verlangen, mich vollzuessen, an jenem Abend abgeklungen war, dachte ich über etwas nach, das ich in *Ra-*

tional Recovery gelesen hatte. Trimpey sagt, das Einzige, womit eine [Bulimikerin] klarzukommen versucht, wenn sie sich [Essanfällen] hingibt, sei die Vermeidung des Erlebnisses, sich nicht [Essanfällen] hinzugeben.[29] Als ich das früher am Abend im Fitnessstudio gelesen hatte, war ich mir nicht sicher, ob ich verstanden hatte, was damit gemeint war, doch nachdem ich das Verlangen verspürt und erfolgreich niedergerungen hatte, wusste ich genau, worauf Trimpey hinauswollte. Während all der Jahre, in denen ich unter meiner Essstörung gelitten hatte, hatte ich mich vor allem deshalb meinen Essanfällen hingegeben, um mit den negativen Folgen klarzukommen, denen ich mich gegenübersah, wenn ich mich nicht vollstopfte. Wenn ich versucht hatte, dem Verlangen, mich vollzustopfen, zu widerstehen, wurde ich immer von einer enormen inneren Anspannung und einem Unbehagen befallen, und diese Anspannung und dieses Unbehagen verschwanden erst, wenn auch nur vorübergehend, wenn ich dem Verlangen nachgab und mich vollstopfte.

Wenn ich mich einem Essanfall hingegeben hatte, hatte dies mein Verlangen, mich vollzustopfen, in der Vergangenheit sofort befriedigt. Es hatte mich von irrationalen, jedoch unbändigen, nicht nachlassenden Gelüsten befreit und mir sofortige Erleichterung verschafft, weil ich nicht länger gegen mein Verlangen ankämpfen musste. Es war die einzige Möglichkeit gewesen, mein Verlangen zu befriedigen, also hatte ich mich tatsächlich meinen Essanfällen hingegeben, um mein Verlangen, mich vollzustopfen, zu befriedigen.

Ich gab mich meinen Essanfällen hin, um mein Verlangen zu befriedigen, mich vollzustopfen, dachte ich an jenem Abend wieder und immer wieder und fragte mich, wie mir so eine schlichte Wahrheit so lange hatte entgehen können. Es war intuitiv so nachvollziehbar, aber im Vergleich zu all den Erklärungen des Binge Eatings, die ich im Laufe meiner Therapie gesammelt hatte, schien es zugleich viel zu simpel. Doch keine dieser Erklärungen hatte mir je geholfen, dem Verlangen, mich vollzustopfen,

---

29 Jack Trimpey: Rational Recovery, S. 181

einfach zu widerstehen, wie es mir an jenem Abend gelungen war, nachdem ich *Rational Recovery* gelesen hatte.

Nach sechs Jahren Binge Eating schien ich endlich eine nachvollziehbare Antwort auf die Frage zu haben, die mich so lange umgetrieben hatte: Womit versuchte ich klarzukommen, wenn ich mich meinen Essanfällen hingab? Eines war mir an jenem Abend ganz klar geworden: Wenn ich meinem Verlangen nachgegeben und mich einem Essanfall hingegeben hätte, dann vor allem, um die Gedanken und die Gefühle abzustellen, die mich drängten, mich vollzustopfen. Es hätte mir nicht dabei geholfen, mit irgendeinem meiner anderen Probleme oder Gefühle klarzukommen. Es hätte nur dazu gedient, der Botschaft Folge zu leisten, die ein Teil meines Gehirns übermittelte. Doch ich hatte mich nicht so dringend genötigt gefühlt, diesem Teil meines Gehirns zu gehorchen, weil ich mich von ihm losgelöst hatte. Ich hatte nicht gefühlsmäßig auf mein Verlangen reagiert, mich vollzustopfen, deshalb hatte ich auch keine extreme innere Angespanntheit oder ein starkes Unbehagen verspürt, das ich unbedingt loswerden wollte. Mit anderen Worten: Ich hatte mein Verlangen, mich vollzustopfen, nicht dadurch befriedigen müssen, dass ich mich vollstopfte. In Wahrheit hatte ich mein Verlangen gar nicht befriedigen müssen.

Das war nicht die Antwort, die ich nach all den Jahren, in denen ich so viele Therapien gemacht hatte, erwartet hatte. Ich hatte eine sehr viel komplexere Antwort erwartet, die möglicherweise etwas mit meiner Vergangenheit, meinen Depressionen, meiner sozialen Unsicherheit, meiner Hirnchemie oder meiner Persönlichkeit zu tun hatte. Doch jede komplizierte Antwort, die mir im Laufe der Jahre in den Sinn gekommen war, war mir nicht glaubhaft erschienen. Diese einfache Antwort hingegen schon.

Mir wurde bewusst, dass ich gesund war, dass mein Gehirn gesund war und dass ich die ganze Zeit gesund gewesen war. Es war mir nicht mehr länger ein Rätsel, wie ich meine Bulimie überwinden konnte. Jetzt, da ich wusste, dass mein Verlangen das wahre Problem darstellte und dass dieses Verlangen nicht meinem wahren Ich entsprang, wurde mir klar, dass ich nur eines tun musste: Ich musste mein wahres Ich komplett von diesem Verlangen loslösen und mich weigern, es durch mein Handeln zu befriedigen.

13

Das Ende meiner Bulimie

A m Abend des Tages, an dem ich *Rational Recovery* gelesen und erfolgreich dem Verlangen widerstanden hatte, mich einem Essanfall hinzugeben, schlief ich mit neu entdeckter Zuversicht und Hoffnung ein. Doch als ich am nächsten Morgen aufwachte, beschlich mich ein gewisses Unbehagen. Ich wusste, was ich tun musste, um meine Bulimie zu überwinden, befürchtete jedoch, dass ich am Ende doch wieder einem Essanfall erliegen würde. Außerdem dachte ein Teil von mir mit Unruhe daran, das Binge Eating ein für alle Mal aufzugeben. Ich hatte es so lange getan, dass ich mich fragte, ob ich ohne überhaupt leben konnte. Ich fragte mich, wie mein Leben aussehen würde, wenn ich mich nie mehr vollstopfen würde, und ein Teil von mir verspürte große Trauer bei dem Gedanken, dass ich meine Bulimie ganz und gar überwinden würde, da ein Teil von mir ja jeden einzelnen Bissen genossen hatte, den ich während meiner Essanfälle verschlungen hatte.

Ich rief mir in Erinnerung, dass der Teil von mir, der nicht aufhören wollte, der Teil war, der von meinem animalischen Gehirn gesteuert wurde. War ich nicht mehr als dieser Teil? Mein höheres Gehirn – mein menschliches Gehirn – konnte bestimmt auf den Genuss, die Euphorie und das Rauschgefühl verzichten, das damit einherging, wenn ich mich total vollgestopft hatte, und ebenso auf den friedlichen Schlaf, in den ich oft nach einem Essanfall fiel. Wie Trimpey dargelegt hatte, war ich in der Lage, wieder ein normales Leben zu führen, und zwar als jemand, der sich einfach nur nicht [Essanfällen] hingibt.

Während der folgenden Tage wurde ich weiter von meinen Zweifeln begleitet und blieb wachsam. Ich erkannte die vielerlei Gestalt, in der mein Verlangen mich beschlich, und identifizierte die zahlreichen Gedanken, Gefühle und Stimmungen, die mich bis zu diesem Zeitpunkt dazu getrieben hatten, mich einem Essanfall hinzugeben, aber ich ließ mich von ihnen nicht dazu verleiten, ihnen Folge zu leisten. Es öffnete mir die Augen, diese Gedanken und diese inneren Stimmen so zu betrachten, als kämen sie nicht von mir, denn von außen betrachtet klangen sie total lächerlich. Meine Gedanken zu betrachten, ohne sie mit mir selbst in Verbindung zu bringen, verlieh mir das Gefühl, mein Problem beherrschen zu können, und als ich meinem Gehirn in dieser Weise zuhörte, fragte ich mich, wie ich das, was es mir sagte, jemals hatte ernst nehmen können.

Ich hatte das Gefühl, von meiner Bulimie losgelöst zu sein, und sah mich zum ersten Mal seit vielen Jahren in der Lage, einen anderen Weg einzuschlagen. Und als mir das klar war, wollte ich mehr für mich. Ich hatte Träume, Ziele und Ambitionen und wollte nichts lieber, als von meinen Essanfällen befreit zu sein. Ich wollte selber bestimmen, welchen Weg ich in meinem Leben einschlug, anstatt blind meinem Verlangen zu folgen.

Mein letzter Essanfall

Ich fand das Konzept relativ einfach, auf mein Verlangen, mich vollzustopfen, keine Taten folgen zu lassen, aber sich daran zu halten, das war am Anfang nicht so einfach. Mein Gehirn war oft sehr geschickt darin, mich vom Essen zu überzeugen. Es versuchte, mir einzureden, dass es doch *ich* selber sei, die sich vollstopfen wolle, dass ich nicht ohne die Unterstützung durch eine intensive Therapie aufhören könne, dass ich mich wirklich Essanfällen hingeben müsse, um irgendein inneres Bedürfnis zu befriedigen, und dass ich tatsächlich unter einer Krankheit leide. Manchmal erzählten die Gedanken und die inneren Stimmen mir, dass ich nicht von dem Teil von mir losgelöst sei, der sich vollstopfen wollte. Manchmal hatte ich das Gefühl, dass es ganz egal war, welcher Teil meines Gehirns das Verlangen erzeugte, weil ich mich einfach nur vollstopfen wollte. Doch ich stellte eines fest: Wenn ich darauf achtete, von allen Gedanken und Gefühlen, die mich dazu anhielten, mich mit Essen vollzustopfen, losgelöst zu bleiben – ganz egal, wie vernünftig und logisch das zu jener Zeit auch klingen mochte oder nicht –, konnte mich kein Gedanke und kein Gefühl dazu bringen, entsprechend zu handeln und das Verlangen zu befriedigen.

Ich war nicht perfekt darin, meine neue Denkfähigkeit anzuwenden, und während der ersten Woche folgte ich einige Male meinen Gedanken und ließ zu, dass die Trennlinie zwischen mir und dem Teil von mir, der sich vollstopfen wollte, verschwamm. Ich erinnerte mich daran, welchen Genuss der Verzehr bestimmter Dinge mir bereitete, und begann zu denken, dass mein wahres Ich und der von meinem animalischen Gehirn gesteuerte Teil von mir ein und dieselbe Person waren. Manchmal glaubte ich, dass ich wollte, was mein animalisches Gehirn wollte, und Ende Mai – zwei Wochen, nachdem ich *Rational Recovery* gelesen hatte – erlag ich meinem Verlangen und schritt zur Tat. Ich wurde einfach von der Welle des Verlangens erfasst und erlag der Versuchung. Doch dieser Essanfall war anders als alle anderen, weil ich währenddessen und danach ganz deutlich sah, dass es nicht mein wahres Ich war, das sich mit Essen vollstopfen wollte.

Ich wusste, dass ich aufhören wollte. Und ich wusste genau, was schiefgelaufen war. Ich konnte die Folge der Gedanken und Gefühle, die dem Essanfall vorausgegangen waren, bis zu einem Punkt zurückverfolgen, an dem ich aufgehört hatte, sie von außen zu betrachten und sozusagen wieder in meinen Kopf zurückgeschlüpft war und mich von meinem Verlangen hatte leiten lassen. Anstatt meinen Gedanken und meiner inneren Stimme als eine außenstehende Beobachterin zuzuhören, wie ich es bis dahin getan hatte, reagierte ich gefühlsmäßig auf sie. Ich dachte vorübergehend, dass es wirklich *ich* war, die sich vollstopfen wollte, und so tat ich es.

Ich sah diesen Essanfall nicht als einen Rückfall oder als einen Beweis dafür, dass ich mich vollstopfen musste. Stattdessen war mir unmissverständlich klar, dass ein Teil meines Gehirns die Kontrolle über mich übernommen hatte und war infolgedessen nur noch entschlossener, nicht zuzulassen, dass dies noch einmal passierte. Als mein Gehirn das nächste Mal so ein Verlangen erzeugte, erkannte ich es. Dadurch war ich in der Lage, meinen Gedanken, Gefühlen und meiner inneren Stimme zuzuhören, ohne darauf zu reagieren und zu tun, wozu sie mich anhielten, und infolgedessen verschwanden sie schnell wieder.

Im ganzen Monat Juni 2005 hatte ich keinen einzigen Essanfall. Ich freute mich und war ziemlich erstaunt über meinen Erfolg, denn vor der Lektüre von *Rational Recovery* hatte ich mindestens drei Essanfälle pro Woche gehabt. Es faszinierte mich, wie eine einfache Denktechnik dazu geführt hatte, dass ich mein Verhalten so schlagartig hatte ändern können. Alles andere in meinem Leben war gleichgeblieben, all meine anderen Probleme waren nach wie vor da – genau wie während der Phase, in der ich Topamax genommen hatte –, aber ich sah keine Verbindung mehr zwischen meinen anderen Problemen und meinen Essanfällen.

Ich gab mich nur noch ein weiteres Mal einem Essanfall hin, und zwar Anfang Juli, danach war es damit ein für alle Mal vorbei. Bis heute halte ich meinen letzten Essanfall nicht einmal für einen echten Essanfall. In meinem Kopf handelte es sich eher um einen Versuch. Als ich an jenem Tag spürte, wie das vertraute Verlangen, mich vollzustopfen, in mir aufstieg, kam mir eine interessante Idee in den Sinn.

Ich werde mich entscheiden, mich einem Essanfall hinzugeben, dachte ich. *Ich weiß, dass ich damit nicht versuche, irgendein emotionales Bedürfnis zu befriedigen. Ich weiß, dass ich nicht die Kontrolle verloren habe. Ich werde mich aus freien Stücken entscheiden, diesen unwillkürlichen Gedanken, die mein niederes Gehirn erzeugt, zuzuhören und zu folgen. Ich weiß, dass nicht ich es bin, die sich vollstopfen will, aber ich werde es trotzdem tun.*

Es war, als ob ich gesagt hätte: *Na schön, animalisches Gehirn, auf geht's.*

Ich ging zum Kühlschrank und begann zu essen, aber es passierte etwas anderes als sonst. Das Essen war nicht anregend. Es war nicht so lecker wie sonst. Ich aß nicht so schnell, wie ich es in der Vergangenheit immer getan hatte, und der Akt des Essens selbst war nicht so befriedigend. Ich hörte viel früher auf zu essen, als ich es bei einem meiner vorherigen Essanfälle getan hätte, weil es einfach nicht so war wie früher. Ich habe keine hieb- und stichfeste Erklärung dafür, warum das so war, aber ich glaube, es lag daran, dass „Ich" – mein menschliches Gehirn – die ganze Zeit anwesend war und ich während des Essanfalls von meinem animalischen Gehirn losgelöst blieb. Das ermöglichte es mir, den Essanfall als etwas zu erleben, das meiner eigenen Willensentscheidung entsprang. Während des Essanfalls wusste ich, dass es meine Entscheidung war, mich ihm hinzugeben, und ich hatte nie das Gefühl, die Kontrolle verloren zu haben.

Das war anders als bei all meinen bisherigen Essanfällen, denn bei denen war „Ich" in dem Moment verschwunden, in dem ich meinem Verlangen nachgegeben hatte. Solange mein animalisches Gehirn die Kontrolle über mich übernommen hatte, hatte ich keinen Gedanken daran verschwendet, was ich tat, sondern einfach nur schnell und ohne Verstand Essen in mich hineingeschaufelt und die vorübergehende Befriedigung genossen, die damit einherging, große Mengen Essen zu verputzen, und war allem anderen mit Gleichgültigkeit begegnet. Mein letzter Essanfall war anders, weil ich nicht gedankenlos und ohne Verstand aß. Ich wusste, dass ich jeden Bissen aus eigenen Stücken zu mir nahm und hatte das Gefühl, dass ich das einfach nicht wollte. Dieser letzte Essanfall bewies mir etwas, das ich schon seit Jahren gespürt hatte, nämlich dass ich mich eigentlich gar nicht vollstopfen wollte, jedoch von irgendeiner Macht dazu getrieben wurde, die sich meiner Kontrolle entzog. Diesmal, da ich die Entscheidung wieder selber in den Händen hatte, schien es mir fast unmöglich, mich vollzustopfen.

In den folgenden Monaten verspürte ich häufig das Verlangen, aber ich erkannte es, reagierte nicht gefühlsmäßig und gab ihm auch nicht nach, indem ich es durch mein Handeln befriedigte. Mir wurde Folgendes klar: Wenn ich mich von meinen Gedanken und Gefühlen im Hinblick auf das Vollstopfen mit Essen löste, bevor sie sich in Gelüste und ein mächtiges Verlangen verwandelten, fiel es mir total leicht, mich keinem Essanfall hinzugeben. Meine Gedanken und Gefühle verwandelten sich nur dann in ein mächtiges Verlangen, wenn ich mich auf sie einließ und zu glauben begann, dass sie real waren und wirklich *mir* entsprangen. Dann kostete es mich etwas mehr Mühe, einen Schritt zurückzutreten und mich von ihnen zu lösen. Doch mein Verlangen, mich einem Essanfall hinzugeben, war im August 2005 bereits stark verblasst und im September jenes Jahres vollkommen verschwunden.

Ich spürte keine Gelüste und kein Verlangen mehr, mich vollzustopfen, sondern nur noch hin und wieder vereinzelte Gedanken und Gefühle, denen zu widerstehen mir absolut keine Mühe bereitete. Diese Gedanken und Gefühle tauchten in den folgenden fünf Monaten noch hin und wieder auf, machten mir aber nicht mehr zu schaffen und bereiteten mir keinen Stress. Als das Jahr 2005 sich dem Ende näherte, hatte ich das Gefühl, dass meine Bulimie anfing, zu einer fernen Erinnerung zu verblassen.

Keine weiteren Vorsätze

Am 31. Dezember jenes Jahres besuchte ich über die Feiertage Gregs Familie. Es war etwa zehn Uhr abends, und ich lag in dem Haus von Gregs Verwandten alleine auf dem Sofa. Ich sah fern und passte auf Gregs kleine Cousins auf, die in der oberen Etage schliefen. Während ich da lag, hörte ich eine vertraute Stimme in meinem Kopf. *Du bist ganz alleine und hast es so toll geschafft, dich so lange nicht vollzustopfen. In diesem Haus gibt es jede Menge Junkfood, und niemand wird merken, wenn es weg ist. Dich noch ein einziges letztes Mal vollzustopfen, wird dir nicht schaden. Du hast es dir verdient,* sagte die Stimme. *Der Silvesterabend ist ein perfekter Moment, um sich einem Essanfall hinzugeben, weil du dir ja gleich morgen früh etwas Neues für das neue Jahr vornehmen kannst. Außerdem fühlst du dich einsam, hast in diesem dunklen Haus Angst, bist gestresst, weil du versucht hast, dich in Gregs Familie einzufügen, und bist sauer, dass du heute Nacht die Babysitterin spielen musst, während alle anderen ausgegangen sind. Zu essen wird dich all das vergessen lassen und dir dabei helfen einzuschlafen.*

In Wahrheit hatte ich angeboten, auf die Kinder aufzupassen, und fühlte mich gut mit dieser Entscheidung. Ich wollte, dass mein Mann eine schöne Zeit mit seiner Familie verbrachte, der er nahestand, die er jedoch nur selten sah, da er am anderen

Ende des Landes wohnte. Ich stehe nicht darauf, in Kneipen zu gehen, und zog es vor, alleine zuhause zu bleiben, anstatt in einer überfüllten, lauten Kneipe herumzuhängen, auch wenn das bedeutete, mich in einem unbekannten Haus ein wenig unsicher zu fühlen. Es mochte so sein, dass es mich im Laufe der vergangenen Tage ein wenig gestresst hatte, mit Gregs Familie warm zu werden, aber das war typisch für mich und kein wirkliches Problem. Doch wenn mein Gehirn Gedanken daran erzeugte, mich einem Essanfall hinzugeben, gelang es ihm irgendwie, jede Situation in eine „Ach-du-Ärmste"-Geschichte zu verwandeln. Mein Hirn nahm alles auf, was dazu angetan sein könnte, dass ich mir selbst leidtat und was mich in Versuchung führen könnte, mich vollzustopfen, selbst wenn es absolut nicht der Realität entsprach.

Gedanken wie diese hatten früher oft zu Gelüsten, Verlangen und Essanfällen geführt, doch ich wusste, dass es diesmal anders sein würde. Ich wusste, dass ich keinem Essanfall erliegen würde, ganz egal, was für verrückte Gedanken mein Gehirn auch erzeugte. Also blieb ich auf dem Sofa liegen und lauschte den Gedanken, die mir durch den Kopf gingen. Es war nicht erforderlich, mit ihnen zu streiten, es war nicht nötig, sie zu unterdrücken, es war nicht nötig, dass ich mir mein Tagebuch schnappte und aufschrieb, was ich fühlte, und es war nicht nötig, schnell irgendwelche anderen Möglichkeiten zu finden, um mit ihnen klarzukommen.

Ich lag einfach nur da und lauschte meinem Gehirn. Nur wenig mehr als sieben Monate zuvor hatten diese Gedanken die Kontrolle über mich übernommen und meinen ganzen Körper mit einer Kaskade von Reaktionen geflutet, bis jeder Teil von mir das zwingende Bedürfnis verspürt hatte, sich vollstopfen zu müssen. Die mächtigsten Anfälle von Verlangen waren wie eine Welle gewesen, die mit einer kleinen Woge von Gedanken begann, zu einem Wunsch heranwuchs und sich dann zu einem Bedürfnis und schließlich zu einem verzweifelten Verlangen auftürmte. Die Welle schwappte über meinen Körper hinweg, mein Herz beschleunigte sich, mein Magen fühlte sich leer an, mein Mund gierte nach Essen, meine Arme und Beine fühlten sich beinahe zu gelähmt an, um etwas anderes zu tun, als den Kühlschrank anzusteuern. Doch als ich im Haus von Gregs Verwandten auf dem Sofa lag, verspürte ich absolut keine körperliche Reaktion. Es faszinierte mich, dass eine einfache Denktechnik meine Gedanken davon abhalten konnte, die Kontrolle über mich zu übernehmen und sich in ein unwiderstehliches Verlangen zu verwandeln. Das Wissen, dass meine Gedanken unwillkürlich erzeugt wurden, ermöglichte es mir, die Kaskade von Reaktionen in meinem Körper zu unterdrücken und dafür zu sorgen, dass die Welle sich erst gar nicht aufbaute. Meine Gedanken blieben das, was sie waren – Gedanken eben –, und hatten keinen Einfluss darauf, was ich entschied zu tun.

Früher hätte ich mich vielleicht auf dem Sofa zusammengerollt, die Zähne zusammengebissen und versucht, gegen meine gefährlichen Gedanken anzukämpfen. Doch diesmal wusste ich, dass ich das nicht tun musste. Meine Gedanken waren gar nicht mehr gefährlich. Ich konnte mich problemlos entscheiden, ihnen neugierig zuzuhören, ohne jedoch auf sie zu reagieren und zu tun, wozu sie mich anhielten. Ich wusste, dass ich meine Gedanken nicht kontrollieren konnte, mein Handeln jedoch sehr wohl. An jenem Abend fiel es mir leicht, mein Handeln zu kontrollieren, weil ich mich nicht mit meinen Gedanken identifizierte und ihnen keinerlei Macht verlieh, meine Entscheidungen zu beeinflussen. Ich wusste, dass es nicht mein wahres Ich war, das essen wollte, sondern ein unbedeutender Teil von mir, der sich aufspielte.

Das Einzige, was ich an jenem Silvesterabend tun musste, war, auf diesem Sofa zu liegen und die Gedanken ans Vollstopfen mit Essen durch meinen Kopf ziehen zu lassen, als würden sie von einem Kassettenrecorder abgespielt. Ich brauchte ihnen nur von ihnen losgelöst zuzuhören, bis sie wirkungslos verpufften, was bereits nach wenigen Minuten der Fall war. Als die Gedanken verblasst waren, sah ich mir das Silvesterprogramm im Fernsehen an und dachte daran, wie ich mir an den zurückliegenden fünf Silvesterabenden jedes Mal aufs Neue vorgenommen hatte, mit dem Binge Eating aufzuhören. Doch als die Uhr an diesem

Silvesterabend Mitternacht schlug, war dieser Vorsatz nicht mehr notwendig. Ich wusste bereits, dass ich mich nie wieder einem Essanfall hingeben würde.

TEIL II

Neudefinition meiner Bulimie und Erklärung meiner Genesung

14

Erforschung der wahren Geschichte hinter meiner Bulimie und meiner Genesung

Wie es schien, hatte einfach eine andere Art des Denkens mein Leben komplett verändert. Manchmal machte ich mir allerdings immer noch Sorgen, dass das alles einfach zu schön war, um wahr zu sein, und dass meine Genesung nicht von Dauer sein würde, so wie ich es mit Topamax erlebt hatte. Ich fragte mich sogar, ob meine spontane Genesung überhaupt real war. Vielleicht schlummerte meine Essstörung nur irgendwo im Verborgenen und wartete auf eine Gelegenheit, wieder zuzuschlagen. Doch als die Tage und Monate des Jahres 2006 verstrichen, ohne dass mich das Verlangen überkam, mich einem Essanfall hinzugeben, kam ich allmählich zu dem Schluss, dass meine spontane Genesung tatsächlich real war. Ich konnte mir nicht vorstellen, dass mein Verlangen, mich einem Essanfall hinzugeben, zurückkehren würde, und selbst wenn es geschähe, war ich zuversichtlich, das Verlangen erkennen zu können und mich nicht gezwungen zu fühlen, ihm nachzugeben. Ich hatte ehrlich das Gefühl, keinem Risiko zu unterliegen, einen Rückfall zu erleiden. Ich hatte das Gefühl, dass meine Bulimie nur noch eine Erinnerung war und fragte mich, wie sie mich je so hatte verzehren und mein ganzes Leben hatte bestimmen können. Hätte ich zu dem Zeitpunkt, an dem ich mit einer Therapie begonnen hatte, gewusst, dass so eine abrupte, vollständige Genesung möglich ist, hätte ich viel wertvolle Zeit gespart.

Ich fragte mich, wie ich eine so simple Genesung hinbekommen hatte. Wie konnte ich meine Bulimie so abrupt überwinden, ohne zunächst all meine emotionalen Probleme und Schwächen behoben zu haben? Wie war es möglich gewesen, dass ich es so plötzlich geschafft hatte, meinem Verlangen, mich Essanfällen hinzugeben, zu widerstehen? Wieso hatte sich mein Verlangen, mich vollzustopfen, so schnell verflüchtigt, nachdem ich aufgehört hatte, dem Verlangen durch mein Handeln nachzugeben? Ich hatte nicht den Eindruck, eine besondere Anstrengung unternommen zu haben, aber mein Gefühl sagte mir, dass mehr dahinterstecken musste.

Es reichte mir nicht, einfach nur geheilt zu sein und mein Leben weiterzuleben. Ich wollte genau wissen, wie der von Trimpey in *Rational Recovery* erteilte Rat mir geholfen hatte, meine Essstörung so schnell zu überwinden. Ich dachte, wenn ich verstehen würde, wie ich es geschafft hatte, meine Essstörung zu überwinden, könnte ich meine Geschichte vielleicht eines Tages mit anderen teilen und dadurch anderen Betroffenen helfen, ihre Bulimie ebenfalls zu besiegen. Also machte ich mich daran, Gründe zu finden.

Ich kam zu dem Schluss, dass ich zuerst einmal herausfinden musste, was es mit meiner Essstörung überhaupt auf sich hatte und wie sie entstanden war. Wenn sie wirklich etwas mit meiner Persönlichkeit, meiner Kindheit, meinen emotionalen Problemen oder gar mit meinen Genen zu tun hatte – wie meine Therapeuten behauptet hatten –, hätte ich doch wohl eher nicht so einfach aufhören können.

Ab Anfang April 2006 ging ich dazu über, meine Essstörung aus einer anderen Perspektive neu zu betrachten: aus der Perspektive einer geheilten Bulimikerin. Ich war imstande, auf all das, was ich erlebt und durchgemacht hatte, zurückzublicken und (aufgrund meiner eigenen Einsichten und ein wenig Recherche) schließlich genau zu erkennen, was geschehen war – warum sich meine Essstörung entwickelt und warum sie so lange angehalten hatte.

Die Antworten, die ich fand, unterschieden sich sehr deutlich von denen, die ich während meiner Therapien gehört hatte.

Dieses Mal wurden meine Fragen nach dem „Warum" durch das Verständnis der Funktionsweise meines Gehirns beantwortet, und nicht basierend auf meinen angeblich vorhandenen unterschwelligen psychischen Problemen.

Die Ausführungen über das Gehirn in *Rational Recovery* und die Erklärungen, wie es bei Süchtigen funktioniert, hatten in mir das Interesse geweckt zu verstehen, welche Rolle mein Gehirn bei meiner Essstörung gespielt hatte. Als ich mich ein wenig mit dem Thema befasst hatte, wurde mir klar, dass ich während all meiner Jahre als Bulimikerin einfach meinem *gesunden* Gehirn zum Opfer gefallen war – einem Teil meines Gehirns, der nur seine Aufgabe erfüllt hatte. In diesem Teil des Buchs beschreibe ich, wie ich meine Bulimie aufgrund des Verständnisses der Funktionsweise meines Gehirns neu definiert habe und bestimme genau die wahren Gründe, aus denen ich mit dem Binge Eating angefangen habe und es so lange nicht geschafft habe, davon loszukommen. Im Anschluss erkläre ich, wie ich mein Gehirn eingesetzt habe, um meine Essstörung so schnell, einfach und dauerhaft zu überwinden.

Im Hinblick auf den gesamten Teil II ist mir wichtig zu betonen, dass ich keine Hirnspezialistin bin. Ich bin einfach nur eine geheilte Bulimikerin mit einem geisteswissenschaftlichen Uniabschluss. Dennoch habe ich mir genug über das Thema beigebracht, um mich vollständig von meiner Bulimie zu befreien. Meine Abhandlung über das Gehirn und seine Funktionsweise bei Bulimikerinnen soll nützlich sein und nicht überladen mit wissenschaftlichen oder fachspezifischen Informationen. Die Art und Weise, in der sich Bulimie im Gehirn entwickelt, ist eigentlich sehr einfach, und es ist absolut faszinierend, wie genau dasselbe Gehirn genutzt werden kann, um die Bulimie zu bezwingen. Ich hoffe, durch die Weitergabe einiger grundlegender Informationen vielen Betroffenen helfen zu können, ihre Essanfälle so schnell und einfach zu überwinden, wie ich es geschafft habe.

15

War ich wirklich geheilt?

D a meine Genesung so schnell und problemlos vonstattenging, ist es verständlich, dass manch einer infrage stellen wird, ob ich wirklich geheilt bin. Deshalb kläre ich an dieser Stelle die Frage, ob ich meine Essstörung wirklich überwunden habe oder nicht. Diese Frage hat mich in den Wochen und Monaten, nachdem ich aufgehört habe, mich Essanfällen hinzugeben, selber umgetrieben, denn wie bereits erwähnt, glaubte ich, dass eine vollständige Genesung mit einer größeren Transformation meiner Persönlichkeit oder der Bewältigung bestimmter Probleme einhergehen müsse. Doch nachdem ich mit dem Binge Eating aufgehört hatte, fühlte ich mich im Grunde unverändert – nur eben ohne die Essanfälle und ohne das anschließende Kompensationstraining und all die anderen Probleme, die mit meiner Essstörung einhergingen. Die Frage, die ich mir also stellte, lautete: War ich denn in irgendeiner Hinsicht noch eine Bulimikerin? Na gut, ich gab mich keinen Essanfällen mehr hin, trainierte zur Kompensation nicht mehr extrem übertrieben und verspürte auch absolut kein Verlangen mehr, dies zu tun. Aber reichte das aus, um mich als völlig genesen betrachten zu können?

Was bedeutet Genesung überhaupt?

Mir ist aufgefallen, dass die Antwort auf diese Frage häufig davon abhängt, mit wem man redet, und im Laufe meines jahrelangen Daseins als Essgestörte und Genesene sind mir endlos viele Definitionen begegnet. Darunter finden sich unter anderem die folgenden:

- Geheilt zu sein heißt, dass die der Essstörung zugrunde liegenden Ursachen behoben sind.
- Geheilt zu sein heißt, die Herausforderungen und Anstrengungen des Alltags auf gesunde Weise anzugehen und zu bewältigen.
- Geheilt zu sein heißt, ein gesundes Körpergewicht beizubehalten und regelmäßige Mahlzeiten und Zwischenmahlzeiten zu sich zu nehmen.
- Geheilt zu sein heißt, über die Fähigkeit zu verfügen, mit Gefühlen, Emotionen und Problemen umzugehen.
- Geheilt zu sein heißt, mit sich selbst im Reinen zu sein.
- Geheilt zu sein heißt, sich in Beziehungen selbstbewusst zu zeigen.
- Geheilt zu sein heißt, Spiritualität zu finden.
- Geheilt zu sein heißt, seine eigene Identität auszubilden und ein Lebensziel zu haben.
- Geheilt zu sein heißt, ein glückliches Leben zu führen.
- Geheilt zu sein bedeutet für jeden Menschen etwas anderes.

Während meiner Therapien habe ich gelernt, dass Genesung durch die Erfüllung einer der oben genannten Aussagen definiert werden kann oder durch die Erfüllung einer Kombination mehrerer dieser Aussagen oder dass alle erfüllt sein müssen, um jemanden als geheilt zu bezeichnen. Die folgenden Zitate spiegeln in typischer Weise einige der Dinge wider, die ich während meiner jahrelangen Therapien geglaubt habe:

> Geheilt zu sein bedeutet, dass du kein essgestörtes Verhalten an den Tag legst, um mit (negativen) Gefühlen fertigzuwerden, sondern dass du imstande bist, konstruktive Techniken einzusetzen, um Probleme anzugehen und zu bewältigen. Sobald du dein Leben wieder zurückgewonnen hast und glücklich leben kannst, ohne dich Essanfällen hinzugeben, bist du genesen.[30]

---

30 Jim Kirkpatrick, Paul Caldwell: Eating Disorders, S. 166

Du verstehst die tiefer liegenden emotionalen und psychischen Ursachen, die deiner Essstörung zugrunde liegen, und lernst, deinen Alltag zu bewältigen, ohne zu viel oder zu wenig zu essen oder ein obsessives Verhalten im Hinblick aufs Essen und dein Körpergewicht an den Tag zu legen. Du entdeckst eine neue und liebevolle Beziehung zu deinem Körper und ehrst ihn, egal welchen Umfang, welche Form oder welches Alter er hat. Du lotest aus, wie du dir Grenzen setzen kannst, lernst, Nein zu sagen und ernährst dich auf eine Weise, die auch deiner Seele schmeichelt. Du vertiefst deine Verbindung zu deinem spirituellen Ich und hörst auf deine innere Stimme, die dich anleiten kann, deine eigene Wahrheit zu leben und dir deine eigenen Träume zu schaffen.[31]

Das ultimative Ziel ist, dass du dein Selbstwertgefühl steigerst, dein Glaubenssystem änderst, sodass du nicht länger so viel Wert auf dein Aussehen legst, und gesunde Wege findest, um Stress zu bewältigen.[32]

Bei der Genesung von einer Essstörung geht es darum, dass du dein Wesen als Ganzes akzeptierst. Das heißt, dass du dich so, wie du bist, akzeptierst, mit all deinen Emotionen, Gedanken und Wünschen, auch denen, die dir vielleicht nicht gefallen oder die dir unangenehm sind. Es bedeutet auch, dir darüber klarzuwerden, dass bestimmte Eigenschaften, die du als belastend empfunden hast, in Wahrheit eine Bereicherung sind, dass deine Sensibilität Teil deiner Schönheit ist und deine Einzigartigkeit nicht zu Isolation, Zurückweisung und Einsamkeit führen muss.[33]

---

31 Carol Emery Normandi, Laurelee Roark: It's Not About Food, S. xxi
32 Tania Heller: Eating Disorders, S. 111
33 Anita Johnston: Eating in the Light of the Moon, S. 173

Die oben aufgeführten Definitionen lassen eine Genesung wie eine ziemlich gewaltige Aufgabe erscheinen. Wenn Genesung Ziele beinhaltet, wie eine Verbindung mit dem spirituellen Ich einzugehen, gut mit Problemen und Gefühlen klarzukommen, ein glückliches Leben zu führen, sein Wesen als Ganzes zu akzeptieren, sein Selbstwertgefühl zu steigern und seine Körperwahrnehmung zu verbessern, ist sie zwangsläufig ein schwieriger, komplizierter und langfristiger Prozess.

Meine langwierige Therapie war keine Ausnahme. Tatsächlich ist es bei Essstörungs-Therapien üblich, dass sie zwei bis fünf Jahre oder länger dauern.[34] Ich glaube, dass dies an den zu weit gefassten Definitionen für eine Genesung liegt (siehe die Beispiele oben), die bei traditionellen Therapien heutzutage verbreitet sind. Doch wie ich aufgrund meiner eigenen Erfahrung gelernt habe, muss eine Genesung von einer Essstörung nicht gezwungenermaßen eine so beängstigende Aufgabe sein. Wenn Genesung mit pragmatischen und dem gesunden Menschenverstand entsprechenden Kriterien definiert wird, kann die Überwindung einer Essstörung einfach, schnell und vollkommen selbstbestimmt erfolgen. Um eine solche neue Definition von Genesung entwickeln zu können, habe ich mir drei wichtige Fragen gestellt.

Frage 1: Von was versuchte ich, geheilt zu werden?
Ich versuchte, von meiner Bulimie geheilt zu werden, der, wie ich im Laufe der Jahre gelernt hatte, ein komplexes psychisches Problem zugrunde lag. Der Begriff Bulimie wird hingegen einfach definiert:

> Bulimia nervosa bezeichnet eine ernstzunehmende, potenziell lebensbedrohliche Essstörung, die gekennzeichnet ist durch periodische Essanfälle und darauf folgendes Kompensationsverhalten wie selbst herbeigeführtes Erbrechen,

---

34 Deborah Marcontell Michel, Susan G. Willard: When Dieting Becomes Dangerous, S. 76

das darauf abzielt, die Folgen der Essanfälle ungeschehen zu machen oder zu kompensieren.[35]

Bulimie wird durch Essanfälle definiert – den Verzehr von übermäßigen Essensmengen in einem bestimmten Zeitraum, der mit einem Kontrollverlust während der Essanfälle einhergeht. Unter Bulimie zu leiden setzt voraus, von Essanfällen heimgesucht zu werden. Der Purging-Typ der Bulimie ist dadurch gekennzeichnet, dass der Betroffene versucht, die Folgen der Essanfälle durch kompensatorisches Verhalten wieder wettzumachen. Ohne die Essanfälle ist das kompensatorische Verhalten unnötig. Auf das Kompensieren von Essanfällen komme ich ausführlicher in Kapitel 36 zu sprechen. Fürs Erste reicht es zu wissen, dass kompensatorisches Verhalten allein, also ohne dass diesem Essanfälle vorausgehen, kein Merkmal der Bulimie darstellt.

Die Definition für eine Binge-Eating-Störung entspricht im Prinzip derjenigen für Bulimie abzüglich des Kompensationsverhaltens:

Die Binge-Eating-Störung (BES) ist eine nicht näher spezifizierte Essstörung, die durch wiederholt auftretende Essanfälle gekennzeichnet ist, wobei die Betroffenen im Anschluss an die Essanfälle keine regelmäßigen kompensatorischen Maßnahmen ergreifen, um die Folgen dieser Essanfälle wettzumachen.[36]

Weder in der Begriffsdefinition von Bulimie noch der Definition einer Binge-Eating-Störung wird die Unfähigkeit der Patientin erwähnt, mit Emotionen umzugehen, ihr Leben im Griff zu haben, positiv zu denken, sich selbst zu lieben oder gute Beziehungen aufzubauen. In keiner der obigen Definitionen wird erwähnt, dass die Patientinnen unfähig sind, Glück zu empfinden oder das Leben in vollen Zügen zu genießen. Es ist nicht einmal die Rede davon, dass die Betroffenen nicht in der Lage sind, ein

---

35 National Eating Disorders Association: Learn Basic Terms and Information
36 National Eating Disorders Association: Learn Basic Terms and Information

gesundes Körpergewicht aufrechtzuerhalten und sich gesund zu ernähren. Insofern lässt sich aufgrund der Definitionen im Hinblick auf die Genesung der genannten Essstörungen nicht folgern, dass derart umfassende Ziele erreicht werden müssen. Was mit Genesung von einer Störung gemeint ist, sollte dazu passen, wie diese definiert wird.

Natürlich ist es erstrebenswert, all die anderen Probleme anzugehen, und es wäre auch in Ordnung für mich gewesen, sie unabhängig von meinen Bemühungen, meine Bulimie zu überwinden, in Angriff zu nehmen. Doch die Genesung von meiner Bulimie lehrte mich etwas, das mir viele Jahre nicht klar war: Wenn ich von meiner Bulimie geheilt werden wollte, musste ich auf jeden Fall ein für alle Mal aufhören, mich Essanfällen hinzugeben. Was mich zu der nächsten Frage bringt, die ich mir gestellt habe.

Frage 2: Was bedeutet es, Bulimie oder eine Binge-Eating-Störung zu überwinden?

Da sowohl eine Bulimie als auch eine Binge-Eating-Störung per Definition zwingend mit Essanfällen einhergeht, lautet die einzige Sinn ergebende Definition für eine Genesung:
Eine Bulimie beziehungsweise Binge-Eating-Störung ist dann überwunden, wenn jegliche Essanfälle eingestellt sind.
Laut meiner Definition einer Genesung von einer Bulimie sind *jegliche* Essanfälle einzustellen, allerdings wird die Diagnose Bulimie oder Binge-Eating-Störung erst dann gestellt, wenn die Betroffene über einen Zeitraum von drei Monaten mindestens einmal pro Woche einem Essanfall erliegt und im Fall der Bulimie anschließend kompensatorisches Verhalten an den Tag legt.[37] Genau genommen wird bei einer Frau, die ihr gestörtes Essverhalten soweit reduziert, dass sie sich seltener als oben erwähnt Essanfällen hingibt und diese – im Fall der Bulimikerin – anschließend kompensiert, nicht offiziell eine Bulimie bzw. Binge-Eating-Störung festgestellt. Allerdings wäre es unsinnig, wenn eine Frau behaupten würde, vollständig geheilt zu sein,

---

[37] American Psychiatric Association: DSM-V

wenn sie ihre Essattacken gerade soweit reduziert hätte, dass sie nicht mehr unter diese klinischen Kriterien fällt. Außerdem kann die Anzahl der für die offizielle Diagnose festgelegten Essanfälle im Laufe der Zeit schwanken.[38] Das bestimmende Merkmal von Bulimie und einer Binge-Eating-Störung sind die Essanfälle und – im Fall der Bulimikerin – das damit einhergehende kompensatorische Verhalten, und zwar ungeachtet dessen, wie häufig die Anfälle auftreten. Aus diesem Grund darf meiner Meinung nach *kein einziger* Essanfall mehr stattfinden. Es reicht nicht aus, die Anzahl der Essanfälle zu reduzieren.

Ich wünschte nur, ich hätte diese einfache Definition der Genesung schon gekannt, als ich mit meiner Therapie begonnen habe, denn dann hätte ich mein Problem direkt angehen können. Es ist zwar richtig, dass die endgültige Überwindung jeglicher Essanfälle ein Ziel meiner Therapie war, aber dies war nicht das Hauptziel, das der Behandlung zugrunde lag. Im Gegenteil: Mir wurde gesagt, dass meine Essanfälle angeblich erst aufhören würden, wenn ich es geschafft hätte, zunächst andere Therapieziele zu erreichen. Ein Ende der Essattacken wurde durchaus erwartet … aber erst irgendwann. Im Nachhinein, als angenehmer Nebeneffekt des Genesungsprozesses. Doch das Ende meiner Essanfälle war kein Nebenprodukt – es war das Einzige, was mich tatsächlich geheilt hat. Es war also kein Nebeneffekt, der mit dem Erreichen anderer Therapieziele einherging, sondern hätte die ganze Zeit das einzige Ziel sein sollen, das ich zu erreichen hatte.

Und jetzt zu der letzten und wichtigsten Frage, die ich mir im Zusammenhang mit meiner Genesung gestellt habe:

Frage 3: Was musste ich tun, um zu genesen?
Unter Zugrundelegung meiner neuen Definition von Genesung lautete die Antwort:
Mich keinen Essanfällen mehr hingeben.
Erledigt. Ich bin genesen.

---

[38] Gerald C. Davison, John M. Neale: Abnormal Psychology, S. 225

Ich glaube wirklich, dass ich meine Bulimie in all den Jahren, in denen ich unter dieser Essstörung gelitten habe, zu jedem Zeitpunkt hätte überwinden können, wenn ich nur über die richtigen Informationen verfügt hätte. Ich wusste nicht, dass es voll und ganz in meiner Macht lag, zu jedem von mir gewählten Zeitpunkt damit aufzuhören, mich mit Essen vollzustopfen. Mich keinem Essanfall mehr hinzugeben, war die einzige klare und praktische Lösung, um meine Bulimie zu überwinden. Nachdem ich jetzt genesen bin, habe ich immer noch viele Probleme, wie jede x-beliebige andere Frau auch, aber ich gebe mich keinen Essanfällen mehr hin. Das ist der einzige wahre Beweis, dass ich von der Bulimie genesen bin.

Damit aufzuhören, mich Essanfällen hinzugeben, bedeutete nicht einfach, das „Symptom" eines tiefer liegenden Problems oder einer Krankheit zu behandeln. Die Essanfälle waren das eigentliche Problem. Einige mögen behaupten, dass ich, wenn ich aufgehört habe, mich Essanfällen hinzugeben, ohne zuvor die meiner Essstörung angeblich zugrunde liegenden Probleme gelöst zu haben, unvermeidlich rückfällig werde oder mich anderen ungesunden Bewältigungsmechanismen zuwenden werde – wie Drogen, Alkohol oder selbstverletzendem Verhalten. Einige mögen auch sagen, dass die Überwindung von Verhaltensweisen nur ein Aspekt bei der Genesung von einer Essstörung ist und ich es mir, indem ich nur diesen einen Aspekt berücksichtige und mich als geheilt bezeichne, zu leicht mache. Ich hoffe, dass ich diese Kritikpunkte in den nachfolgenden Kapiteln entkräften kann.

Früher habe ich selber geglaubt, dass diese verbreiteten Kritikpunkte wahr sind. Während meiner Therapien dachte ich: *Damit aufzuhören, mich Essanfällen hinzugeben, wird erst der Anfang meiner Genesung sein. Um vollständig zu genesen, muss ich mein Selbstwertgefühl steigern. Außerdem muss ich ein gesundes Körpergewicht haben und mich gesund ernähren, um vollständig zu genesen. Ich muss die Probleme meiner Vergangenheit bewältigen und lernen, die Probleme meines Alltags in den Griff zu bekommen, um vollständig zu genesen. Eine vollständige Genesung ist nur dann möglich, wenn ich glücklich sein kann.*

Aufgrund dessen, was ich während meiner Therapien gelernt habe, verwechselte ich die Genesung von meiner Bulimie oft mit etwas, das im Grunde bedeutete, ganz normal mit dem Leben klarzukommen. Das war einer der größten Fallstricke während meiner Therapie: Es war einfach zu viel. Es war zu kompliziert und zudem unnötig, insbesondere in Anbetracht meines Alters zu jener Zeit. Dabei hätte der Weg zur Genesung so einfach wie möglich sein müssen.

Deshalb habe ich gelernt, das Wort *Genesung* in meinen Gedanken durch das Wort *Leben* zu ersetzen: *Damit aufzuhören, mich Essanfällen hinzugeben, ist erst der Anfang meines Lebens. Um ein erfülltes Leben zu haben, muss ich mein Selbstwertgefühl steigern. Außerdem muss ich ein gesundes Körpergewicht haben und mich gesund ernähren, um ein erfülltes Leben zu haben. Ich muss die Probleme meiner Vergangenheit bewältigen und lernen, die Probleme meines Alltags in den Griff zu bekommen, um ein erfülltes Leben zu haben. Ich kann nur ein erfülltes Leben haben, wenn ich glücklich sein kann.*

Wäre es nicht sinnvoller gewesen, wenn meine Therapeuten mir dabei geholfen hätten, mich schnell und mühelos keinen Essanfällen mehr hinzugeben, damit ich hätte anfangen können, mich damit zu beschäftigen, mit dem wirklichen Leben klarzukommen? Das war schließlich der Grund, weshalb ich überhaupt beschlossen hatte, mich in Therapie zu begeben.

Während meiner Therapiejahre habe ich mich immer über jeden Freund, jede Freundin und jedes Familienmitglied geärgert, wenn sie mir vorgeschlagen haben, doch einfach aufzuhören, mich mit Essen vollzustopfen. Als ich mich erst einmal auf die der Therapie zugrunde liegende Sichtweise eingelassen hatte, hielt ich jeden, der glaubte, dass ich jederzeit damit aufhören könnte, mich meinen Essanfällen hinzugeben, für ahnungslos. Diese Leute verstehen einfach nichts von Essstörungen, dachte ich. Inzwischen sage ich, dass sie recht hatten.Heute müsste ich mich nach meinen damaligen Maßstäben wohl selber als die Ahnungslose abstempeln – weil ich glaube, dass jeder, der unter Bulimie oder einer Binge-Eating-Störung leidet, es mir gleichtun und einfach aufhören kann.

Ein weiteres diagnostisches Kriterium

Neben Essanfällen und kompensatorischem Verhalten (Purging) nennt das Diagnostic and Statistical Manual of Mental Disorders (DSM), der von der American Psychiatric Association herausgegebene Leitfaden über psychische Störungen, ein weiteres Kriterium für die Diagnose Bulimie: Wenn Körpergewicht und Figur für die Selbsteinschätzung extrem wichtig sind. Das bedeutet, dass eine Bulimikerin übermäßig viel Wert auf ihr Aussehen legt. Wie ich jedoch in Kapitel 32 ausführlicher erörtern werde, trifft dieses Kriterium nicht ausschließlich auf Bulimikerinnen zu. Ganz egal, wie jemand den eigenen Körper empfinden mag – niemand leidet unter Bulimie oder einer Binge-Eating-Störung, ohne von Essanfällen heimgesucht zu werden. Deshalb schließe ich die Punkte „Steigerung des Selbstwertgefühls" oder „Lernen, weniger Wert auf das Körpergewicht zu legen" nicht in meine Definition für Genesung ein. Es handelt sich dabei zwar durchaus um erstrebenswerte Ziele, aber sie zu erreichen, ist nicht notwendig, um eine Bulimie oder eine Binge-Eating-Störung zu überwinden.

Und wenn das DSM Essstörungen falsch definiert?

Mit dieser Frage musste ich mich nach meiner Genesung auseinandersetzen, denn wenn ich alles in Frage stelle, was ich während meiner Therapien gelernt habe, sollte ich auch die diagnostischen Kriterien für Essstörungen in Frage stellen. Es stimmt, dass Essanfälle eine zwingende Voraussetzung sind, um von Bulimie oder einer Binge-Eating-Störung reden zu können, aber sollten die Essanfälle das bestimmende Merkmal dieser Störungen sein? Die traditionelle Therapie lehrt, dass es bei Bulimie und Binge-Eating-Störungen nicht wirklich um Essen und Gewicht geht, aber wirft man einen Blick auf die Diagnosekriterien des Diagnostic and Statistical Manual of Mental Disorders, sieht die Sache ganz anders aus. Meine Therapeuten schienen mich auf eine Weise zu behandeln, als läge das DSM falsch – oder als wären die dort genannten Angaben zumindest sehr unzulänglich.

Wenn es bei Essstörungen nicht wirklich um Essen und Gewicht geht, dann sollten wir sie auch nicht so definieren, sondern wir sollten sie auf der Basis dessen, was ihnen der Meinung der Therapeuten nach tatsächlich zugrunde liegt, neu definieren – vielleicht „eine Unfähigkeit, mit negativen Gefühlen fertigzuwerden", "ein Mangel an Glück", „ein geringes Selbstwertgefühl", „ein Übermaß an familiären Konflikten" oder „eine von charakterlichen Mängeln geprägte Persönlichkeit". Medizinisch könnten Essstörungen auf der Basis biologischer oder genetischer Risikofaktoren oder der neurochemischen Prozesse definiert werden, die mit Leiden einhergehen, die im Zusammenhang mit einer Bulimie auftreten können, wie Depressionen, Angstzustände und Zwangsneurosen.[39]

Ich persönlich glaube, dass die Störungen korrekt definiert sind. Wenn durch die Behandlung all der vermeintlichen den Essstörungen angeblich zugrunde liegenden psychischen Ursachen und Risikofaktoren alle Betroffenen geheilt würden, würde ich meine Meinung vielleicht ändern. Aber bis nicht eindeutig nachgewiesen ist, dass Essstörungen wirklich nichts mit Essen zu tun haben, werde ich weiter glauben, dass sie unbedingt und nur mit Essen zu tun haben. Wenn ich keine Essanfälle habe, bin ich keine Bulimikerin.

---

[39] F. Scott Kraly: Brain Science and Psychological Disorders, S. 155

16

Warum erlag ich Essanfällen?

K aum hatte ich meine Essstörung überwunden, wurde
mir sofort klar, warum ich mich so viele Jahre lang Essanfällen hingegeben hatte. Und die Antwort war weit
von dem entfernt, was ich während meiner Therapien gelernt
hatte. Ich stopfte mich nicht voll, um tiefsitzende emotionale
Bedürfnisse zu befriedigen. Ich stopfte mich auch nicht voll,
weil ich unter einer Krankheit litt, gegen die ich machtlos war.
Also verwarf ich die hypothetischen und verworrenen Gründe,
aus denen ich angeblich Essanfällen erlag, und wurde mir dessen
bewusst, dass es nur einen einzigen konkreten, eindeutig iden-
tifizierbaren Grund gab:
**Ich stopfte mich voll, weil ich das Verlangen verspürte, mich
vollzustopfen.**

Obwohl dieser Grund so offensichtlich und so absolut simpel
erscheint, erklärt er jeden einzelnen meiner Essanfälle, angefangen mit jenem Morgen im März während meiner Highschool-
Zeit, als ich acht Schalen Zerealien verputzte, bis hin zu meiner
Zeit an der Uni, als ich unzählige Fastfood-Restaurants und
Tankstellen anfuhr, um mich mit Nahrungsnachschub einzudecken, und meinem allerletzten wirklichen Essanfall kurz nach
der Lektüre von *Rational Recovery*.

Mein Verlangen, mich vollzustopfen, war kein *Symptom*
von irgendetwas – das *Verlangen* war das Problem. Sonst gab
es nichts, was mich dazu trieb, mich Essanfällen hinzugeben,
nicht meine schlechte Körperwahrnehmung, nicht mein geringes Selbstwertgefühl, keine übersteigerte Ängstlichkeit, keine

Neigung zu Depressionen, keine familiären Stressfaktoren und auch nicht irgendwelche anderen Probleme. Das Verlangen, mich vollzustopfen, war der einzige unmittelbare Grund für jeden einzelnen meiner Essanfälle, ungeachtet dessen wann, wo, wie oder warum dieses Verlangen in mir aufstieg.

Als ich aufhörte, meinem Verlangen, mich vollzustopfen, nachzugeben, erkannte ich ganz klar, dass das wahre Problem nichts mit meinem Leben, meiner Persönlichkeit oder meiner Familiengeschichte zu tun hatte. Das Problem war, dass ich ein starkes Verlangen verspürte, mich mit Essen vollzustopfen, und zwar zu ganz unterschiedlichen Zeiten und an ganz unterschiedlichen Orten. Und ich gab diesem Verlangen immer wieder nach. Wenn ich zu irgendeinem Zeitpunkt während meiner Bulimieerkrankung imstande gewesen wäre, meinem Verlangen, mich vollzustopfen, zu widerstehen und dieses Verlangen zu überwinden, hätte ich nicht mehr unter Bulimie gelitten. Diese Lektion habe ich erstmalig gelernt, als ich Topamax eingenommen habe.

Wenn ich nicht den dringenden Wunsch verspürt hätte, mich vollzustopfen, hätte ich mich all die Jahre nicht meinen Essanfällen hingegeben – so einfach war das. Manchmal hatte ich während der Zeit, in der ich unter Bulimie litt, keine Angstzustände, aber ich stopfte mich trotzdem voll. Manchmal war ich während der Zeit, in der ich unter Bulimie litt, nicht depressiv, aber ich stopfte mich trotzdem voll. Manchmal war ich mit meinem Körper und mir selber zufrieden, aber ich stopfte mich trotzdem voll. Meine anderen Probleme anzugehen, um meine Essanfälle zu überwinden, war pure Zeitverschwendung, weil ich nicht den wahren Grund für meine Essanfälle anging: das Verlangen danach, mich vollzustopfen.

In der Therapie habe ich gelernt, dass die Ursachen für Essanfälle die Gedanken, Emotionen, Interaktionen, Stimmungen oder Ereignisse im Leben sind, die die Essattacken angeblich auslösen. Als ich ein für alle Mal aufgehört hatte, mich meinen Essanfällen hinzugeben, wurde mir klar, wie absolut falsch diese Behauptung war. Auslöser hatten – bestenfalls – indirekt etwas mit meinen Essanfällen zu tun, waren aber nicht deren Ursache. In Kapitel 35 gehe ich ausführlicher auf das Thema „Auslöser" ein. Fürs Erste reicht es mir festzustellen, dass bestimmte Gedanken, Gefühle, Interaktionen, Stimmungen oder Ereignisse in meinem Leben das Verlangen, mich vollzustopfen, mit ausgelöst haben. Sobald das Verlangen jedoch in mir aufgestiegen war, wurde das Verlangen selbst das eigentliche Problem. Es war das Verlangen – mitsamt all den Gedanken, Gefühlen und Gelüsten, die dieses Verlangen begleiteten –, das mich veranlasst hat, mich einem Essanfall hinzugeben. Und was auch immer theoretisch dazu beigetragen haben mochte, dieses Verlangen in mir aufsteigen zu lassen, war in dem Moment nicht mehr relevant.

Natürlich waren all meine Gedanken, Gefühle, Interaktionen, Stimmungen und Ereignisse, mit denen ich konfrontiert war, für mein *Leben* von großer Bedeutung, aber was die Genesung von der Bulimie anging, spielten sie keine Rolle. Die Denktechnik, die ich dank der Lektüre von *Rational Recovery* gelernt habe, hat mich gelehrt, das wahre Problem anzugehen – das Verlangen, mich vollzustopfen. Da das Verlangen, sich vollzustopfen, einem Essanfall immer vorausgeht, ergab es nur Sinn für mich zu lernen, wie ich mit diesem in mir aufsteigenden Verlangen umzugehen hatte und wie ich es niederringen konnte, was mir relativ problemlos gelang.

Während all der Jahre, in denen ich mich Essanfällen hingab, war manchmal vorhersehbar, wann das Verlangen in mir aufstieg – zum Beispiel, wenn ich von der Schule oder der Arbeit in ein leeres Haus zurückkam, wenn ich abends versuchte einzuschlafen, wenn ich mitten in der Nacht aufwachte, wenn ich Mahlzeiten zu mir nahm, die fett- oder zuckerhaltig waren oder nachdem ich Alkohol getrunken hatte. Manchmal stieg das Verlangen aber auch vollkommen unvorhersehbar auf, in Momenten, in denen ich am wenigsten damit gerechnet hatte.

Während meiner Essanfälle verspürte ich nicht einfach nur den Drang, mir noch ein weiteres Stück Käsekuchen, ein Extra-Stück Schokolade oder zum Mittagessen ein paar zusätzliche Pommes frites zu genehmigen. Das Verlangen war anders, wilder, animalischer, fokussierter und scheinbar unkontrollierbar. Es war viel mächtiger, viel brennender, viel unerbittlicher. Es war ein unsinniges Verlangen, mich total vollzustopfen, so viel und so schnell zu essen, wie ich konnte, riesige Berge Essen hinunterzuschlingen, bis ich weit darüber hinaus war, absolut satt zu sein.

Obwohl mein Verlangen, mich einem Essanfall hinzugeben, etwas völlig anderes war als der Wunsch, mir eine kleine Leckerei zu gönnen, ging den Essattacken oft ein eher harmloser Heißhunger auf eine kleine Leckerei voraus. Doch wenn ich dem Heißhunger auf eine kleine Leckerei nachgab, stieg oft sofort dieses unbändige Verlangen in mir auf, mich total vollzustopfen. Es war so, als ob die kleine Leckerei in mir das Verlangen nach mehr entfachte. Und meistens fand ich mich dann dabei wieder, viel mehr zu essen, als ich vorgehabt hatte, und schon rutschte ich in einen weiteren Essanfall hinein. Manchmal war mir schon von vornherein klar, dass der Genuss einer kleinen Leckerei unvermeidlich das starke Verlangen in mir entfachen würde, mich einem Essanfall hinzugeben, aber manchmal war ich auch ehrlich überrascht, wenn es so kam. Das Problem war nicht der Verzehr der kleinen Leckerei, das Problem war das unbändige Verlangen, mich einem Essanfall hinzugeben, das in mir aufstieg, sobald ich dem harmlosen Heißhunger auf eine kleine Leckerei nachgab.

Andererseits überkam mich das Verlangen, mich einem Essanfall hinzugeben, oft auch in Situationen, in denen es eigentlich keinen vernünftigen Grund gab, an Essen zu denken – zum Beispiel, wenn gar nichts zu essen in meiner Nähe war, wie mitten in einer Vorlesung oder mitten in der Nacht. Manchmal kamen mir Gedanken an Essen einfach so in den Sinn, und dann kam ein Gedanke zum anderen, bis mich das unbändige Verlangen überkam, mich vollzustopfen. Ein flüchtiger Gedanke an Essen konnte wie ein Kräuseln im Wasser sein, das sich zu einer Welle aufbaute, die in null Komma nichts ihre volle Höhe erreichte. Doch andere Male konnte es auch einige Minuten, Stunden oder sogar Tage dauern, bis aus dem Kräuseln eine Welle wurde, sodass sich mein Verlangen, mich vollzustopfen, manchmal schon lange vor dem tatsächlichen Essanfall regte.

Das Verlangen, mich vollzustopfen, musste nicht immer sehr stark sein, um mich zu überzeugen, mich einem Essanfall hinzugeben. Manchmal begann ich schon beim ersten Anflug des Verlangens damit, mich vollzustopfen, obwohl es eigentlich kaum spürbar war. Andere Male fand ich mich einfach vor dem Kühlschrank wieder, obwohl ich gar nicht bewusst beabsichtigt hatte, dort zu sein. Doch wie sinnlos mir meine Essanfälle manchmal auch vorkommen mochten, jedem einzelnen ging immer zumindest der Hauch eines Verlangens oder ein verführerischer Gedanke voraus.

Wenn ich also von einem „Verlangen", mich vollzustopfen, spreche, meine ich damit nicht, dass ich jedes Mal von einem unbändigen, überwältigenden Drang heimgesucht wurde. Manchmal dachte ich einfach nur: *Ich kaufe jetzt ein paar Sachen ein und haue mich heute Abend so richtig voll, ist doch keine große Sache.* Und das tat ich dann. Während der Zeit, als ich unter Bulimie litt, gab es viele Wochen, in denen ich mich meinem Schicksal einfach hingab und mich gar nicht erst bemühte, mein Verlangen, mich einem Essanfall hinzugeben, niederzuringen und sogar plante, wann ich mich vollstopfen wollte. Indem ich mich geplanten Essanfällen hingab, hielt ich die unbändigsten, schlimmsten Heißhungeratacken etwas in Schach, aber auch das Vorhaben, mich einem Essanfall hinzugeben, war eine Art Verlangen. Das Verlangen, mich vollzustopfen, konnte als einfacher Gedanke oder als unbändige Gier auf den Plan treten – und in allen Stufen dazwischen.

Ungeachtet der unterschiedlichen Formen und Intensitäten, in denen das Verlangen in mir aufstieg, lautet die Quintessenz in jedem Fall: Ich hatte keinen einzigen Essanfall, ohne dass diesem das Verlangen vorausging, mich vollzustopfen. Egal wie viel Zeit zwischen dem in mir aufsteigenden Verlangen und dem ersten Bissen verstrich – das Verlangen war jedes Mal der einzige Grund dafür, dass ich mich einem Essanfall hingab. So sehr ein Essanfall sich auch wie eine außerkörperliche Erfahrung anfühlen mochte – er war es nicht. Meine Essanfälle waren nicht das Resultat irgendeiner mysteriösen Macht, die Besitz von meinem Körper ergriffen hatte. Vor jedem Essanfall traf ich selber die Entscheidung, meinem Verlangen zu erliegen – egal, ob dieser Prozess sich über etliche Stunden hinzog oder ob ich spontan nachgab.

Bulimikerinnen und Binge-Eating-Gestörte sind allesamt ehrenwerte Menschen, die einfach nur vorübergehend ihrem Verlangen erliegen, sich vollzustopfen. Jeder, der in der Haut einer Bulimikerin steckte, würde sich vermutlich genauso verhalten, denn das Verlangen kann unglaublich drängend und unwiderstehlich sein. Wenn ich von diesem Verlangen überfallen wurde, habe ich all meine Vorsätze, alle Gründe, aus denen ich aufhören wollte, die Scham und das schlechte Gewissen, die ich nach dem Anfall empfinden würde, und all die Menschen, die ich enttäuschte, indem ich mich meinen Essanfällen hingab, vergessen. Das Verlangen, mich vollzustopfen, schien mich in jemanden zu verwandeln, der ich nicht war: in ein gefräßiges, gieriges, unersättliches, abscheuliches Individuum, das sich mehr Gedanken um die Beschaffung riesiger Essensmengen machte als um die eigene Familie, die berufliche Karriere, die Gesundheit oder das eigene Leben. Das war nicht ich. Und ich weiß: Das ist bei jeder Bulimikerin so.

Soviel ist also klar: Das Verlangen, mich vollzustopfen, war die Ursache dafür, dass ich mich meinen Essanfällen hingab. Aber es war natürlich nicht normal, dass ich dieses Verlangen, mich vollzustopfen, überhaupt verspürte. Bevor ich erkläre, wie ich genesen konnte, muss ich erklären, warum dieses Verlangen überhaupt in mir aufkam. Deshalb geht es in den nächsten fünf Kapiteln darum, warum ich dieses Verlangen entwickelte, warum es immer wieder in mir aufstieg und warum ich ihm immer wieder erlag.

17

Was verursachte das erste Mal mein Verlangen, mich einem Essanfall hinzugeben?

D a das Verlangen, mich vollzustopfen, der einzige und wahre Grund für jeden einzelnen meiner Essanfälle war, gab es auch nur einen wahren Grund für meinen ersten Essanfall: das Verlangen, mich vollzustopfen. Aber warum habe ich dieses Verlangen überhaupt entwickelt? Warum verspürte ich so einen intensiven Heißhunger und so einen Drang, Essen in mich hineinzuschaufeln? Warum sah ich mich an jenem Morgen im März, als ich die letzte Klasse der Highschool besuchte, dazu getrieben, acht Schalen Zerealien zu verputzen?

Wollte ich mit dem vielen Essen irgendwelche Gefühle unterdrücken? Versuchte ich, mich zu trösten, weil ich gerade eine stressige Zeit durchmachte? Aß ich so viel, weil ich unter Depressionen litt? Oder unter Angstzuständen? Litt ich unter einer Krankheit, die sich in Form meines Verlangens manifestierte, mich vollzustopfen?

Die Antwort auf all diese Fragen lautet Nein.

Mein Verlangen war nicht Ausdruck irgendwelcher nicht befriedigter emotionaler Bedürfnisse, unterschwelliger psychischer Probleme oder charakterlicher Mängel. Ja, ich hatte zu der Zeit, als mein Verlangen, mich mit Essen vollzustopfen, zum ersten Mal überkam, ein paar Probleme, und es gab einige emotionale Stressfaktoren in meinem Leben. Aber das allein verursachte dieses Verlangen nicht. Es gab nur einen wahren Grund, der in mir zum ersten Mal das Verlangen aufsteigen ließ, mich einem Essanfall hinzugeben: die Tatsache, dass ich eine strikte Diät machte. Vor meinem ersten Essanfall hatte ich eineinhalb Jahre lang meine Nahrungsaufnahme reduziert, und genau das war der Grund, aus dem mich an jenem Frühlingsmorgen dieses unbändige Verlangen überkam, so einen Berg gezuckerte Zerealien in mich hineinzuschaufeln.

Genau wie in meinem Fall hat fast jede Bulimikerin eine Diät gemacht, bevor die Essstörung sich entwickelte.[40] Nicht jede Teenagerin, die eine Diät macht, entwickelt eine Essstörung, es müssen also auch andere Faktoren eine Rolle spielen. Doch auch wenn es einige genetische Risikofaktoren[41], biologische Faktoren, Einflüsse des sozialen Umfelds, Persönlichkeitsmerkmale und Familiencharakteristika[42] geben mag, die manche Mädchen und Frauen einem erhöhten Risiko aussetzen, Bulimie zu entwickeln, tritt Bulimie selten auf, ohne dass die Betroffenen vorher Diäten gemacht haben. (Eine Binge-Eating-Störung hingegen entwickelt sich häufiger, ohne dass die Betroffenen zuvor eine Diät gemacht haben, eine Tatsache, auf die ich ausführlich in Kapitel 20 eingehe.)

Es mag in der Tat Faktoren gegeben haben, die in *meinem* Fall dafür gesorgt haben, dass die Tatsache, dass ich meine Nahrungszufuhr im Rahmen meiner Diät reduziert hatte, zu einem Problem haben werden lassen, und auf diese Faktoren werde ich im nächsten Kapitel eingehen. Aber wenn ich nicht auf Diät gewesen wäre, hätte ich nicht das Verlangen entwickelt, mich mit Essen vollzustopfen und hätte infolgedessen auch keine Bulimie entwickelt. Für das in diesem Kapitel besprochene Thema spielt es keine Rolle, warum ich überhaupt angefangen habe, eine strikte Diät zu befolgen. An dieser Stelle ist nur wichtig, dass ich anfing, meine Nahrungsaufnahme und die Menge der von mir aufgenommenen Kalorien zu redu-

---

40 Tania Heller: Eating Disorders, S. 8; John Barnhill, Nadine Taylor: If You Think You Have an Eating Disorder, S. 2, 58, 65, 66; Dennis S. Charney; Eric J. Nestler: Neurobiology of Mental Illness, S. 1349

41 Dennis S. Charney; Eric J. Nestler: Neurobiology of Mental Illness, S. 1350-1351

42 Deborah Marcontell Michel, Susan G. Willard: When Dieting Becomes Dangerous, S. 31

zieren. Und genau dies verursachte in meinem Gehirn ein Problem.

Meine Diät und der mit ihr einhergehende Gewichtsverlust sorgten zwar dafür, dass ich mich gut fühlte, doch irgendetwas in meinem Gehirn sagte mir, dass ich etwas vollkommen falsch machte. Ich fing an, mich ständig mit dem Thema Essen zu befassen und konnte kaum noch an etwas anderes denken, obwohl das Thema „Essen" vor meiner Diät in meinem Leben gar keine Rolle gespielt hatte. Ich hatte auf einmal Heißhunger auf genau die Dinge, die zu essen ich mir zu verkneifen versuchte, und verspürte erstmals das Verlangen, anormal große Mengen in mich hineinzustopfen.

Ich hatte mich in einem Alter auf Diät gesetzt, in dem mein Gehirn – genauer gesagt, jener Teil meines Gehirns, den ich als mein „animalisches Gehirn" bezeichne – sensibel auf jede Art von Nahrungsreduzierung reagierte. Als starke Überlebensreaktion begann mein animalisches Gehirn, intensive Gelüste auf Essen zu erzeugen, einhergehend mit dem Verlangen, mich mit Essen vollstopfen zu wollen. Mein Verlangen danach, mich vollstopfen zu wollen, war nur eine normale und gesunde Reaktion meines Gehirns auf meine Diät, und meine Essanfälle waren eine „adaptive Reaktion"[43], um die Nahrungsrestriktion zu kompensieren.

Binge-Eating ist ein Phänomen, das nicht nur unter Menschen mit Essstörungen zu finden ist. Kriegsgefangene, Teilnehmer von Laborstudien und andere Personengruppen zeigten nach Perioden chronischer Nahrungsbeschränkung oder Unterernährung ein ähnlich exzessives Essverhalten.[44] Darüber hinaus haben Laborexperimente mit Ratten ergeben, dass die Tiere, denen erst Futter entzogen und anschließend gestattet wurde, so viel zu fressen, wie sie wollten, bis sie ihr Normalgewicht wieder erreicht hatten, sich Fressanfällen hingeben, wenn ihnen

---

[43] M. M. Boggiano et al.: Combined Dieting and Stress Evoke Exaggerated Responses to Opioids [dt.: Die Kombination von Diäthalten und Stress ruft übertriebene Reaktionen auf Opioide hervor.]

[44] Deborah Marcontell Michel, Susan G. Willard: When Dieting Becomes Dangerous, S. 32-33

besonders wohlschmeckendes Futter vorgesetzt wird[45]. Genauso war es mir ergangen.

Überlebensinstinkte und das animalische Gehirn

Meine ersten Heißhungerattacken waren das Resultat meiner Überlebensinstinkte. Überlebensinstinkte sind unsere geerbten Triebe, uns so zu verhalten, dass die Überlebenswahrscheinlichkeit am größten ist. Es handelt sich um automatisch ablaufende, primitive und oft starke Reaktionen, die erfolgen, wenn grundlegende Bedürfnisse unseres Körpers nicht befriedigt werden. Wenn das Gehirn – insbesondere das animalische Gehirn (s. Abbildung 1) – eine Bedrohung wahrnimmt, die das Überleben gefährdet, reagiert es automatisch und sendet Impulse, die uns antreiben, Maßnahmen zu ergreifen, um uns zu schützen und unser Überleben zu sichern. Wie ich bereits in Kapitel 10 erklärt habe, handelt es sich bei dem animalischen Gehirn um den unwillkürlich, unüberlegt und nicht rational agierenden Teil des Gehirns, der sich tief eingebettet in der zentralen Region des Gehirns befindet, unterhalb der Großhirnrinde, dem auf höherer Ebene funktionierenden, rationalen, „menschlichen" Teil des Gehirns. Entsprechend seiner Bezeichnung steuert das animalische Gehirn jene Verhaltensweisen, die eher als animalisch und instinktiv betrachtet werden. Seine Funktion und Rolle im Hinblick auf das Essverhalten und auf das Auslösen von Essanfällen rechtfertigen also eine umfassendere Analyse.

Das animalische Gehirn interpretiert eine Diät als lebensbedrohlich. Deshalb versucht es, entsprechend seiner natürlichen Funktion, mit aller Kraft, den Körper vor dem Verhungern zu schützen. Selbst wenn die Diät nicht besonders strikt ist und keine Gefahr besteht zu verhungern, ist die Durchführung einer Diät gegen unsere Natur gerichtet, und unser animalisches Gehirn setzt sich dagegen zur Wehr. Unser Körper und unser Gehirn schalten auf Überlebensmodus, sobald dem Körper Nahrung entzogen oder die Nahrungszufuhr reduziert wird. Der Stoffwechsel verlangsamt sich, um aus jeder Kalorie das Maxi-

---

[45] Q. Hogan, G. E. Moss: An Animal Model of Bulimia Nervosa; M. M. Hagan et al.: Combined Naloxone and Fluoxetine

mum herauszuholen, und auch andere Körperprozesse verändern sich, um Energie zu sparen. Das animalische Gehirn scheint sich auf ein einziges oberstes Ziel zu konzentrieren: uns dazu zu bringen, zu essen.

Das animalische Gehirn befindet sich nur in einem spezifischen Bereich des Gehirns, doch sein Einfluss reicht weit über seine Grenzen hinaus. Der wichtigste Teil des animalischen Gehirns ist vermutlich der Hypothalamus, der durch komplexe neuronale Verbindungen mit anderen Bereichen des Gehirns verbunden ist und dadurch einen großen Einfluss ausübt und sogar im Hinblick auf Emotionen und Verhaltensweisen eine Rolle spielt.[46] Der Hypothalamus wird als „bedeutendstes subkortikales Zentrum" bezeichnet[47] – er ist sozusagen der „Chef" des animalischen Gehirns. Der Hypothalamus wirkt durch das vegetative Nervensystem, das somatische Nervensystem und das endokrine System auf den Körper.[48]

Der Hypothalamus überwacht kontinuierlich die interne und externe Umgebung des Körpers und koordiniert Verhalten und emotionale Reaktionen in einer Weise, die geeignet ist, unser Überleben zu sichern. Der Hypothalamus ist ganz gewiss an der Steuerung des Essverhaltens beteiligt[49], aber auch an der Steuerung anderer wichtiger Funktionen wie der Regulierung der Körpertemperatur, des Blutdrucks und der Zusammensetzung der Elektrolyte.[50] Seine Aufgabe ist unter anderem, dafür zu sorgen, ein „relativ konstantes inneres Körpermilieu" aufrechtzuerhalten – einen Zustand, der „Homöostase" genannt wird.[51] Die Homöostase wird unter anderem durch die Regulierung des Energiestoffwechsels aufrechterhalten. Dies geschieht durch die Steuerung der Nahrungsaufnahme, der Verdauung und des Grundumsatzes.[52]

---

46 Noback et al., The Human Nervous System, S. 371
47 Noback et al., The Human Nervous System, S. 378
48 Noback et al., The Human Nervous System, S. 371
49 F. Scott Kraly: Brain Science and Psychological Disorders, S. 154
50 Noback et al., The Human Nervous System, S. 373
51 Noback et al., The Human Nervous System, S. 371
52 Noback et al., The Human Nervous System, S. 373

Abbildung 1:

Animalisches Gehirn und Hypothalamus

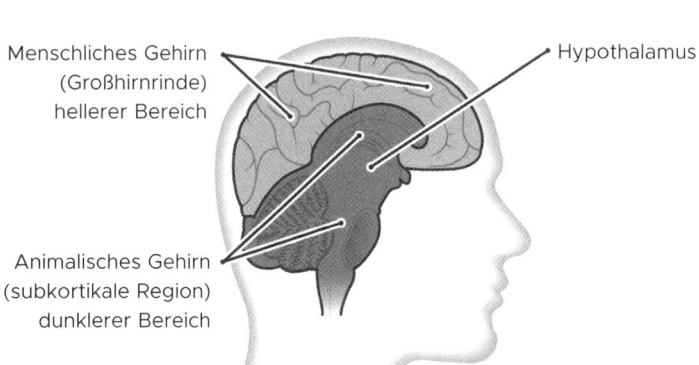

Menschliches Gehirn
(Großhirnrinde)
hellerer Bereich

Hypothalamus

Animalisches Gehirn
(subkortikale Region)
dunklerer Bereich

Das animalische Gehirn – insbesondere der Hypothalamus –
ist die Quelle unserer Überlebenstriebe.

Verschiedene Teile des Hypothalamus haben unterschiedliche Auswirkungen im Hinblick auf die aufzunehmende Nahrungsmenge.[53] Der Teil des Hypothalamus, der an der Steuerung der Nahrungszufuhr beteiligt ist, wird das „Hungerzentrum" genannt, und in diesem Hungerzentrum gibt es wiederum ein Zentrum für „Hunger" und eins für „Sättigung".[54] Eine Stimulierung des Zentrums für Hunger im Hypothalamus verstärkt bei einem Tier den Fressdrang, doch wenn man dieses Zentrum für Hunger zerstört, hat das zur Folge, dass das Tier die Nahrungsaufnahme verweigert. Zerstört man hingegen das Sättigungszentrum, frisst das Tier gierig und unersättlich, stimuliert man das Sättigungszentrum, unterbindet man bei dem Tier die Fresslust.[55] Dies zeigt, welche große Rolle der Hypothalamus bei der Steuerung des Verlangens nach Nahrung spielt – und ziemlich wahrscheinlich auch im Hinblick auf das Verlangen, sich einem Essanfall hinzugeben.

53 Kenneth Joel Shapiro: Animal Models of Human Psychology, S. 117

54 Noback et al., The Human Nervous System, S. 380

55 Noback et al., The Human Nervous System, S. 300

So einfach ist das mit dem Gehirn nicht

So verlockend und hilfreich es auch wäre, einen spezifischen Teil des Gehirns zu nehmen und zu sagen, *Das ist der Ort, an dem das Verlangen, sich mit Essen vollzustopfen, entsteht* – so einfach ist es nicht. Wenn der Hypothalamus – oder irgendein anderer Teil des Gehirns oder eine bestimmte neurochemische Verbindung – bei Bulimikerinnen der einzige Schuldige bei der Erzeugung des heftigen Verlangens wäre, sich mit Essen vollzustopfen, wäre die Heilung einfach. Wir müssten nur die Aktivität jenes Teils des Gehirns oder der betreffenden neurochemischen Verbindung reduzieren, um eine Bulimie zu überwinden (bzw. aktivieren, um eine Anorexie zu überwinden). Doch so verhält es sich nicht.[56] Teile des Hypothalamus spielen zwar eine wichtige Rolle bei der Steuerung des Essverhaltens, doch es gibt im Gehirn nicht nur ein einziges Hungerzentrum, und es gibt auch nicht nur eine einzige neurochemische Verbindung, die den Appetit und das Sättigungsgefühl reguliert.[57]

Essen ist ein komplexer Prozess, an dem nicht nur das zentrale Nervensystem (das Gehirn und das Rückenmark) beteiligt ist, sondern auch das periphere Nervensystem – jener Teil des Nervensystems, der nicht zum Gehirn und zum Rückenmark gehört. Die Liste der identifizierten im Nervensystem stattfindenden Prozesse und der neurochemischen Verbindungen, die bei der Regulierung der Essensaufnahme eine Rolle spielen, wird immer länger.[58] Aus diesem Grund lässt sich das Essverhalten nicht auf einfache Weise erklären, und versuchte man, mit größter Genauigkeit auf einer Gehirnkarte anzuzeigen, wo was wie gesteuert wird, würde dies den derzeitigen Kenntnisstand der Neurobiologie übersteigen. Exakt zu benennen, wo genau im animalischen Gehirn das Verlangen, sich mit Essen vollzustopfen, entsteht, wäre eine höchst spekulative These, die derzeit durch die Erkenntnisse der Hirnforschung nicht gestützt wird. Das Gehirn ist sowohl im Allgemeinen als auch

---

56 F. Scott Kraly: Brain Science and Psychological Disorders, S. 46
57 F. Scott Kraly: Brain Science and Psychological Disorders, S. 46
58 F. Scott Kraly: Brain Science and Psychological Disorders, S. 46

im Hinblick auf Essstörungen noch lange nicht vollständig erforscht und erklärt, und dies wird auch nicht in naher Zukunft geschehen.[59]

Aber dass das Ganze so komplex ist und unser Verständnis des Gehirns und des Nervensystems im Hinblick auf das Essverhalten noch unvollständig ist, bedeutet nicht, dass wir nicht daran arbeiten können, Lösungen zu finden. Um Behandlungsmethoden für Essstörungen zu finden, „ist das angemessene Verständnis nur eines Bruchteils der komplexen Zusammenhänge vielleicht schon ausreichend, um einen neuen und effektiven klinischen Ansatz zu entwickeln, um das Problem anzugehen."[60] In dieser Hinsicht versuche ich in aller Bescheidenheit, einen Beitrag zu leisten, indem ich in diesem Buch meine Überlegungen darlege, die mir geholfen haben, meine Bulimie zu überwinden – und ich präsentiere sie nicht als eindeutige wissenschaftliche Erkenntnisse, die von zahlreichen Studien bestätigt wurden, sondern als brauchbare Konzepte, die auf fundierten Theorien und Forschungsergebnissen basieren. Das bloße Verständnis eines Bruchteils der Funktionsweise meines Gehirns hat es mir ermöglicht, schneller zu genesen, als ich es je für möglich gehalten hätte. Und um die Geschichte meiner Essstörung und meiner Genesung zu erzählen, reicht es schon, nur diesen Bruchteil zu erklären – in einfachen Worten.

Wir können selbst dann Fortschritte bei der Behandlung von Essstörungen erzielen, wenn wir nicht präzise erklären können, wie das Gehirn und das Nervensystem Verhaltensweisen steuern.[61] Ich glaube, dass ich schon dadurch einen Fortschritt erzielt habe, dass ich mein eigenes Problem verstanden habe – oder einen Bruchteil meines eigenen Problems. Und während ich hier über Überlebensinstinkte und den Hypothalamus schreibe (und an späterer Stelle über neuronale Pfade, die Gewohnheiten steuern), ist mir zwar sehr wohl bewusst,

---

[59] F. Scott Kraly: Brain Science and Psychological Disorders, S. 47
[60] F. Scott Kraly: Brain Science and Psychological Disorders, S. 47
[61] F. Scott Kraly: Brain Science and Psychological Disorders, S. 47

dass es, was die Erkenntnisse angeht, Grenzen gibt, aber das hindert uns nicht daran, alle Informationen, die uns zur Verfügung stehen, zu unserem Vorteil zu nutzen.

Meine Erfahrung mit Überlebensinstinkten

Das animalische Gehirn – und insbesondere der sich dort befindende Hypothalamus – konzentriert sich auf das Überleben. Die Verhaltensweisen, die von diesem Bereich des Gehirns gesteuert werden, lassen sich „nicht so leicht ändern wie die bewusster geplanten, fein abgestimmten Reaktionen, die von der im Laufe der Evolution erst später entwickelten, sich über dem Hypothalamus befindenden Großhirnrinde generiert werden".[62] Das durch den Hypothalamus und das animalische Gehirn gesteuerte Verhalten ähnelt sehr dem Verhalten von Tieren, die nicht nachdenken, um zu vernunftgesteuerten Entschlüssen zu kommen, bevor sie handeln, wie der Fall der sich Fressanfällen hingebenden Ratten zeigt.

Als ich versuchte, meine Diät zu befolgen, spürte ich meine Überlebensinstinkte sehr stark, und je stärker ich versuchte, meine Nahrungsaufnahme zu reduzieren, desto mehr wollte ich essen. Meine Überlebenstriebe bewirkten genau das Gegenteil dessen, was ich mit meiner Diät erreichen wollte: Sie sorgten dafür, dass ich mehr essen wollte, als ich jemals vor meiner Diät gegessen hatte. Diese Reaktion war nur dem Schutzmechanismus meines animalischen Gehirns geschuldet. Da ich nichts über meine Überlebensinstinkte wusste, hielt ich mich für verrückt, weil ich so nach Essen gierte. Ich hielt meinen unersättlichen Appetit für einen Fluch, mit dem ich belegt war, und glaubte, ihn immer streng im Zaum halten zu müssen. Also plante ich meine Mahlzeiten sehr sorgfältig und achtete besonders darauf, bestimmte Lebensmittel und spezielle Situationen zu vermeiden, die mich in Versuchung führten. Das alles war nicht der Ausdruck meines Versuchs, mein Leben in den Griff zu bekommen, indem ich meinen Nahrungskonsum kontrollierte. Es war auch nicht Ausdruck des Versuchs, mich von anderen Problemen

---

62 Thomas B. Czerner: What Makes You Tick, S. 20

abzulenken, indem ich meine Aufmerksamkeit auf das Essen richtete, wie es mir in der Therapie beigebracht worden war. Das alles war ich bei dem Versuch, meine Überlebensinstinkte zu unterdrücken.

An meinem starken Verlangen nach Essen war nichts Anormales. Mein animalisches Gehirn erledigte einfach nur seinen Job – den Job, den es seit Millionen Jahren erledigt. Vor Tausenden von Jahren, als unsere Vorfahren regelmäßig von Hungersnöten heimgesucht wurden, diente ein starker Appetit einem wichtigen Zweck. Er trieb unsere Vorfahren zum Jagen und Sammeln und dazu, so viel Nahrung aufzunehmen wie nur irgend möglich, um Kalorienreserven aufzubauen. Das Problem heute ist, dass wir immer noch so verdrahtet sind, dass wir dazu angehalten werden, uns vorbeugend für Zeiten der Nahrungsmittelknappheit zu schützen, doch für die meisten von uns, die in wohlhabenden Ländern leben, wird Nahrung nicht mehr wirklich knapp.

Als ich meine Diät machte, gaukelte ich meinem Gehirn jedoch vor, dass Nahrung knapp war. Ich schaffte künstlich eine Situation der Nahrungsmittelknappheit, doch mein animalisches Gehirn kannte den Unterschied nicht und drängte mich deshalb nachdrücklich dazu zu essen. Und als ich dem drängenden Verlangen meines animalischen Gehirns schließlich nachgab, musste ich nicht, wie unsere Vorfahren, hart dafür arbeiten, um zu bekommen, wonach mir der Sinn stand. Ich musste nicht jagen gehen oder mir die Nahrung anderweitig mühsam zusammensuchen, um mein Verlangen zu befriedigen, weil alles, was ich essen wollte – was auch immer es war –, leicht verfügbar war.

Es ging nicht nur mir so

Für den durchschnittlichen Erwachsenen, der einfach nur versucht, ein paar überschüssige Pfunde loszuwerden, sind die Überlebensinstinkte nur ein Ärgernis, das ihm das Befolgen einer Diät erschwert. Erwachsene, die gelegentlich eine Diät machen, hören meistens irgendwann mit der Diät auf, fangen wieder an, normal zu essen und nehmen wieder zu. Andere, die eine Diät gemacht haben, essen nach der Diät zu viel, leiden jedoch nicht unter Essanfällen.

Die allermeisten Diäten scheitern. 95 Prozent aller Menschen, die eine Diät gemacht haben, nehmen die abgespeckten Pfunde innerhalb von zwei Jahren wieder zu, und 98 Prozent nehmen das verlorene Gewicht innerhalb von fünf Jahren wieder zu.[63] Das heißt jedoch nicht, dass es 95 bis 98 Prozent der Menschen, die eine Diät gemacht haben, an Willenskraft mangelt. Es heißt lediglich, dass das animalische Gehirn äußerst effektiv darin ist, sicherzustellen, dass wir die Versorgung unseres Körpers mit Nahrungsmitteln nicht gefährden. Strenge Diäten und Modediäten funktionieren nicht, jedenfalls in den meisten Fällen. Ich hoffe wirklich, dass dies allgemein bekannt wird und strenge Diäten und Modediäten deshalb in der Gesellschaft in Ungnade fallen.

Für Menschen, die mit Verbissenheit an Diäten herangehen, und für Magersüchtige stellen die Überlebensinstinkte ein sehr viel größeres Problem dar. Dem Körper während eines langen Zeitraums zu viel Nahrung vorzuenthalten oder zu versuchen, zu lange ein zu niedriges Körpergewicht aufrechtzuerhalten, sorgt dafür, dass die Überlebensinstinkte voll in Fahrt kommen. Und dann ist es nur noch eine Frage der Zeit, bis das Gehirn drastische Maßnahmen ergreift. De facto enden 50 Prozent der Magersüchtigen als Binge Eater, „sobald ihr Körper gegen die strikten strengen Diäten rebelliert".[64] Es leuchtet ein, warum Menschen, die mit Verbissenheit an ihre Diät herangehen, oder Magersüchtige zu Essanfällen neigen. Ein Essanfall kompensiert ein extremes Kaloriendefizit und liefert Magersüchtigen oder Menschen, die extreme Diäten befolgen, für den Fall, dass sie erneut Hungerkuren durchführen, ausreichend Nährstoffe, die sie speichern können.

Das Gehirn Jugendlicher ist besonders anfällig für Essanfälle

Die durch das Befolgen von Diäten verursachten Probleme werden meiner Meinung nach bei jungen Menschen noch verschärft. Der Druck, dem der jeweiligen Kultur entsprechenden Schön-

---

63 Carol Emery Normandi, Laurelee Roark: It's Not About Food, S. 2
64 John Barnhill, Nadine Taylor: If You Think You Have an Eating Disorder, S. 68

heitsstandard zu entsprechen, ist während der Teenagerjahre am höchsten, und ebenso ist die Wahrscheinlichkeit während dieser Lebensphase am größten, dass die Befolgung von Diäten ein so starkes Verlangen auslöst, sich Essanfällen hinzugeben, dass diesem Verlangen nur schwer zu widerstehen ist. Das liegt daran, dass das Gehirn bis zum frühen Erwachsenenalter (um das Alter von 20 Jahren herum) eher überlebensorientiert agiert. Der primitive Teil des Gehirns, der die Überlebensinstinkte steuert – also der Hypothalamus –, ist von Geburt an voll ausgeprägt und funktionsfähig. „Biologisch betrachtet würde ein Tier nicht lange überleben, wenn dieser Teil des Gehirns nicht oberste Priorität hätte."[65]

Das auf höherer Ebene funktionierende, für rationales Denken zuständige menschliche Gehirn – also der Teil des Gehirns, der über die Fähigkeit verfügt, sich über das animalische Gehirn hinwegzusetzen –, ist hingegen erst im frühen Erwachsenenalter vollständig ausgereift. Untersuchungen des Teenagergehirns haben ergeben, dass die Frontallappen, in denen sich der präfrontale Cortex befindet – ein für unsere Überlegungen äußerst wichtiger Teil des Gehirns, auf den ich ausführlich in Kapitel 23 eingehe – und die das Denken, Planen, die Entscheidungsfindung, zielgerichtetes Verhalten und das Unterdrücken unangemessener Reaktionen steuern, bei Teenagern weniger aktiv sind als bei Erwachsenen.

Stattdessen hat der niedere, „primitive" Teil des Gehirns, der für emotionale Reaktionen und unwillkürliche bzw. „Bauch"-Reaktionen zuständig ist, bei Jugendlichen Priorität. Aus diesem Grund ist der präfrontale Cortex, der unser zivilisiertes Ich beherbergt, bei Heranwachsenden oft sozusagen „hinter dem Steuer eingeschlafen", denn er gehört zu den Strukturen des Gehirns, die sich als letzte voll entwickeln.[66] Der präfrontale Cortex ist im Gehirn und im zentralen Nervensystem für die Handlungssteuerung zuständig[67], doch diese Steuerungsfunk-

---

[65] Kathie F. Nunley: How the Adolescent Brain Challenges the Adult Brain
[66] Michael Gurian: Nurture the Nature, S. 242
[67] Elkhonon Goldberg: The Executive Brain, S. 215

tion ist im Gehirn eines Teenagers noch nicht voll entwickelt. Hinzu kommt, dass der für Überlebensinstinkte zuständige Teil des Gehirns bei Jugendlichen aufgrund von Hormonen, Lernprozessen und Einflüssen des sozialen Umfelds sozusagen eine „heiße Zone" ist.[68]

Das hat zur Folge, dass Heranwachsende das Gefühl haben, ihre Überlebensinstinkte weniger gut kontrollieren zu können, und vielleicht können sie sie auch tatsächlich weniger gut kontrollieren. Biologisch betrachtet ist Binge Eating eine natürliche Reaktion auf eine Beschränkung der Nahrungszufuhr, der ein junger Mensch sich unterzieht, wenn er eine Diät macht. Deshalb ist die Entwicklung einer Bulimie meistens ein altersspezifisches Phänomen; sie beginnt meistens in den Teenagerjahren.[69] Der Druck, dem durch die Gesellschaft propagierten Schönheitsideal – schlank zu sein – zu entsprechen, schlägt sich auf diese Weise ungünstig auf den unterentwickelten präfrontalen Cortex von Teenagern nieder. In unserer Gesellschaft ist es zwar populär, Diäten zu machen, doch bei Erwachsenen führen diese nicht so häufig zu voll ausgeprägten Binge-Eating-Störungen wie bei jüngeren Menschen. Andernfalls würde Bulimie sehr viel häufiger bei mehr Menschen zwischen dreißig und fünfzig oder in noch höherem Alter auftreten. Da der präfrontale Cortex bei Erwachsenen vollständig entwickelt ist, können diese die von ihren Überlebensinstinkten generierten Impulse besser kontrollieren.

Mit anderen Worten: Wenn Erwachsene das Verlangen verspüren, zu viel zu essen oder sich einem Essanfall hinzugeben, sind sie besser gerüstet, diesem Verlangen zu widerstehen. Das heißt nicht, dass eine Genesung erst ab einem Alter von über zwanzig möglich ist oder dass ein junger Mensch keinerlei Kontrolle über seine Überlebensinstinkte hat. Tatsächlich ist der präfrontale Cortex auch bei jüngeren Menschen in der Lage, dem Drängen des animalischen Gehirns zu widerstehen, ansonsten könnten wir von Teenagern nicht erwarten, sich angemessen zu

---

68 Kathie F. Nunley: How the Adolescent Brain Challenges the Adult Brain
69 Deborah Marcontell Michel, Susan G. Willard: When Dieting Becomes Dangerous, S. 24

verhalten. Doch ein Teenager muss sich sehr viel mehr anstrengen und benötigt Wissen und Orientierungshilfe, um einem solchen vom animalischen Gehirn erzeugten Verlangen zu widerstehen. Die „Fähigkeit, seine Handlungen willkürlich zu steuern, ist nicht angeboren".[70] Sie „entsteht erst allmählich im Laufe der Entwicklung".[71] In modernen westlichen Gesellschaften werden junge Menschen ab einem Alter von 18 Jahren – per Gesetz – für ihre Handlungen verantwortlich gemacht und als Erwachsene angesehen. Dies entspricht weitgehend dem Zeitpunkt, zu dem die Entwicklung unseres Gehirns fast abgeschlossen ist und die Pfade, die die Frontallappen mit anderen Hirnstrukturen verbinden, fertiggestellt und funktionsfähig sind.[72]

Es war nicht so, dass mit mir oder mit meinem unvollständig entwickelten Teenagergehirn etwas nicht stimmte, als ich mit dem Binge Eating begann, und ich mache mir keine Vorwürfe, damit angefangen zu haben. Schließlich hatte ich zu dem Zeitpunkt, als ich mich zum ersten Mal einem Essanfall hingab, aufgrund der Anatomie und der Funktionsweise meines Gehirns keine vollkommene Kontrolle über mein Verhalten. Das soll jedoch nicht als Entschuldigung für mich oder andere Teenager herhalten. Ich glaube, wenn ich die richtigen Informationen gehabt hätte, als ich mich die ersten Male dem Verlangen ausgesetzt gefühlt habe, mich mit Essen vollzustopfen, hätte ich dem Verlangen trotz meines noch nicht vollständig ausgereiften präfrontalen Cortex widerstehen können.

Gefühle und das Gehirn

Auf jeden Fall wusste ich nicht, was in meinem Gehirn vor sich ging, als ich die ersten Male von Essanfällen heimgesucht wurde, und ohne diese Informationen hatte ich das Gefühl, nicht viel tun zu können, um dem Verlangen zu widerstehen. So sehr ich auch versuchte, meinen Appetit zu zügeln, er wurde stärker und stärker, bis ich dem unbändigen Verlangen an jenem Morgen

---

70 Elkhonon Goldberg: The Executive Brain, S. 141
71 Elkhonon Goldberg: The Executive Brain, S. 141
72 Elkhonon Goldberg: The Executive Brain, S. 144

im März während meines Abschlussjahres auf der Highschool schließlich erlag und mich total vollstopfte. Nachdem ich dem Verlangen nachgegeben hatte, wurde ich von anderen Gefühlen erfasst. Mithilfe des Verständnisses der Funktionsweise meines Gehirns lassen sich die Gefühle, die ich bei meinem ersten Essanfall (und allen weiteren Essanfällen) verspürte – wie das Gefühl, mich nicht kontrollieren zu können, Aufgeregtheit, Befriedigung und Schuldgefühle nach dem Essanfall –, leicht erklären.

Als ich mich über die erste Schale süßer Frühstückszerealien hermachte, womit ich den Beginn meines ersten Essanfalls einleiten sollte, hatte ich das Gefühl, keine Kontrolle über mich zu haben. Das war darauf zurückzuführen, dass ich meinem animalischen Gehirn erlaubte, unmittelbar vor dem Essanfall und während des Essanfalls die Macht zu übernehmen. Mein menschliches Gehirn, das sogar damals imstande gewesen wäre, eine freie Entscheidung zu treffen, war vorübergehend abwesend. Ich überließ mich einem niederen, primitiveren Teil von mir, und mein wahres Ich fühlte sich vorübergehend machtlos, den Essanfall zu beenden.

Ich spürte zwar, dass ich mich nicht unter Kontrolle hatte, während ich Bissen für Bissen verschlang, doch es fühlte sich richtig an, sich so vollzustopfen. Ich verspürte große Erleichterung, als ich meinem Verlangen nach Essen endlich nachgab, und auch wenn ich es damals niemals zugegeben hätte, empfand ich große Aufregung und Befriedigung. Auch das ist mithilfe des Verständnisses der Funktionsweise des animalischen Gehirns einfach zu erklären, das nicht nur Überlebensinstinkte generiert, sondern auch intensive Gefühle.[73] Immer wenn ich mich vollstopfte, gab ich meinem animalischen Gehirn, was es wollte, und es jubelte und belohnte mich mit diesen angenehmen und anregenden Gefühlen. Beim Essen, insbesondere beim Verzehr besonders wohlschmeckender/süßer Nahrungsmittel, werden im Gehirn chemische „Wohlfühl"-Substanzen ausgeschüttet.

---

73 Thomas B. Czerner: What Makes You Tick, S. 23

Einer dieser neurochemischen Stoffe sind die Opioide, die, wie sich gezeigt hat, eine große Rolle bei der Linderung von Essstörungen spielen.[74] Beim Essen werden im Hypothalamus Opioide ausgeschüttet,[75] die ein sehr befriedigendes Belohnungsgefühl erzeugen. Aber ungeachtet des biochemischen Prozesses, der diese Glücksgefühle während meines ersten Essanfalls ausgelöst hat – sie waren nur sehr kurzlebig. Als mein wahres Ich, das im menschlichen Teil meines Gehirns angesiedelt ist, nach dem Essanfall wieder hervortrat, fühlte ich mich furchtbar und schämte mich. Die Teile meines Gehirns, die den Essanfall hervorgerufen hatten, beruhigten sich wieder, und mein wahres Ich begann die Auswirkungen dessen, was ich getan hatte, zu spüren.

Hätte ich damals gewusst, was in meinem Gehirn vor sich ging, hätte ich verstanden, dass ich nicht verrückt war, sondern ein normaler Teenager, der gerade eine Krise erlebte, weil unterschiedliche Teile seines Gehirns miteinander um die Vorherrschaft rangen. Stattdessen rang ich noch Jahre nach meinem ersten Essanfall in der Therapie um theoretische Antworten darauf, wie es zu meinem ersten Essanfall hatte kommen können. Ich stellte viele Hypothesen auf, unter anderem folgende: Ich fühlte mich unter Druck, weil ich bald wegziehen und auf die Uni gehen würde, also stopfte ich mich mit Essen voll, um mich zu trösten; ich suchte mir ein heimliches Laster in Form von Essen, weil ich mir viele andere Vergnügungen im Leben versagte; ich fühlte mich unzulänglich, eine Beziehung einzugehen, also gab ich mich meinen Essattacken hin, damit ich fett und unattraktiv wurde und gar nicht erst in Verlegenheit geriete, eine intime Beziehung zu jemandem aufzubauen; ich stopfte mich aus Wut auf meine Eltern voll, weil sie mir ständig mit dem Thema Essen auf die Nerven gingen.

Während meiner Therapien grübelte ich über endlos viele Theorien nach, aber keine von ihnen klang mir glaubhaft.

---

74 M. M. Boggiano et al.: Combined Dieting and Stress Evoke Exaggerated Responses to Opioids

75 J. Dum, A. Herz: Activation of Hypothalamic Beta-Endorphin Pools; S. XX; Welch et al., Palatability-Induced Hyperphagia

Inzwischen scheint es mir so, als ob ich zu einem gewissen Grad immer wusste, worum es bei meinem ersten Essanfall gegangen war: um Nahrung und den Mangel an Nahrung, den mein Körper verspürte. Die Erfahrung, mich zum ersten Mal einem Essanfall hingegeben zu haben, war mit Sicherheit verstörend, aber ich hatte nicht das Gefühl, ein größeres Problem zu haben. Ich wusste, dass ich mich vollgestopft hatte, weil ich ein starkes Verlangen verspürt hatte, dem ich nicht hatte widerstehen können. Ich war wütend und schämte mich für das, was ich getan hatte, aber mir kam zu jener Zeit nicht in den Sinn, dass mehr dahinterstecken könnte.

Nach meiner Genesung schloss sich der Kreis. Genau wie damals, als ich die Abschlussklasse der Highschool besuchte, war mir klar, dass die Motive, die mich dazu gebracht hatten, mich meinem allerersten Essanfall hinzugeben, ganz und gar nicht komplex waren. Meine Bedürfnisse waren rein physischer Natur gewesen. Mein Körper brauchte einfach nur Nahrung, und zwar viel, um den Nahrungsentzug zu kompensieren, den ich ihm während meiner Diät zugemutet hatte. Also trieb mich mein gesundes, mächtiges animalisches Gehirn dazu, zu viel zu essen, und das in einer Welt, in der Essen im Überfluss vorhanden war – einer Welt, in der die Speisekammer meiner Eltern mit vielen Kartons süßer Frühstückszerealien gefüllt war. Mit mir selber und mit meinem Gehirn war alles in Ordnung. Diese einfache Information lieferte mir schließlich eine wahre Erklärung für meinen ersten Essanfall, und zwar eine, die für mich Sinn ergab.

18

Warum habe ich eine Diät gemacht, und warum war das so ein Problem für mich?

Die ersten Male, als mich das Verlangen überkam, mich einem Essanfall hinzugeben, war dies kein Symptom von irgendetwas, sondern einzig und allein eine Folge meiner Diät. Aber war meine Diät ein Symptom von irgendetwas anderem? War sie Ausdruck einer Art Krankheit oder eines emotionalen Problems, wie meine Therapeuten behaupteten? Was hatte mich überhaupt veranlasst, auf einmal eine Diät zu machen? Und was hatte mich dazu gebracht, es mit dem Hungern zu übertreiben?

Meine Therapeuten glaubten, dass meine Diät *und* meine Essanfälle Teil eines sehr viel größeren Problems waren. Sie glaubten, dass beides Symptome einer Störung oder einer Erkrankung waren, derer ich mich auf irgendeine Weise bediente, um mit meinem Leben klarzukommen. Obwohl ich mich zunächst gegen diese Vorstellung sträubte, gelangte ich zu der Überzeugung, dass meine Diät nicht nur in physischer Hinsicht eine Rolle beim Ausbrechen meiner Essstörung spielte, sondern auch Ausdruck von etwas anderem war. Während der Therapie lernte ich, dass die Tatsache, dass ich mir so lange Nahrung entzogen habe, Ausdruck eines Entzugs von etwas Emotionalem sei – wie Freude, Genuss, Liebe oder Freiheit. Ich lernte auch, dass das Diäthalten Ausdruck meines Versuchs sei, die Kontrolle über mein Leben zu gewinnen.

Die Idee, dass mein Drang, eine strikte Diät zu befolgen, Teil eines größeren Problems war, das in meinem Inneren zu finden war, schien in meinen Augen Sinn zu ergeben. Immerhin kannte ich andere, die eine Diät machten, ohne ein Problem zu haben, oder gar keine Diät machten. Ich gelangte zu der Überzeugung, dass meine strikte Diät während meiner Highschool-Zeit ein weiteres Zeichen dafür war, dass irgendetwas mit mir nicht stimmte. Doch nach meiner Genesung wurde mir ganz klar, dass das eben nicht der Fall war. Meine Diät war kein Ausdruck einer Krankheit oder die Folge emotionaler Probleme. Es war die Folge einer Entscheidung, die ich getroffen hatte – einer Entscheidung, die ernsthafte Konsequenzen nach sich zog. Es gab gewiss einige Faktoren, die mich dazu gebracht hatten, diese Entscheidung zu treffen, und es gab auch Faktoren, die es wahrscheinlicher gemacht haben, dass die Konsequenzen eintraten. Ich glaube nicht, dass jemand oder irgendetwas Bestimmtes dafür verantwortlich gemacht werden kann, aber im Folgenden werde ich mein Bestes tun, Vermutungen über die Kombination aus Gründen anzustellen, die letztendlich dazu geführt haben, dass ich mich auf Diät setzte und es mit dieser Diät übertrieben habe.

Warum sind Heranwachsende versucht, eine Diät zu machen?

Der erste Grund, aus dem ich begann, eine Diät zu machen, ist der eindeutigste: Ich war im richtigen Alter dafür. Ich habe mir nichts vorzuwerfen. Im Nachhinein wünschte ich, ich hätte es nicht getan, aber in Anbetracht dessen, dass viele meiner gleichaltrigen Bekannten ebenfalls eine Diät machten, war es nicht überraschend, dass auch ich begann, meine Kalorienaufnahme zu reduzieren.

Sich auf Diät zu setzen, ist ein kulturelles Problem, das vor allem Mädchen, junge Frauen und insbesondere Teenager betrifft, weil unsere Gesellschaft Schlankheit verherrlicht und Menschen, die es schaffen abzunehmen, rühmt. Eine Studie ergab, dass zwei von drei Highschool-Schülerinnen versuchen, ihr Gewicht zu reduzieren.[76] Tatsächlich versuchen Teenager aller Kulturen, die

---

[76] B. Timothy Walsh, V. L. Cameron: If Your Adolescent Has an Eating Disorder, S. 34

jeweils vorherrschenden Schönheitsstandards zu erfüllen. Das ist nicht nur eine Folge des Drucks durch die Bezugsgruppe, unter dem junge Frauen stehen, sondern auch das Ergebnis eines biologischen Drangs. Junge Frauen sind biologisch prädisponiert, alles dafür zu tun, um in ihrem jeweiligen Kulturkreis als schön zu gelten.

Menschen haben eine angeborene Neigung, ihre „Balzbereitschaft" zur Schau zu stellen[77], sobald während der Pubertät hormonelle Veränderungen stattfinden. Das bedeutet: Junge Menschen fangen an, darauf zu achten, dass das andere Geschlecht sie attraktiv findet – egal ob bewusst oder unbewusst. Für junge Frauen heißt das, dass sie mehr Wert auf ihr Äußeres legen. Aus historischen Aufzeichnungen ist bekannt, dass Frauen in allen möglichen Kulturen schon immer versucht haben, besser auszusehen.[78] Dieser biologische Drang ist im Prinzip nicht gefährlich; er ist sogar vorteilhaft für das Überleben unserer Spezies. Allerdings gilt das meiner Meinung nach nicht für Kulturen, in denen ein unrealistisches Schönheitsideal vorherrscht, wie in den USA, wo ein zu dünner Körper als ideal gilt.

Ich wünschte, ich hätte nichts auf die durch unsere Kultur gesetzten Ideale gegeben und meinen Körper in Ruhe gelassen, aber jetzt kann ich nichts mehr rückgängig machen. Damals schien es mir eine gute Idee zu sein, eine Diät zu machen, und ich hatte ja keine Ahnung, welches Chaos das Hungern in meinem Körper und meinem Gehirn anrichten würde. Zudem gab es einige Risikofaktoren, die mit meiner Erziehung und einigen meiner Persönlichkeitsmerkmale zusammenhingen, die es mir erschwerten, der Versuchung, eine strikte Diät zu befolgen, zu widerstehen.

Erziehung und Naturell

Die anderen Faktoren, die mich beeinflussten und dazu brachten, eine Diät zu machen und es mit dem Hungern zu übertreiben, lagen in meiner Erziehung und in meinem Naturell begründet.

---

[77] Jay Glass: The Animal Within Us, S. 38
[78] Jay Glass: The Animal Within Us, S. 39

Ich weiß, dass einige Ereignisse in meinem Leben mich glauben gemacht haben, dass dünn zu sein wünschenswert sei und Gewicht zu verlieren ein lobenswertes Ziel. Außerdem hatte meine Familie im Hinblick auf das Körpergewicht auch nicht immer eine gesunde Einstellung. Und die Tatsache, dass ich Leichtathletin war, sorgte dafür, dass ich großen Wert auf extreme Fitness legte. Hinzu kam noch, dass einige Aspekte meiner Persönlichkeit – insbesondere mein Hang zum Perfektionismus und mein schwaches Selbstwertgefühl – mich in Gefahr brachten, mit meinem Körper unzufrieden zu sein, und mich somit dazu trieben, mit einer Diät zu beginnen.

Als ich mit der Diät begonnen hatte, machten mein schlechtes Selbstwertgefühl und mein Perfektionismus alles noch schlimmer. Wahrscheinlich gefiel es mir, beim Abnehmen erfolgreich zu sein, weil ich mir aufgrund meines schwachen Selbstwertgefühls in anderen Bereichen meines Lebens wie eine Versagerin vorkam. Vermutlich machte ich mit der Diät noch weiter, als andere längst aufgehört hätten, weil mein Perfektionismus mich dazu trieb. Vielleicht spielten auch biologische und genetische Faktoren eine Rolle. Womöglich fiel es mir auch einfach aufgrund meines Stoffwechsels leichter, abzunehmen und die Pfunde schneller purzeln zu lassen. Oder vielleicht empfand ich mehr Freude am Abnehmen als andere – wahrscheinlich aufgrund einer bei mir anders gearteten Zusammensetzung der chemischen Substanzen in meinem Gehirn.

Ich führe all diese hypothetischen Risikofaktoren auf, um deutlich zu machen, dass natürlich irgendetwas an mir anders war, das mich dazu gebracht hat, mich zu entscheiden, eine Diät zu machen, und das dazu geführt hat, dass die Diät für mich zu einem Problem geworden ist, so wie jeder, der nach einer Diät eine Essstörung entwickelt, irgendwie anders ist. Darüber spekuliere ich jedoch nicht allzu viel, denn die Ursachenforschung ist noch nicht soweit, vollständig erklären zu können, wie Essstörungen entstehen. Heute können wir noch nicht definitiv sagen, welche Entwicklungsfaktoren und welche sozialen und biologischen Faktoren einen Menschen dafür anfällig machen, eine Bulimie oder eine Magersucht zu entwickeln, wobei man davon ausgeht, dass die Faktoren komplex sind und sich wechselseitig beeinflussen.[79]

Es gibt Hinweise darauf, dass Essstörungen erblich sind[80] und es einige genetisch bedingte Temperaments- und Persönlichkeitsmerkmale gibt, die einen Menschen dafür anfällig machen, in der Adoleszenz Bulimie zu entwickeln,[81] doch es gibt noch keine verlässliche Möglichkeit vorherzusagen, wer eine Essstörung entwickeln wird und wer nicht. Ich war wahrscheinlich aus dem einen oder anderen Grund anfälliger dafür, meine Nahrungsaufnahme übermäßig stark einzuschränken und somit Magersucht, eine Binge-Eating-Störung oder Bulimie zu entwickeln, als meine Freundinnen, die auch Diäten gemacht und anschließend nicht unter einer Essstörung gelitten haben. Doch es ist nicht möglich, exakt zu benennen, warum ich eine Essstörung entwickelte, während dies bei anderen nicht der Fall war.

Irrelevanz im Hinblick auf die Genesung

Was auch immer an mir anders war, es bedeutete nicht, dass ich krank war, und was auch immer mich dafür anfällig gemacht hat, eine Essstörung zu entwickeln, spielte im Hinblick auf meine Genesung keine Rolle. *Weder* die Risikofaktoren, die von meiner Erziehung herrührten, *noch* mein angeborenes Naturell machten es unausweichlich, dass ich unter einer Essstörung leiden würde. Die Faktoren, die ich genannt habe, und auch noch einige andere, machten mich lediglich anfälliger, für eine Diät und es mit dem Hungern zu übertreiben, was wiederum meine Überlebensinstinkte auf den Plan rief, die das Verlangen in mir auslösten, mich mit Essen vollzustopfen, was schließlich zu meiner Bulimie führte.

Tatsache ist einfach nur Folgendes: Wenn ich nie eine Diät gemacht hätte, hätte ich nie so ein unbändiges Verlangen entwickelt, mich mit Essen vollzustopfen, hätte mich nie einem Essanfall hingegeben und wäre niemals Bulimikerin geworden.

---

[79] Dennis S. Charney; Eric J. Nestler: Neurobiology of Mental Illness, S. 1349
[80] Walter H. Kaye: Eating Disorders
[81] Scott O. Lilienfeld et al.: Eating Disorders and Personality

Mit welchen Risikofaktoren ich auch immer belastet gewesen sein mag, die mich möglicherweise dafür anfällig gemacht haben, eine Essstörung zu entwickeln – sie spielten keine Rolle, bis ich mit meiner Diät anfing. Selbst mit meiner perfektionistischen Persönlichkeit, meinem schwachen Selbstwertgefühl und all meinen anderen Mängeln ging es mir GUT, bevor ich anfing, meine Nahrungsaufnahme zu reduzieren.

Wenn ich mein schwaches Selbstwertgefühl, meinen Perfektionismus und andere hypothetische Risikofaktoren vor langer Zeit angegangen wäre, hätte dies mich möglicherweise davon abgehalten, überhaupt jemals zu beschließen, eine Diät zu machen und mich somit auch davor bewahrt, eine Essstörung zu entwickeln. Aber welche Gründe auch immer mich dazu gebracht haben, mit der für mich so problematischen Diät zu beginnen – diese Gründe spielten keine Rolle mehr, als ich erst einmal in dem Teufelskreis aus Essanfällen und anschließendem Kompensationsverhalten gefangen war. Es war zu spät, das Rad zurückzudrehen und zu versuchen, die Faktoren – welche auch immer es gewesen sein mögen – anzugehen, die mich dazu gebracht hatten, die Diät zu machen, so wie ich versuchte, während meiner Therapien die Probleme anzugehen, die angeblich meiner Essstörung zugrunde lagen. Denn selbst wenn ich es irgendwie geschafft hätte, für all diese problematischen Faktoren eine Lösung zu finden und sie aus der Welt zu schaffen, hätte ich mein Verlangen, mich mit Essen vollzustopfen, nicht mehr abstellen können.

19

Warum hatte ich weiterhin das Verlangen, mich vollzustopfen?

Grund 1: Hartnäckigkeit des Überlebenstriebs

Ich hatte mich also meinem ersten Essanfall hingegeben, weil meine Diät meinen Überlebenstrieb auf den Plan gerufen und dieser mein Verlangen ausgelöst hatte, mich mit Essen vollzustopfen, doch das erklärte nicht, warum ich sechs weitere Jahre von Essanfällen heimgesucht wurde. Wenn mein animalisches Gehirn mich als Kompensation für mein Hungern und, um meinen Körper vor weiteren Diäten zu beschützen, dazu trieb, mich mit Essen vollzustopfen, hätte es dann nicht mit einem Essanfall gut sein müssen? Warum gab ich mich immer wieder einem so abstoßenden Verhalten hin? Warum sandte mein Gehirn weiterhin Woche für Woche, Monat für Monat, Jahr für Jahr beharrlich diese Signale, die in mir das unbändige Verlangen erzeugten, mich vollzustopfen?

Dafür gibt es zwei Gründe. Auf den einen gehe ich in diesem Kapitel ein, auf den anderen im nächsten. Bei dem ersten handelt es sich um den gleichen Grund, aus dem das Verlangen, mich mit Essen vollzustopfen, mich überhaupt überkam: Überlebensinstinkte.

Meine Überlebensinstinkte schalteten sich nach meinem ersten Essanfall nicht einfach ab, und zwar vor allem deshalb, weil ich nach dieser ersten Essattacke an meinem restriktiven Essverhalten festhielt und versuchte, meinen Appetit noch stärker zu zügeln. Ich lehnte mich nicht einfach zurück und fand mich damit ab, dass ich mich vollgestopft hatte – Bulimikerinnen nehmen ihre Essanfälle nie einfach so hin. Stattdessen versuchte ich, die Sache wieder ins Lot zu bringen. Verständlicherweise befürchtete ich, zuzunehmen. Um den angerichteten Schaden wiedergutzumachen, aß ich an jenem Tag nach meinem Essanfall nur noch sehr wenig und joggte zehn Kilometer.

Anders ausgedrückt folgte auf meinen ersten Essanfall mein erstes Kompensationsverhalten. Es war keine drastische Maßnahme wie selbst herbeigeführtes Erbrechen oder die Einnahme von Abführmitteln, aber es war eine Kompensationsmaßnahme. Meine Korrekturmaßnahme sorgte vorübergehend dafür, dass ich mich etwas besser fühlte, weil ich es immerhin vermieden hatte, zuzunehmen. Allerdings sandte meine Kompensationsmaßnahme eine gefährliche Botschaft an mein animalisches Gehirn – die Botschaft, dass ich meinem Körper weiterhin Nahrung entzog. Meine Kompensationsmaßnahme sorgte nur dafür, dass meine Überlebensinstinkte in höchster Alarmbereitschaft blieben und befeuerte den natürlichen Trieb meines animalischen Gehirns, meinen Körper vor dem Verhungern zu bewahren.

Durch meine Nahrungsreduzierung und das lange Laufen nach meinem Essanfall erzeugte ich effektiv den nächsten künstlichen Nahrungsmangel, und mein animalisches Gehirn – genauer gesagt, mein Hypothalamus – registrierte, dass ich wieder hungerte. Ich hatte meinem animalischen Gehirn bewiesen, dass Binge Eating für mein Überleben lebensnotwendig und wichtig war. Durch mein Kompensationsverhalten fühlte ich mich zwar kurzfristig besser, doch es sorgte dafür, dass mein animalisches Gehirn noch entschlossener war, drohendem künftigem Nahrungsmangel vorzubeugen, sodass meine Überlebensinstinkte, als ich mich an jenem Tag zum Abendessen hinsetzte, schon auf Hochtouren waren und mich drängten, mich erneut vollzustopfen.

Ich verstand nicht, warum ich so einen großen Appetit hatte wie vor meinem ersten Essanfall, wenn nicht sogar einen noch größeren. Ich verstand nicht, warum ich immer noch danach gierte, große Mengen Essen in mich hineinzustopfen, nachdem ich doch erst am Morgen so einen Berg Zerealien verdrückt hatte. Damals hielt ich mich einfach nur für schwach oder unersättlich. Ich machte mir Selbstvorwürfe dafür, dass ich es nicht schaffte, meinen Appetit zu zügeln, denn ich war mir ja nicht dessen bewusst, dass mein Gehirn lediglich auf natürliche und gesunde Weise reagierte.

Hinzu kam, dass ich nach meinem ersten Kompensationstraining mitnichten anfing, mich normal und ausreichend zu ernähren. Stattdessen ging ich sofort wieder dazu über, meine Nahrungsaufnahme zu reduzieren. Mein Essanfall schien ein und für alle Male zu beweisen, dass ich mir, was Essen anging, nicht über den Weg trauen konnte, und das machte mich noch entschlossener, mich zu zügeln. Ich beschloss, wieder auf die richtige Bahn zu kommen und meinen Appetit streng an die Kandare zu nehmen, was jedoch nur dazu führte, meine Überlebensinstinkte zu stärken und erneutes Verlangen hervorzurufen, mich Essanfällen hinzugeben.

Nachdem ich mich bereits einmal einem Essanfall hingegeben hatte, gab es einen weiteren Anreiz, es wieder zu tun, und den lieferte mir meine Erinnerung. Nach meinem ersten Essanfall hatte ich zwar ein schlechtes Gewissen gehabt und mich fett gefühlt und so, als ob ich die Kontrolle über mich verloren hätte, doch ich konnte nicht abstreiten, dass es sich auch gut angefühlt hatte, sich einfach gehen zu lassen, dem Verlangen nachzugeben und sich endlich mal richtig satt zu essen. Und es fiel mir viel leichter, mich an die angenehmen Gefühle zu erinnern als an die unangenehmen. Dieses selektive Gedächtnis ergibt auch aufgrund des Verständnisses der Funktionsweise meines Gehirns Sinn. Außerdem sind die für die Nahrungsaufnahme zuständigen Bereiche und das Gedächtnis im Gehirn eng miteinander verbunden. Bestimmte Neuropeptide (Aminosäureketten im Nervensystem, derer sich Neuronen bedienen, um miteinander zu kommunizieren), insbesondere das Neuropeptid Y und das Peptid YY, die die Nahrungsaufnahme stimulieren, stimulieren auch das Gedächtnis, die Lernfähigkeit und das Belohnungssystem.[82] Mein gesteigertes Erinnerungsvermögen an den erfreulichen Aspekt meines Essanfalls lieferte mir Anreiz und Motivation, mich erneut einem Essanfall hinzugeben.

---

[82] M. M. Hagan et al.: The Effect of Hypothalamic Peptide YY

Obwohl ich es besser wusste, generierte mein animalisches Gehirn so intensive Emotionen und Gefühle, dass ich mich, egal wie sehr ich mich auch bemühte mir auszureden, mich einem Essanfall hinzugeben, dennoch vollstopfen wollte. Das animalische Gehirn und die Überlebensinstinkte hören nicht auf die Stimme der Vernunft. Mein animalisches Gehirn war nicht mein Feind – es ermunterte mich nur, mich einem Essanfall hinzugeben, weil es die Notwendigkeit spürte, dass ich mich mit Nahrung vollstopfen musste, um zu überleben. Und darin war es sehr effektiv, denn nur zwei Wochen nach meinem ersten Essanfall gab ich mich erneut einem Essanfall hin.

Wie mein erster Essanfall war auch mein zweiter verstörend, aber angenehm. Und wie beim ersten Mal fühlte ich mich danach furchtbar. Von den gleichen Schuldgefühlen und der Sorge geplagt zuzunehmen, ergriff ich zum zweiten Mal Kompensationsmaßnahmen: Ich aß am Tag danach sehr wenig und drehte eine lange Joggingrunde. Danach traten erneut meine Überlebensinstinkte auf den Plan, in mir baute sich erneut ein starkes Verlangen auf, mich vollzustopfen, und dieses Verlangen wurde von angenehmen Erinnerungen an meine letzte Völlerei begleitet. Ich versuchte wieder, dagegen anzukämpfen und meine Gelüste mit rationalen Argumenten zu bändigen, aber es dauerte nicht lange, bis ich mich erneut einem Essanfall hingab. Dieser Zyklus aus Essanfällen und reduzierter Nahrungsaufnahme in Kombination mit übermäßigem Kompensationstraining fing immer wieder von vorne an.

Während ich in diesem Teufelskreis gefangen war, war es äußerst schwer für mich zu verstehen, was mit mir geschah. Ich wusste nur, dass ich meinen Appetit nicht in den Griff bekam. Je mehr ich versuchte, ihn zu zügeln, desto stärker wurde er. Ich wusste, dass mein Kompensationsverhalten nicht gesund war und mein Problem wahrscheinlich nur verschärfte, aber ich konnte mich nach einem Essanfall nicht einfach zurücklehnen und nichts machen. Jahre später erfuhr ich in der Therapie, dass mein Kompensationsverhalten nur ein weiteres Symptom meiner Essstörung war. Ich lernte, dass Hungern und Übertrainieren nach Essanfällen nur eine andere Art und

Weise waren zu versuchen, mit Problemen fertigzuwerden oder bestimmte Emotionen zu unterdrücken. Es gab sogar eine noch beunruhigendere Theorie: dass ich mir aus Selbsthass bewusst Schaden zufügte.

Nach meiner Genesung wurde mir klar, dass diese Theorien nicht stimmten. Mein Kompensationsverhalten war auf keinen Fall Anzeichen einer Krankheit. Es ergab einfach nur Sinn, dass ich irgendetwas zu tun versuchte, um meine Essanfälle zu kompensieren. Mein Kompensationsverhalten war im Grunde genommen nur der rationale Versuch, den vermeintlichen, durch die Essanfälle angerichteten Schaden wiedergutzumachen und meine Sorge zu unterdrücken, dass ich zunehmen würde. Das Kompensationsverhalten wurde zudem von meinen höheren Hirnfunktionen initiiert. Ich behaupte nicht, dass es klug ist, bis zur Erschöpfung zu trainieren und seine Nahrung zu reduzieren (oder, wie es andere Bulimikerinnen tun, sich selber zum Erbrechen zu bringen oder Abführmittel einzunehmen). Aber es war definitiv eine bewusste Entscheidung. Während eines Essanfalls hatte ich das Gefühl, keine Kontrolle über mich zu haben, deshalb musste ich, als ich die Kontrolle wiedererlangt hatte, etwas tun, um die Folgen meines Verhaltens wiedergutzumachen.

Während all der Jahre, in denen ich unter Essanfällen litt, war mir bewusst, dass mein Verlangen, mich vollzustopfen, im Widerspruch zu meinem wahren Ich stand – der Person, für die ich mich zu jenem Zeitpunkt hielt, und die ich in der Zukunft sein wollte. Ich empfand dieses unbändige Verlangen wie einen Eindringling, der die Kontrolle über mich übernahm. Oft stieg es in mir auf, wenn ich am wenigsten damit gerechnet hatte, fiel über meinen Körper und meinen Geist her wie eine fremde Macht und trieb mich dazu, etwas zu tun, von dem ich wusste, dass ich es später bereuen würde. Mein wahres Ich fühlte sich machtlos, dem Verlangen zu widerstehen. Aber es gab etwas, das ich tun konnte, und das war, meinen Essanfall zu kompensieren – normalerweise in einem Anfall der Verzweiflung und Scham. Durch mein Kompensationsverhalten schien ich die schlimmste Folge eines Essanfalls abwenden zu können: eine Gewichtszunahme. Mein Kompensationsverhalten war wie ein Sicherheitsnetz bei einem Drahtseiltänzer. Es tröstete mich zu wissen, dass ich am Tag nach einem Essanfall einfach hungern und viel trainieren konnte und dann alles wieder „OK" sein würde. Doch mit jedem erneuten Kompensieren verschlimmerte ich mein Problem nur noch.

Ich habe es nie geschafft, mich zum Erbrechen zu bringen, aber ich kann mir vorstellen, was für eine Erleichterung manche Menschen mit einer Binge-Eating-Störung empfinden, wenn sie das selbst herbeigeführte Erbrechen für sich entdecken. Während all der Jahre, in denen ich unter Essanfällen litt, habe ich fälschlicherweise geglaubt, dass es mir das Leben so viel einfacher machen würde, wenn ich es bloß schaffen würde, mich zum Erbrechen zu bringen. Sich zu erbrechen ist so viel weniger zeitaufwendig als exzessiv zu trainieren, dachte ich, auch wenn es ekelerregend und schmerzhaft ist. Ich kann mir vorstellen, dass selbst herbeigeführtes Erbrechen die Betroffenen dazu ermuntert, sich noch häufiger Essanfällen hinzugeben, weil die Wirkung unverzüglich einsetzt und ein unmittelbares Wiedergutmachungsgefühl mit sich bringt. Aus diesem Grund bin ich jeden Tag dankbar dafür, dass ich es nie geschafft habe, mich zum Erbrechen zu bringen, denn ich bin mir sicher, dass ich mich andernfalls noch öfter Essanfällen hingegeben hätte. Und dann hätte ich meine Essstörung vielleicht gar nicht überlebt und hätte somit auch nicht genesen und dieses Buch schreiben können.

Egal welcher Kompensationsmethode man sich bedient, der Teufelskreis aus Essanfällen und Kompensation kann gnadenlos sein. Ich habe diesen Teufelskreis den „Zyklus des zwiegespaltenen Gehirns" genannt, der in Abbildung 2 dargestellt ist. Der Zyklus des zwiegespaltenen Gehirns ist der Zyklus „Ich" gegen „Es". Hierbei handelt es sich nicht nur um ein symbolisches Konzept – es geht um reale, physische Teile des Gehirns. „Ich" ist das menschliche Gehirn, und „Es" ist das animalische Gehirn, genauer gesagt, der Hypothalamus. Wie ich im nächsten Kapitel darlegen werde, kann „Es" sich mit dem Fortschreiten der Bulimie verändern, und die Bedeutung der Überlebensinstinkte kann geringer werden, aber „Es" ist immer vom „Ich" – dem menschlichen Gehirn – getrennt.

Abbildung 2:

Der Zyklus des zwiegespaltenen Gehirns

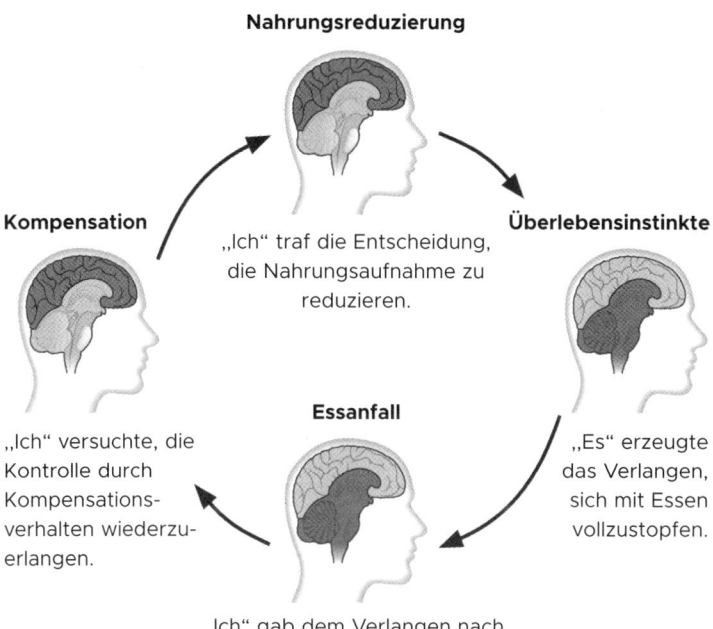

Nahrungsreduzierung

Kompensation

„Ich" traf die Entscheidung, die Nahrungsaufnahme zu reduzieren.

Überlebensinstinkte

„Ich" versuchte, die Kontrolle durch Kompensations- verhalten wiederzu- erlangen.

Essanfall

„Es" erzeugte das Verlangen, sich mit Essen vollzustopfen.

„Ich" gab dem Verlangen nach

Es ist nichts Krankhaftes an dem Essanfall-Kompensations-Zyklus. Ja, es ist ein furchtbarer Kreislauf, wenn man in sein Räderwerk geraten ist, aber im Licht der Funktionsweise des Gehirns betrachtet, ist er ganz natürlich. Wenn man diesen Zyklus jedoch nicht richtig versteht, kann es einem unmöglich erscheinen, ihn zu durchbrechen.

Dieser Zyklus funktionierte etwa während der ersten acht bis zehn Monate, in denen ich unter Essanfällen litt, doch dann beendete ich schließlich meine Diät.

Überlebensinstinkte lassen nicht einfach nach

Am Ende meines ersten Jahres an der Uni ernährte ich mich wieder normal und nahm ausreichend Kalorien zu mir. Zudem hatte ich aufgehört, meine Nahrungsaufnahme an den Tagen nach meinen Essanfällen zu reduzieren. Während jenes Jahres nahm ich all das Gewicht wieder zu, das ich während meiner Diät verloren hatte – etwa 13,5 Kilogramm. Ich war nicht mehr untergewichtig. Eine Art des Kompensierens behielt ich allerdings bei: Ich trainierte stundenlang, um die Folgen meiner Essanfälle wiedergutzumachen.

Ich verstand nicht, warum mein Verlangen, mich mit Essen vollzustopfen, weiter anhielt, obwohl ich zugenommen hatte und genügend Kalorien zu mir nahm. Die Antwort, die ich während der Therapie bekam, lautete: Wenn ich mich Essanfällen hingab, obwohl ich ausreichend Kalorien zu mir nahm, müssten hinter meinen Essanfällen emotionale Ursachen stecken. Dies war aber nicht der Fall. In Wahrheit wurde ich immer noch von meinen Überlebensinstinkten gesteuert. Es war absolut normal, dass ich weiter das Verlangen verspürte, mich Essanfällen hinzugeben, nachdem ich mit dem Hungern aufgehört hatte, weil Überlebensinstinkte extrem hartnäckig sind.

Meine strikte Diät und meine Anorexie hatten den Schutzinstinkt meines animalischen Gehirns stärker werden lassen, sodass es mich dazu trieb, immer mehr zuzunehmen, um gegen künftige Hungerzeiten gefeit zu sein. Einfach mit der Diät aufzuhören, reichte nicht, weil ich meinem animalischen Gehirn bereits beigebracht hatte, dass Nahrungsmangel an der Tagesordnung war. Es hatte gelernt, die notwendigen Vorkehrungen zu treffen, indem es mich drängte, Nahrungs- und Fettvorräte anzulegen.

Dieses menschliche Verhaltensmuster, das ich erlebte, wird von einigen Verhaltensstudien an Tieren bestätigt. Auch wenn menschliches Verhalten sich komplexer gestaltet als das von Tieren, weist das menschliche Gehirn mehr Gemeinsamkeiten mit dem Gehirn eines Tieres auf als Unterschiede.[83] Studien an Ratten haben ergeben, dass ihr Verhalten dem von Langzeit-Bulimikerinnen ähnelt. Sie erliegen weiterhin Fressanfällen, auch nachdem die zuvor im Rahmen der Studie künstlich erzeugte

---

83 Jay Glass: The Animal Within Us, S. 138

Nahrungsknappheit nicht mehr besteht.[84] Nahrungsentzug
verändert das Gehirn einer Ratte genauso wie Essensentzug
den animalischen Teil des menschlichen Gehirns verändert.
Der Nahrungsentzug versetzt das Gehirn der Ratte in erhöhte
Alarmbereitschaft und sorgt dafür, dass diese darauf aus ist, immer mehr Nahrung zu sich zu nehmen, um den Körper gegen
künftige Hungerphasen zu wappnen. Bei einem Experiment
wurde festgestellt, dass Ratten, die restriktiven Fütterungsplänen
ausgesetzt wurden und daraufhin Körpergewicht verloren, später
ein gesteigertes Fressverhalten an den Tag legten, auch als ihnen
keine Nahrung mehr vorenthalten wurde – und sogar nachdem
sie das Gewicht, das sie verloren hatten, wieder zugenommen
hatten.[85] Mit anderen Worten überfraßen sich die Ratten noch
lange, nachdem es aus physischer Sicht für sie notwendig gewesen wäre, dies zu tun.

Eine andere Studie, bei der Ratten vier Tage lang einem mas-
siven Nahrungsentzug ausgesetzt wurden, kam zu ähnlichen Er-
gebnissen. Als die Ratten wieder normal fressen durften, fraßen
die Ratten, die dem Nahrungsentzug ausgesetzt gewesen waren,
mehr als die Ratten der Vergleichsgruppe, die keinem Nahrungsentzug ausgesetzt gewesen waren, und zwar auch nachdem sie ihr
normales Gewicht zurückerlangt hatten.[86] Diese beiden Studien
sind nicht die einzigen, die zeigen, wie die Überlebensinstinkte
auch noch lange nach dem Ende eines Nahrungsentzugs ein
Verlangen nach übermäßigem Essen erzeugen. Auch Studien, an
denen Menschen teilgenommen haben – zum Beispiel das Minnesota Starvation Experiment[87] –, haben gezeigt, dass Personen,
die an Nahrungsentzug gelitten haben, sich auch dann noch stark
mit dem Thema Essen beschäftigen und übermäßig viel essen,
wenn die Bedrohung zu verhungern nicht mehr existent ist.

In den Rattenstudien überfraßen sich die Ratten, denen Futter entzogen worden war, mit besonders schmackhaftem, süßem

84 Q. Hogan, G. E. Moss: An Animal Model of Bulimia Nervosa; Q. Hogan, G. E. Moss:
    Persistence of Binge-Eating Patterns
85 Q. Hogan, G. E. Moss: An Animal Model of Bulimia Nervosa
86 D. V. Coscina, L. M. Dixon: Body Weight Regulation in Anorexia Nervosa
87 Ancel Keys et al.: The Biology of Human Starvation, S. 783-818

Futter, das im Rahmen ihres normalen, wenig abwechslungsreichen Speiseplans nicht vorkam, wie zum Beispiel gesüßter Milch, Oreo Cookies und gezuckerten Zerealien.[88] Süßes Essen ist am schmackhaftesten und genussvollsten. Stark zucker- und fetthaltige Nahrungsmittel sind besonders kalorienreich, was sie für Tiere und Menschen, die unter Nahrungsentzug gelitten haben, besonders attraktiv und fürs Überleben geeignet macht. „Genauso wie eine vorausgegangene Kalorienreduzierung scheint das Vorhandensein besonders schmackhafter Nahrung eine wichtige Voraussetzung für das Entstehen eines Essanfalls zu sein",[89] und der Zugang zu besonders schmackhafter Nahrung ist Voraussetzung für ein Fortbestehen der Essanfälle.[90]

Es war also kein Zufall, dass ich während meiner Essanfälle meistens auf Süßes zurückgriff. In der Therapie bekam ich zu hören, dass Heißhunger auf Süßigkeiten Ausdruck des Bedürfnisses nach Befriedigung irgendwelcher Emotionen oder sinnlicher Sehnsüchte sei, aber das stimmte nicht. Süßigkeiten zu essen war in der Tat befriedigend, aber es steckte keine tiefergehende emotionale Bedeutung dahinter. Genau wie die Ratten bevorzugte ich Süßes, weil ich primär von meinen niederen Instinkten geleitet wurde. Wir haben alle eine angeborene, instinktive Neigung, Süßes zu bevorzugen, und bei manchen Menschen ist diese Neigung stärker ausgeprägt, bei anderen schwächer. Babys, die noch keine Erfahrung mit Nahrung oder deren emotionaler Bedeutung gemacht haben, bevorzugen süße Nahrung, und die Natur hat sogar dafür gesorgt, dass Muttermilch süß schmeckt.

Nach allem, was ich über Instinkte gesagt habe, muss ich noch einmal darauf hinweisen, dass ich mehr war als ein Tier, das einfach nur instinktgesteuert handelte. Immerhin bin ich ein Mensch. Ich versuchte, mir das Binge Eating vernunftgesteuert auszureden, verspürte starke Emotionen in mir hochkommen, wenn ich mich einem Essanfall hingab, reflektierte mein Verhal-

---

88 M. M. Hagan et al.: The Role of Palatable Food and Hunger as Trigger Factors; D. V. Coscina, L. M. Dixon: Body Weight Regulation in Anorexia Nervosa

89 M. M. Boggiano et al.: Combined Dieting and Stress Evoke Exaggerated Responses to Opioids

90 Q. Hogan, G. E. Moss: Persistence of Binge-Eating Patterns

ten danach und wurde, nachdem ich mich vollgestopft hatte, von
Schuldgefühlen und Kummer geplagt. Ein Tier agiert nur. Es
reflektiert nicht und denkt nicht darüber nach, wie es sich *hätte*
verhalten *sollen*. Die Ratten in den oben genannten Studien wurden nur von ihren primitiven Gehirnen gesteuert. Sie versuchten
nicht, gegen ihr Verlangen anzukämpfen oder sich mit Vernunft
davon abzubringen, dem Verlangen zu folgen. Sie versuchten
nicht, sich von ihrem Heißhunger abzulenken und bereuten ihre
Entscheidung nicht, sich übermäßig vollgefressen zu haben. Sie
folgten einfach nur den unwillkürlich ausgesendeten Signalen
ihres Gehirns, die darauf abzielten, ihre Überlebenschancen zu
maximieren.

Menschen müssen hingegen nicht jedem Instinkt oder jedem von ihrem Gehirn unwillkürlich gesendeten Signal Folge
leisten. Wir verfügen über die einzigartige Fähigkeit, darüber
nachzudenken, was wir tun, und unsere Handlungen korrigieren
zu können. Aber wie ich während all der Jahre, in denen ich
unter Essanfällen litt, am eigenen Leib erfahren musste, es ist
schwierig, seine Handlungen zu korrigieren, wenn man nicht
weiß, was in seinem Gehirn vor sich geht. Ich wusste nicht,
dass ich über die Fähigkeit verfügte, mich über die durch die
unwillkürlichen und instinktiven Funktionen meines Gehirns
ausgesendeten Signale hinwegzusetzen.

20

Warum hatte ich weiterhin das Verlangen, mich vollzustopfen?

Grund 2: Gewohnheit

Bisher habe ich dargelegt, dass mein ursprüngliches und dann andauerndes Verlangen, mich Essanfällen hinzugeben, von meinen im animalischen Gehirn angesiedelten Überlebensinstinkten generiert wurde. Doch dies war nicht der einzige Grund dafür, dass meine Bulimie anhielt. Wenn meine Überlebensinstinkte der einzige Grund für mein gestörtes Essverhalten gewesen wären, hätte dieses Verlangen natürlich irgendwann nachlassen müssen. Mein Körper und mein Gehirn hätten irgendwann die Meldung erhalten, dass ich nicht mehr zu verhungern drohte, insbesondere nachdem ich durch meine Essanfälle mehr als 22 Kilogramm zugenommen hatte. Was hielt meine Bulimie also noch in Gang? Was sorgte dafür, dass mein Verlangen, mich vollzustopfen, Monat für Monat und Jahr für Jahr fortbestand?

Wie ich bereits dargelegt habe, behaupteten meine Therapeuten, dass meinen Essanfällen über all diese Jahre emotionale Probleme zugrunde lagen, doch während der Zeit, in der ich To-pamax nahm, und während und nach meiner Genesung fand ich heraus, dass das nicht stimmte. Als ich Topamax nahm, hatte ich die gleichen emotionalen Probleme, und mein Verlangen, mich vollzustopfen, verschwand vorübergehend. Selbst nachdem ich *Rational Recovery* gelesen und gelernt hatte, meinem Verlangen, mich Essanfällen hinzugeben, zu widerstehen, und sogar nachdem dieses Verlangen ganz verschwand und meine Bulimie nur noch eine Erinnerung war, hatte ich noch die gleichen emotionalen Probleme. Und die emotionalen Probleme, bei denen sich eine Besserung einstellte, waren überwiegend genau diejenigen, die von meinen Essanfällen herrührten: Scham, Schuldgefühle, Ekel, Einsamkeit und Selbsthass.

Es ist einfach nicht plausibel, dass meine Essanfälle während all der Jahre durch emotionale Probleme verursacht sein sollen. Allerdings lässt sich auch nicht alles allein durch die Aktivität meiner Überlebensinstinkte erklären. Denn meine strikte Diät und die dadurch auf den Plan gerufenen Überlebensinstinkte haben den Essanfall-Kompensations-Zyklus und meine Bulimie nur in Gang gesetzt und dafür gesorgt, dass ich noch lange nachdem eine physische Notwendigkeit dafür bestand, weiter meinen Essanfällen erlag. Doch nachdem ich während eines langen Zeitraums in dem Essanfall-Kompensations-Zyklus gefangen war, spielten meine Überlebensinstinkte eine immer geringere Rolle, und eine andere Hirnfunktion übernahm das Kommando: Gewohnheit.

Das Wort *Gewohnheit* beschwört wahrscheinlich Bilder an ein lästiges Verhalten wie Fingernägelkauen, Kaugummikauen oder Daumenlutschen herauf. Aber ich meine damit viel mehr. Gewohnheiten sind nicht nur kleine Ärgernisse. Gewohnheiten tragen dazu bei, dass wir überleben. Das Gehirn verfügt über eine bemerkenswerte Fähigkeit, Gewohnheiten zu generieren und aufrechtzuhalten und uns dadurch in die Lage zu versetzen, Handlungen leicht wiederholen zu können, die für unser Überleben unerlässlich sind. Aber Gewohnheiten haben auch eine dunkle Seite.

Durch die Wiederholung von Verhaltensweisen generieren wir unsere eigenen Gewohnheiten – gute wie auch schlechte –, und diese Gewohnheiten bestimmen dann auf Gedeih und Verderb unser Leben. Wenn wir uns gute Gewohnheiten angewöhnen, erleichtern wir uns dadurch einfach nur das Leben, weil wir dann unbewusst und problemlos Verhaltensweisen an den Tag legen können, die im Einklang mit unseren Zielen und unserer Identität stehen. Wenn wir uns aber schlechte Gewohnheiten angewöhnen, können wir von ihnen gefangen werden, indem wir unwillkürlich destruktive Verhaltensweisen an den Tag legen, obwohl wir es eigentlich besser wissen. Und so sehr wir uns auch bemühen, unser Verhalten zu korrigieren, halten wir aufgrund der Gewohnheit an diesen destruktiven Verhaltensweisen fest.

Bulimie und die Binge-Eating-Störung sind nur zwei Beispiele für die dunkle Seite von Gewohnheitsbildungen. Es gibt unzählige Beispiele für destruktive Verhaltensweisen, doch die schlimmsten haben oft mit süchtig machenden Substanzen und Genussmitteln zu tun. Gewohnheiten wie exzessives Alkoholtrinken, Rauchen, Drogenmissbrauch und Binge Eating werden manchmal als „Abhängigkeiten" bezeichnet. Eine Abhängigkeit tritt ein, wenn Körper und Gehirn nach der mit der Gewohnheit einhergehenden Verhaltensweise süchtig werden. Menschen mit einer Binge-Eating-Störung, Raucher, Trinker und andere, die in ihren destruktiven Verhaltensweisen gefangen sind, werden regelmäßig von einem unbändigen Verlangen übermannt – ähnlich dem Verlangen, das mich dazu trieb, mich meinen Essanfällen hinzugeben –, ihrer Gewohnheit nachzugeben und mehr von der Substanz zu konsumieren, von der sie abhängig sind, auch wenn sie wissen, dass sie die Finger davon lassen sollten.

Intensives und unbewusst auftretendes Verlangen, eine bestimmte Verhaltensweise an den Tag zu legen, wird in erster Linie mit schlechten Gewohnheiten in Verbindung gebracht, obwohl es mit Sicherheit auch ein Verlangen gibt, das gute Verhaltensweisen nach sich zieht. Wenn man zum Beispiel die gute Angewohnheit hat, sich jeden Tag sportlich zu betätigen, wird man unwillkürlich jeden Tag den Wunsch verspüren, sich zu bewegen. Oder wenn man es sich zur Gewohnheit gemacht hat, sich jeden Abend die Zähne mit Zahnseide zu reinigen, wird man von ganz von allein den Drang verspüren, es jeden Abend zu tun, wobei sich dieser Drang insbesondere bemerkbar machen wird, wenn man einzuschlafen versucht, ohne es getan zu haben. Wenn es sich um gute Gewohnheiten handelt, stellt das Verlangen, diesen nachzugehen, kein Problem dar. Im Gegenteil: Sie sind sogar sehr nutzbringend, da schon ein schwach ausgeprägtes Verlangen ausreicht, dich dazu zu bringen, ein für dich vorteilhaftes Verhalten an den Tag zu legen, und danach bist du immer froh, dass du es getan hast. Doch im Falle schlechter Gewohnheiten sind die Gelüste und das Verlangen extrem problematisch, da sie dich dazu treiben, ein für dich schädliches Verhalten an den Tag zu legen, das du später bereust.

Mein destruktives Verhalten bestand darin, dass mein Körper und mein Gehirn so konditioniert waren, dass sie Essanfälle erwarteten und danach verlangten. Ich habe drei mögliche Arten von Gewohnheit identifiziert, die mit meinen Essanfällen im Zusammenhang standen und die alle eine physische Basis im Gehirn haben: die „Gewohnheit des Exzesses", die „Gewohnheit der Genussbefriedigung" und die „Gewohnheit der Impulsivität". Ich glaube, dass meine Essanfälle eine Folge zumindest einer dieser drei Gewohnheiten waren, eher jedoch einer Kombination dieser drei Gewohnheiten. Darauf werde ich später noch im Detail eingehen. Zunächst ist aber noch eine ausführlichere Erörterung des Begriffs „Gewohnheit" notwendig, um erklären zu können, wie mein Binge Eating zu einer destruktiven Gewohnheit wurde.

Die Neurowissenschaft der Gewohnheiten vereinfacht erklärt

Die Gewohnheitsbildung ist ein simpler, jedoch beeindruckender Prozess im Gehirn. Eine Gewohnheit schleift sich folgendermaßen ein: Wenn wir ein Verhalten viele Male wiederholen, bewirkt dies physische Veränderungen im Gehirn – Veränderungen, die es uns erleichtern, dieses Verhalten zu wiederholen. Schon bald geht uns dieses Verhalten so in Fleisch und Blut über, dass es fast ohne bewusstes Denken vonstattengeht. Dies ist der Moment, in dem das Verhalten zur Gewohnheit wird. Gewohnheiten werden unüberlegt und automatisch ausgeführt, doch die meisten Gewohnheiten sind gesund und für unser Überleben erforderlich und notwendig. Um Gewohnheiten im Hinblick auf die Funktionsweise des Gehirns richtig zu erklären, befassen wir uns an dieser Stelle auf vereinfachte Weise ein wenig mit Neurowissenschaft.

In unserem Gehirn gibt es Milliarden Zellen, die Neuronen genannt werden. All unsere körperlichen Funktionen, Gedanken, Gefühle, Empfindungen, Wahrnehmungen, Stimmungen, Erinnerungen und Handlungen sind Resultate elektrochemischer Signale, die die Neuronen passieren, indem sie von Neuron zu Neuron weitergeleitet werden. Neuronen sind miteinander verknüpft. Die Stelle, an der sie miteinander verknüpft sind, bezeichnet man als Synapse. Wenn ein Neuron eine Botschaft weiterleitet, überträgt es elektrochemische Signale über die Synapse hinweg an das nächste Neuron. Man kann auch sagen, das Neuron „feuert". Das Neuron, das die Botschaft empfangen hat, feuert seinerseits, indem es das Signal weiterleitet.

Kein einzelnes Neuron arbeitet allein, sondern in koordinierter Weise mit vielen anderen. Um irgendeine körperliche oder mentale Aufgabe zu verrichten – einen einfachen Schritt zu machen, eine komplexere Bewegung wie das bogenförmige Werfen des Baseballs vom Werfer zum Schlagmann zu vollführen, einen Freund mit dem Wörtchen „Hallo" zu begrüßen, eine komplizierte mathematische Gleichung zu lösen, sich an einen ausgefeilten Gedankengang zu erinnern oder sich einfach nur traurig oder glücklich zu fühlen –, müssen Neuronen in koordinierter Weise feuern. „Jede Erfahrung und jede Erinnerung ist das Resultat einer Vielzahl feuernder Neuronen, die gleichzeitig auf unterschiedlichen Ebenen und in unterschiedlichen Bereichen des Gehirns Signale weiterleiten."[91]

Wenn bestimmte Neuronen viele Male koordiniert feuern – also in einem speziellen Muster –, um eine bestimmte Aktivität zu bewirken, werden die Synapsen stärker und sind besser imstande, Signale zu übermitteln. Eine neurowissenschaftliche Maxime lautet: „Zellen, die gemeinsam feuern, vernetzen sich"[92], was bedeutet, dass bestimmte Muster von Neuronen, die wiederholt in gleicher Weise koordiniert aktiv werden, um eine bestimmte Funktion zu erfüllen, sich miteinander vernetzen, was ihnen die

---

91 Rowland Folensbee: The Neuroscience of Psychological Therapies, S. 17
92 Jeffrey M. Schwartz, Sharon Begley: The Mind and the Brain, S. 107

Wiederholung der Erfüllung dieser Funktion erleichtert. Das ist ein Beleg für die erstaunliche Effizienz unseres Gehirns.

Neuronale Muster, die stark miteinander vernetzt sind, bilden neuronale Pfade. In unserem Gehirn gibt es praktisch unzählig viele neuronale Pfade, die für unser Verhalten, unsere Gedanken, unsere Erinnerungen, unsere Wahrnehmungen und – im Hinblick auf das Thema dieses Buches am wichtigsten – unsere Gewohnheiten verantwortlich sind. Gewohnheiten sind nichts anderes als effiziente neuronale Pfade, die sich dadurch gebildet haben, dass bestimmte Muster von Neuronen wiederholt koordiniert gemeinsam gefeuert, also elektrochemische Signale weitergeleitet, und sich dabei mittels starker Bindungen stabil vernetzt haben. Die Gewohnheit, egal, ob es sich um eine nützliche oder schädliche handelt, ist immer leichter zu wiederholen, weil die Vernetzung der Neuronen, die die neuronalen Pfade bilden, immer stärker wird.

Die Bildung von Gewohnheiten im Gehirn „läuft genauso ab, wie wenn man immer wieder die gleiche Staubpiste entlangfährt. Es entstehen Fahrspuren, die es einem bei künftigen Fahrten erleichtern, in der Spur zu bleiben."[93] Die Neuronen vernetzen sich so gut, dass die Gewohnheit zu einem Automatismus wird. Das ist von Vorteil, wenn es sich um eine gute Gewohnheit handelt, jedoch schädlich, wenn es sich um eine destruktive Gewohnheit handelt wie mein Binge Eating. Die Etablierung des Musters, das für die Gewohnheit Binge Eating verantwortlich war, sorgte dafür, dass die an diesem Muster beteiligten Neuronen zusehends koordiniert und organisiert aktiv wurden und dadurch immer stärker wurden, sodass ich mich gedrängt fühlte, an dieser Gewohnheit festzuhalten. Mein Gehirn wurde auf eine reale physische Weise süchtig nach Essanfällen.

Die Ausprägung meiner Gewohnheit entsprang nicht einer bewussten Entscheidung, wie es bei vielen nützlichen Gewohnheiten der Fall ist. Ganz anders als jemand, der sich bewusst entscheidet, eine bestimmte Fähigkeit zu trainieren – zum Beispiel ein Musikinstrument zu spielen, Algebraprobleme zu lösen

---

93 Jeffrey M. Schwartz, Sharon Begley: The Mind and the Brain, S. 108

oder das Schreiben nach dem Zehnfingersystem zu lernen –, fühlte ich mich von einer Macht dazu getrieben, mich meiner Gewohnheit hinzugeben, die sich meiner Kontrolle entzog. Diese Macht waren meine Überlebensinstinkte. Was als Reaktion meiner Überlebensinstinkte auf Nahrungsentzug begonnen hatte, verwandelte sich in eine entsetzliche Gewohnheit, weil ich mein Gehirn, indem ich mich immer wieder Essanfällen hingab, darauf programmierte, von Essanfällen abhängig zu werden.

Die Neuronen, die „gemeinsam koordiniert gefeuert hatten", um die ersten Male in mir das Verlangen auszulösen, mich Essanfällen hinzugeben, vernetzten sich und sorgten auf diese Weise dafür, dass mein Verlangen, mich mit Essen vollzustopfen, anhielt und mich immer wieder überkam. Was als Reaktion meiner Überlebensinstinkte auf die Bedrohung zu verhungern begonnen hatte, hinterließ in meinem Gehirn einen physischen Stempel, was zur Folge hatte, dass mein Gehirn mich selbst dann noch weiter drängte, mich mit Essen vollzustopfen, als die Gefahr des Verhungerns längst vorüber war und sogar trotz der Pfunde, die ich zugelegt hatte. Ich erlag weiter meinen Essanfällen, weil ich in einer destruktiven Gewohnheit gefangen war – dem Ausdruck von etwas Physischem, das sich in meinem Gehirn abspielte. Ich wusste nicht, dass ich jedes Mal, wenn ich meinem Verlangen nachgab und mich mit Essen vollstopfte, nur dafür sorgte, dass die neuronalen Pfade, die an diesem Verhalten beteiligt war, noch stärker wurden, wodurch die Gewohnheit sich immer mehr verfestigte und es immer schwerer wurde, mit dem Binge Eating aufzuhören.

Das bringt mich zu einem sehr wichtigen Konzept, um meine Essstörung zu verstehen, dem Konzept der *neuronalen Plastizität.*

Neuronale Plastizität und mein durch meine Essanfälle verursachtes Gehirnvernetzungsproblem

Einfach ausgedrückt, bezeichnet der Begriff neuronale Plastizität die Fähigkeit des Gehirns, sich neu zu vernetzen. [94] Neuronen sind nicht unveränderbar, sondern verfügen über die Fähigkeit,

---

94 Jeffrey M. Schwartz, Sharon Begley: The Mind and the Brain, S. 15

„neue Verbindungen einzugehen, sich neue Pfade durch den Cortex zu bahnen und sogar neue Funktionen anzunehmen."[95] Vor nur wenig mehr als zwanzig Jahren dachten Neurowissenschaftler, dass nur die Gehirne von Babys und kleinen Kindern formbar seien und das Gehirn eines erwachsenen Menschen sich nicht mehr verändern könne. Doch inzwischen wissen wir, dass sich auch das Gehirn eines Erwachsenen verändern kann. Zum Teil behält es seine Formbarkeit ein ganzes Leben lang.[96]

Es wird gesagt, dass das Gehirn „lernt, wenn es beansprucht wird"[97], es verändert sich physisch auf der Basis seiner Erfahrung. Die folgende Passage aus Sharon Begleys Buch *Train the Mind, Change the Brain* (deutsch: *Neue Gedanken – Neues Gehirn*) bietet eine aufschlussreiche Erklärung bezüglich der neuronalen Plastizität.

„Je nachdem, was wir tun, vergrößern oder verkleinern sich verschiedene Gehirnbereiche, schicken wir entweder Strom in stillgelegte Schaltkreise oder fahren die Aktivität in überreizten Bereichen herunter. Für Funktionen, die wir häufiger benutzen, stellt das Gehirn mehr Gewebe zur Verfügung, und es begrenzt den Bereich, der für Aktivitäten verantwortlich ist, die seltener ausgeführt werden. Aus diesem Grund vergrößert das Gehirn eines Geigers den Bereich, der die Fingerfertigkeit kontrolliert. Als Reaktion auf Handlungen und Erfahrungen erhöht das Gehirn in bestimmten Bereichen die Aktivität und dämpft sie in anderen. Es verstärkt die Verbindungen in Schaltkreisen, die ein bestimmtes Verhalten oder Denken steuern, und lockert Verbindungen in anderen. Das meiste davon geschieht als Folge dessen, was wir in der Außenwelt tun und erleben. In diesem Sinn ist die individuelle Struktur des Gehirns – also die Größe der verschiedenen Bereiche, die Stärke der Verbindung zwischen zwei Bereichen und

---

[95] Jeffrey M. Schwartz, Sharon Begley: The Mind and the Brain, S. 15
[96] Jeffrey M. Schwartz, Sharon Begley: The Mind and the Brain, S. 130
[97] Thomas B. Czerner: What Makes You Tick, S. 64

die Wahrscheinlichkeit, dass der Impuls einer Nervenzelle eine andere aktiviert – ein genaues Abbild unseres Lebens. Wie Fußabdrücke im Sand, so hinterlassen auch alle Entscheidungen, die wir getroffen haben, alle Fähigkeiten, die wir erlernt haben, und alle Handlungen, die wir ausgeführt haben, ihre Spuren im Gehirn."[98]

Wie wichtig dieses Konzept ist, um meine Essstörung und meine Genesung zu verstehen, kann nicht unterschätzt werden. Deshalb füge ich an dieser Stelle eine weitere Erklärung ein, diesmal einen Auszug aus dem Buch des Neuropsychiaters Jeffrey Schwartz *The Mind and the Brain*.

„Die Neuronenensembles des Gehirns verändern sich im Laufe der Zeit. Es bilden sich neue Verbindungen, die stärker werden, wenn sie in Gebrauch sind, nicht verwendete Synapsen werden schwächer, bis sie die Signale nicht mehr besser übertragen als eine ausgefranste Schnur zwischen den Konservendosen eines als Spielzeug benutzten Dosentelefons. Die Neuronen, über die das Gehirn im Moment unserer Geburt verfügt, vernetzen sich unser ganzes Leben lang zu neuen Schaltkreisen. Der Bereich, den das Gehirn eher für die eine Aktivität zur Verfügung stellt oder für eine andere, eher für die Steuerung eines bestimmten Teils des Körpers oder für einen anderen oder sogar für eine mentale Gewohnheit oder für eine andere, ist so veränderlich wie eine Karte der Wahlbezirke in der Hand eines Manipulators von Wahlbezirksgrenzen. Mit anderen Worten: Das Leben, das wir führen, hinterlässt in dem komplexen Schaltsystem unseres Gehirns seine Spuren – sozusagen Fußabdrücke unserer Handlungen und der Erfahrungen, die wir gemacht haben. Das ist Neuroplastizität."[99]

---

98 Sharon Begley: Train Your Mind, Change Your Brain, S. 8-9
99 Jeffrey M. Schwartz, Sharon Begley: The Mind and the Brain, S. 366

Die Aufmerksamkeit, mit der wir uns einer bestimmten Sache widmen, und unsere Handlungen führen also zu einer physischen Veränderung unseres Gehirns. Wenn ich mich zum Beispiel darauf konzentriere, ein bestimmtes Musikinstrument zu erlernen und kontinuierlich übe, weist mein Gehirn der Erfüllung dieser Aufgabe mehr Neuronen zu. Während ich – die Musikerin – immer besser werde, bilden die Neuronen neue Verbindungen, und diese werden immer stärker, je mehr ich übe. Mit meiner Bulimie verhielt es sich genauso. Je öfter ich mich, angetrieben von meinen Überlebensinstinkten, mit Essen vollstopfte, desto stärker veränderte sich mein Gehirn, um sich diesem Verhalten anzupassen und es zu begünstigen. Während ich meine Aufmerksamkeit auf Essen richtete und mein Verlangen, mich Essanfällen hinzugeben, befriedigte, stellte meine Gehirn meiner Gewohnheit immer mehr Neuronen zur Verfügung und stärkte die Verbindungen zwischen diesen Neuronen. Tatsächlich „sind Gewohnheiten verhaltensbezogene Ausdrücke plastischer Veränderungen des physischen Substrats unseres Gehirns.“[100]

Sporttrainer sagen oft „was man übt, prägt sich ein“. Sie verwenden diesen Spruch in Abgrenzung zu dem Klischee „Übung macht den Meister“, um zu verdeutlichen, dass Übung nicht den Meister macht, wenn man nicht korrekt übt. Wenn ein Tennisspieler zum Beispiel den Aufschlag immer wieder in der falschen Weise macht, prägt sich diese falsche Weise ein. Die Feststellung „was man übt, prägt sich ein“, hat eine reale biologische Basis im Gehirn. Indem der Tennisspieler inkorrekt trainiert, trainiert er Gruppen von Neuronen in seinem Gehirn, inkorrekte Signale an seine Muskeln weiterzuleiten. Der inkorrekte Aufschlag wird in seinem Gehirn so vernetzt, dass er zu einer Gewohnheit wird.

Auch wenn es schwerfallen mag, Ähnlichkeiten zwischen Bulimie und einem inkorrekten Tennisaufschlag zu erkennen, bilden sich beide Gewohnheiten nahezu in der gleichen Weise aus. Jedes Mal, wenn ich mich einem Essanfall hingab und an-

---

[100] Jeffrey M. Schwartz, Sharon Begley: The Mind and the Brain, S. 165

schließend exzessiv trainierte, um die Völlerei zu kompensieren, sorgte ich dafür, dass sich in meinem Gehirn die neuronalen Verbindungen bildeten, die mein Verhalten stärkten und effizienter machten. Jeder Essanfall-Kompensations-Zyklus war wie ein Training, das dazu beigetragen hat, dass sich mein problematisches Verhalten eingeprägt und verfestigt hat. Während jedes Essanfalls und jedes Kompensationstrainings wurden das Verhalten und alle Gedanken und Gefühle, die mit diesem Verhalten einhergingen, in die ureigene Struktur meines Gehirns einprogrammiert. Und als dies erst einmal passiert war, hat meine Gewohnheit die Kontrolle über mich übernommen. Sie erzeugte unwillkürlich das Verlangen in mir, mich mit Essen vollzustopfen, ganz egal, wie sehr ich mich auch ändern wollte.

Ich nenne meine von meiner Gewohnheit angetriebene Bulimie ein „von Essanfällen verursachtes Gehirnvernetzungsproblem". Da ich diesen Begriff im weiteren Verlauf des Buches noch häufig verwenden werde, liefere ich im Folgenden eine Definition:

Ein **von Essanfällen verursachtes Gehirnvernetzungsproblem** ist eine gesundheitsschädliche Verfasstheit des Gehirns, die durch wiederholte destruktive Essanfälle verursacht wird. Es ist der physische Ausdruck der im Gehirn programmierten Gewohnheit des bulimischen Verhaltens.

Indem ich mich, angetrieben durch meine Überlebensinstinkte, oft genug Essanfällen hingegeben hatte, wurde meine Bulimie Teil der ureigenen physischen Struktur meines Gehirns, was sicherstellte, dass mein Körper und mein Gehirn immer weiter die Befriedigung von Essanfällen erwarteten und verlangten. Ich hatte dafür gesorgt, dass meine Neuronen sich in einer Weise vernetzt hatten, die für mich schädlich war. Mein Gehirn hatte keinen Defekt und litt unter keiner Erkrankung, aber ich hatte unbeabsichtigt fein abgestimmte und starke neuronale Verbindungen generiert, die Anfälle von destruktivem Verlangen erzeugten und mich jahrelang zu einem nicht gewünschten Verhalten trieben.

Meine Gewohnheit der Bulimie entwickelte sich in etwa wie folgt:

Diät → Überlebensinstinkte → Verlangen, mich vollzustopfen → Essanfall → Kompensationstraining → Erneutes Verlangen, mich vollzustopfen → Erneute überlebensinstinktgesteuerte Essanfälle (und Kompensationstraining) → Ausbildung der Gewohnheit im Gehirn → Unwillkürliche Erzeugung des Verlangens der Befriedigung von Essanfällen, um die Gewohnheit des Binge Eatings aufrechtzuerhalten.

Ich kann nicht genau bestimmen, an welchem Punkt meine Überlebensinstinkte aufgehört hatten, mein Verhalten zu steuern und durch die Gewohnheit ersetzt wurden, aber ich bin sicher, dass es ein schrittweiser Prozess war. Als meine Überlebensinstinkte für meine Essstörung keine Rolle mehr spielten, war die Gewohnheit des Binge Eatings bereits so fest etabliert, dass ich die schrittweise Veränderung höchstwahrscheinlich gar nicht wahrgenommen habe. Doch im Rückblick kann ich einen Unterschied zwischen vom Überlebensinstinkt ausgelösten Essanfällen und von der Gewohnheit ausgelösten Essanfällen erkennen. Bei den von der Gewohnheit ausgelösten Essanfällen schien ich nicht ganz so wie von Sinnen das Essen in mich hineinzuschaufeln wie während jener Essattacken in den ersten Monaten meiner Essstörung, als ich untergewichtig gewesen war. Offenbar wusste mein Körper – bis zu einem gewissen Ausmaß –, dass ich nicht mehr wirklich so viel Nahrung zu mir nehmen musste, doch er verlangte trotzdem nach wie vor danach. Trotz dieses kleinen Unterschieds vermittelten mir die von der Gewohnheit ausgelösten Essanfälle nach wie vor das Gefühl, keine Kontrolle über mich zu haben, und das Verlangen fühlte sich an wie ein furchtbarer Eingriff in mein Leben.

Wo und wie funktionierte die Gewohnheit in meinem Gehirn?

Wenn ich Zugang zu Hirntomografie-Geräten gehabt hätte, wäre ich vielleicht in der Lage, auf diese Frage eine klare Antwort zu geben. Aber zu jener Zeit hat niemand mein Gehirn gescannt, deshalb kann ich nicht exakt bestimmen, wo und wie meine Gewohnheit in meinem Gehirn funktioniert hat. Mit anderen Worten: Ich kann nicht sagen, wo genau in meinem Gehirn mein von Essanfällen verursachtes Gehirnvernetzungsproblem sich etabliert hat, genauso wie ich nicht sagen kann, wann genau es die Kontrolle über meine Essstörung übernommen hat. Die spezifischen neuronalen Pfade, die Essstörungen steuern, sind bisher nicht identifiziert worden, aber immer mehr Wissenschaftler studieren die neurowissenschaftlichen Ursachen von Essstörungen, um sie auf der Grundlage der Funktionsweise des Gehirns besser verstehen zu können.[101]

Wahrscheinlich ist eine Essstörung „mit einer anormalen Aktivität verbunden, die auf verschiedene Gehirnsysteme verteilt ist"[102], aber gegenwärtig ist wenig über diese Hirnanomalitäten bekannt.[103] Doch auch wenn wir nicht exakt bestimmen können, wo die Gewohnheit der Bulimie im Gehirn angesiedelt ist, gibt es auf der Grundlage der Erkenntnisse der Neurowissenschaft einige Möglichkeiten, die es wert sind, vorgestellt zu werden.

Ich erhielt während meiner Erfahrung mit Topamax Hinweise darauf, wo meine Gewohnheit angesiedelt war. Das Medikament verschonte mich vorübergehend von meinem Verlangen, mich Essanfällen hinzugeben. Wie ich in Kapitel 7 dargelegt habe, ist Topamax ein Antiepileptikum, das manchmal eingesetzt wird, um Bulimie oder eine Binge-Eating-Störung zu behandeln. Topamax wirkt „auf neuronale Systeme, die bei der Regulierung des Essbedürfnisses und der Gewichtskontrolle eine wichtige Rolle spielen"[104] und beeinflusst somit das Gewicht und den Appetit. Dem Medikament wird zumindest kurzfristig die Wirkung zugeschrieben, den Appetit zu zügeln und für Gewichtsverlust zu sorgen.[105]

Topamax schien mein von Essanfällen verursachtes Gehirnvernetzungsproblem kurzfristig nahezu komplett zu beheben. Zu

---

101 National Institute of Mental Health: How Are We Working

102 National Institute of Mental Health: How Are We Working

103 F. Scott Kraly: Brain Science and Psychological Disorders, S. 149

104 Susan L. McElroy et al.: Role of Antiepileptic Drugs in the Management of Eating Disorders

105 Susan L. McElroy et al.: Role of Antiepileptic Drugs in the Management of Eating Disorders

wissen, wie Topamax wirkt, gibt mir also eine Vorstellung von der Beschaffenheit meiner Gewohnheit. Der exakte Hirnmechanismus, durch den Topamax bei Bulimikerinnen seine Wirkung entfaltet, ist gegenwärtig nicht bekannt[106], aber es gibt drei mögliche Mechanismen, die im Hinblick auf meine Erfahrung infrage kommen und die allesamt das Resultat neuroplastischer Veränderungen im Gehirn sind.

Eine Gewohnheit des Exzesses

Einige Wissenschaftler stellen die Hypothese auf, dass Topamax die Anfälligkeit für Binge Eating verringert, indem es mittels verschiedener möglicher neuronaler Pfade einfach den Appetit mindert und das Sattheitsgefühl verstärkt.[107] Eine Möglichkeit ist, dass Topamax die Aktivität des Neuropeptids Y (NPY) im Hypothalamus reduziert.[108] NPY ist im Nervensystem ein starkes Stimulans des Hungergefühls, und Wissenschaftler haben bei Bulimikerinnen erhöhte Konzentrationen von NPY gemessen.[109] Außerdem unterdrückt Topamax das Glutamatsystem – ein System, das das Hungergefühl stimuliert.[110]

Es ist denkbar, dass ich durch meine häufigen Essanfälle, die von meinen Überlebensinstinkten ausgelöst worden waren, bewirkt durch NPY, das Glutamatsystem oder einen anderen Mechanismus in meinem Gehirn oder meinem Nervensystem, ein sehr starkes Hungergefühl generiert habe. Demnach hätte ich sowohl meinen Körper als auch mein Gehirn physisch von exzessiven Mengen an Nahrung abhängig gemacht. Auf diese Weise wäre mein von Essanfällen verursachtes Gehirnvernetzungsproblem ein Resultat verstärkter neuronaler Pfade und einer Verstärkung der Wirkung bestimmter Neurochemikalien

---

[106] Susan L. McElroy et al.: Role of Antiepileptic Drugs in the Management of Eating Disorders

[107] Susan L. McElroy et al.: Role of Antiepileptic Drugs in the Management of Eating Disorders

[108] Susan L. McElroy et al.: Role of Antiepileptic Drugs in the Management of Eating Disorders

[109] Dennis S. Charney; Eric J. Nestler: Neurobiology of Mental Illness, S. 1355

[110] Cynthia M. Bulik, Nadine Taylor: Runaway Eating, S. 79

gewesen, die meinen extremen Appetit förderten. Und es ist möglich, dass Topamax diese neuronalen Pfade und diese Neurochemikalien vorübergehend bändigte.

Eine Gewohnheit der Genussbefriedigung

Ein anderer denkbarer Mechanismus, durch den Topamax möglicherweise seine Wirkung entfaltet, ist eine Reduzierung des mit Essanfällen einhergehenden Belohnungsgefühls.[111] Betroffene, die sich Essanfällen hingeben, werden auf jeden Fall durch die angenehmen Eigenschaften bestimmter Nahrungsmittel dazu verleitet, sich mit Essen vollzustopfen, und wie ich bereits im vorhergehenden Kapitel dargelegt habe, müssen sehr wohlschmeckende Nahrungsmittel zur Verfügung stehen, damit es zu Essanfällen kommt. Versuche haben gezeigt, dass Topamax im Gehirn von Ratten eine nikotininduzierte Ausschüttung des angenehme Gefühle auslösenden Neurotransmitters Dopamin reduziert,[112] und es könnte eine ähnliche Wirkung bei der Behandlung von Essstörungen und anderen Süchten entfalten, indem es die Ausschüttung angenehme Gefühle auslösender Neurotransmitter reduziert, die mit Essanfällen oder anderen Süchten einhergeht.

Wie ich bereits erwähnt habe, sind Opioide – eine Gruppe angenehme Gefühle auslösender Neurotransmitter – ein möglicher Schuldiger für die Auslösung von Belohnungsgefühlen infolge von Essanfällen.[113] Eine mit einer Diät oder mit mehreren Diäten einhergehende anhaltende Kalorienreduzierung kann die Opioid-Rezeptor-Funktion verändern und einen anfälliger dafür machen, sich Essanfällen hinzugeben.[114] Die Belohnungsgefühle auslösenden Eigenschaften sehr wohlschmeckender Nahrungsmittel aktivieren dann das veränderte Opioidsystem, und die Folge

---

[111] Susan L. McElroy et al.: Role of Antiepileptic Drugs in the Management of Eating Disorders

[112] Susan L. McElroy et al.: Role of Antiepileptic Drugs in the Management of Eating Disorders

[113] M. M. Boggiano et al.: Combined Dieting and Stress Evoke Exaggerated Responses to Opioids; Bencherif et al., Regional µ-Opioid Receptor Binding

[114] M. M. Boggiano et al.: Combined Dieting and Stress Evoke Exaggerated Responses to Opioids

können Essanfälle sein.[115] Außerdem erhöht der Verzehr kohlen-hydratreicher Nahrungsmittel die Ausschüttung von Serotonin, einem Neurotransmitter, der Gefühle der Entspannung und Ruhe erzeugt, wodurch die Befriedigung einer Essattacke sich wohltuend und besänftigend anfühlt und die Stimmung aufhellen kann.[116] Daran könnte auch eine andere Wohlfühl-Hirnchemikalie beteiligt sein – Dopamin.[117]

Egal ob durch Opioide, Dopamin, Serotonin oder eine Kombination aus allen drei Neurotransmittern bewirkt – Essanfälle aktivieren im Gehirn einen Prozess, der angenehme Gefühle auslöst und können daher für eine Bulimikerin mit starken Belohnungsgefühlen einhergehen. Tatsächlich wurde nachgewiesen, dass Menschen mit einer hohen Belohnungssensitivität – eine biologisch bedingte Charaktereigenschaft, die dazu führt, dass man genussfreudiger ist – ein höheres Risiko haben, süchtig zu werden oder zu viel zu essen.[118] Vielleicht fand ich aufgrund dieser Charaktereigenschaft mehr Genuss darin, mich Essanfällen hinzugeben. Und indem ich erst eine strikte Diät befolgte und mich dann immer wieder Essanfällen hingab, verstärkte ich meine Belohnungssensitivität womöglich noch. Auf diese Weise machte ich meinen Körper und mein Gehirn von den vorübergehenden angenehmen Wirkungen meiner Essanfälle abhängig. Mein von Essanfällen verursachtes Gehirnvernetzungsproblem wäre in dem Fall das Resultat all meiner falsch programmierten, jedoch starken, den Genuss suchenden neuronalen Pfade. Topamax könnte den Anreiz, sich einem Essanfall hinzugeben, durch eine Regulierung dieser überaktiven neuronalen Pfade verringert haben.

Eine Gewohnheit der Impulsivität

Es ist möglich, dass mein von Essanfällen verursachtes Gehirn-vernetzungsproblem das Resultat einer Gewohnheit der Impul-

---

[115] M. M. Boggiano et al.: Combined Dieting and Stress Evoke Exaggerated Responses to Opioids

[116] Peter M. Miller: Binge Breaker, S. 64

[117] F. Scott Kraly: Brain Science and Psychological Disorders, S. 151

[118] C. Davis, S. Strachan, M. Berkson et al.: Sensitivity to Reward; J. D. Beaver et al.: Individual Differences in Reward Drive

sivität war. Es wurde nachgewiesen, dass Bulimikerinnen und Frauen, die unter einer Binge-Eating-Störung leiden, impulsiver sind, manchmal sogar krankhaft impulsiv, und Topamax hat die Wirkung gezeigt, impulsive Verhaltensweisen bei anderen Störungen als Binge Eating zu verringern.[119] Indem ich dem von meinen Überlebensinstinkten erzeugten Verlangen wieder und immer wieder erlag, habe ich – zumindest was das Binge Eating angeht – vielleicht die höheren, rationalen, für bewusst gewolltes Handeln verantwortlichen Bereiche meines Gehirns geschwächt und die neuronalen Pfade gestärkt, die für unwillkürliches Verhalten verantwortlich sind.

Es ist möglich, dass ich schon vor dem Ausbruch meiner Essstörung insgesamt impulsiver war als andere Menschen, was erklären könnte, warum es mir so schwergefallen ist, dem von meinen Überlebensinstinkten erzeugten Verlangen zu widerstehen. Erkenntnissen der neurowissenschaftlichen Forschung zufolge ist die Fähigkeit zur Selbstkontrolle bei Frauen, die unter Bulimie leiden, selbst bei Dingen, die nichts mit Essen zu tun haben, nicht so gut ausgeprägt.[120] Bei einer speziellen Studie beanspruchten Bulimikerinnen die Schaltkreise im präfrontalen Cortex bei der Bewältigung einer Denkaufgabe nicht so effektiv wie Teilnehmerinnen der Studie, die nicht unter Bulimie litten.[121] Darüber hinaus haben Heranwachsende, die unter Aufmerksamkeitsdefizit/Hyperaktivitätsstörung (ADHS) leiden – einer Störung, die durch Impulsivität gekennzeichnet ist – ein größeres Risiko, eine Bulimie zu entwickeln.[122]

Es ist denkbar, dass ich bereits von Anfang an impulsiv war und meine wiederholten Essanfälle die neuronalen Pfade gestärkt haben, die mein impulsives Essverhalten gefördert haben, und die neuronalen Pfade geschwächt haben, die es mir ermöglicht haben könnten, dem Verlangen zu widerstehen. Somit wäre mein durch

119 Susan L. McElroy et al.: Role of Antiepileptic Drugs in the Management of Eating Disorders

120 R. Marsh et al.: Deficient Activity in the Neural Systems; Amori Yee Mikami et al.: Eating Pathology Among Adolescent Girls

121 R. Marsh et al.: Deficient Activity in the Neural Systems

122 Amori Yee Mikami et al.: Eating Pathology Among Adolescent Girls

meine Essanfälle verursachtes Gehirnvernetzungsproblem das Resultat eines schwachen Willens gewesen, und zwar nicht im übertragenen Sinn, sondern im Sinne einer ganz realen neurologisch bedingten Schwächung der Bereiche meines Gehirns, die dafür verantwortlich sind, bewusste, gewollte Handlungen zu steuern. Das bedeutet *nicht,* dass ich gar nicht in der Lage gewesen wäre, dem Verlangen zu widerstehen – ich war nur aus der Übung und bediente mich der falschen Strategien. Doch indem ich meinem Verlangen, mich vollzustopfen, immer wieder erlag, sorgte ich nur dafür, dass ich von Mal zu Mal noch leichter nachgab.

Wie gesagt glaube ich, dass all diese drei Arten von Gewohnheiten wahrscheinlich zusammengewirkt haben, um dafür zu sorgen, dass ich mich immer weiter meinen Essanfällen hingegeben habe. Die Gewohnheiten des Exzesses und der Genussbefriedigung haben mein Verlangen befeuert, und die Gewohnheit der Impulsivität hat dazu beigetragen, dass ich mich weniger stark in der Lage gesehen habe, Nein zu sagen, obwohl ich über diese Fähigkeit ganz gewiss noch verfügte. Ich wusste immer irgendwie, dass ich die Wahl hatte, mich einem Essanfall hinzugeben oder auch nicht, aber normalerweise war ich nicht erfolgreich darin, diese Wahlfreiheit auszuüben. Im nächsten Kapitel erkläre ich, warum ich meinem Verlangen, mich vollzustopfen, immer wieder erlegen bin. Doch als Erstes muss ich noch auf die Tatsache eingehen, dass einige Menschen die Gewohnheit entwickeln, sich Essanfällen hinzugeben, ohne jemals eine Diät gemacht zu haben.

Essanfällen geht nicht zwingend eine Diät voraus?

Die Erfahrung, die ich gemacht habe, nämlich dass dem Ausbruch meiner Gewohnheit, mich Essanfällen hinzugeben, die Befolgung einer strikten Diät und ein Gewichtsverlust vorausging, trifft zwar auf einen Großteil aller Bulimiefälle zu, die Essstörung kann aber auch auftreten, ohne dass ihr eine Diät vorausgeht. In Fällen einer Binge-Eating-Störung treten die Essanfälle sogar häufig auf, ohne dass die Betroffenen vorher Diäten gemacht haben. Einer Studie zufolge berichteten 55 Prozent der Teilnehmer, die unter einer Binge-Eating-Störung litten, dass sie Essanfälle gehabt hatten, bevor sie zum ersten Mal eine Diät gemacht hatten, wohingegen 45 Prozent der Teilnehmer berichteten, eine Diät gemacht zu haben, bevor die Essanfälle auftraten.[123] Wie können wir den Ausbruch der Essstörung in den Fällen erklären, in denen keine Diät vorausgegangen ist und dadurch die Überlebensinstinkte aktiviert wurden?

Ich glaube, dass eine der Gewohnheiten, die ich weiter oben beschrieben habe, sich entwickeln kann, ohne dass dazu die Befolgung einer Diät als Katalysator erforderlich ist. Wie dargelegt, entwickelte ich eine Gewohnheit der Genussbefriedigung, eine Gewohnheit des Exzesses und eine Gewohnheit der Impulsivität, indem ich wiederholt große Mengen Essen in mich hineinstopfte. Wenn jemand große Mengen Essen in sich hineinstopft – aus welchen Gründen auch immer –, kann dieser Jemand theoretisch die Gewohnheit des Binge Eatings entwickeln. Und wenn dieser Jemand beschließt, dass nach jedem Essanfall irgendeine Art von Kompensationsverhalten fällig ist, entwickelt er die Gewohnheit der Bulimie.

Versuche mit Tieren haben gezeigt, dass übermäßiger Verzehr von sehr fettreicher und zuckerhaltiger Nahrung in Bereichen des Gehirns, die für die Kontrolle der Nahrungsaufnahme zuständig sind, zu einer Veränderung der Opioid-Rezeptoren führen kann.[124] Unabhängig davon, was die Essanfälle ausgelöst hat, kann der massenhafte Verzehr solcher sehr wohlschmeckender Nahrungsmittel das Binge Eating aufrechterhalten, indem er die Wirkung der Opioide verstärkt[125] und dadurch eine Gewohnheit des Exzesses und eine Gewohnheit der Genussbefriedigung generiert wird.

Betroffene, die sich Essanfällen hingeben, ohne je eine Diät gemacht zu haben, haben vielleicht schon in ihrer Kindheit zu viel gegessen oder sich mit Essen vollgestopft, weil sie sich daran gewöhnt haben oder weil sie, genetisch bedingt, einen großen

---

123 E. B. Spurrell et al.: Age of Onset for Binge Eating
124 Society for the Study of Ingestive Behavior, High-Fat, High-Sugar Foods Alter Brain Receptors
125 Society for the Study of Ingestive Behavior, High-Fat, High-Sugar Foods Alter Brain Receptors

Appetit haben und anfällig für sehr wohlschmeckendes Essen und Belohnungserfahrungen sind. Bei einem Menschen, der sein ganzes Leben lang schlechte Essgewohnheiten hat und übermäßig viele süße oder dickmachende Nahrungsmittel zu sich nimmt, gewöhnt sich der Körper an diese Produkte. Am Ende braucht diese Person mehr und mehr von diesen sehr wohlschmeckenden Lebensmitteln, um den gleichen Genuss oder das gleiche „High" zu erleben.

Es gibt immer mehr Belege dafür, dass Menschen nach sehr wohlschmeckenden Lebensmitteln wie solchen, die raffinierte Kohlenhydrate oder gesättigte Fettsäuren enthalten, „süchtig" werden können – oder zumindest ein Verhalten an den Tag legen, das Ähnlichkeiten mit einer Sucht aufweist. Tatsächlich gibt es viele Parallelen zwischen dem unbändigen Verlangen nach Essen und dem unbändigen Verlangen nach Drogen – im Hinblick auf die Neurochemie, die Neuroanatomie (Aufbau des Nervensystems) und die Gewöhnung[126]. Aus Studien mit Tieren gibt es Belege für Toleranz- und Entzugserscheinungen, zwei der charakteristischen Symptome, die das Vorliegen einer Sucht definieren.[127] Die süchtig machende Eigenschaft sehr wohlschmeckender Nahrungsmittel entschuldigt Binge Eating zwar nicht, bietet aber eine Erklärung dafür, warum bei Menschen, die keine Diät machen oder gemacht haben, das Verlangen entstehen kann, sich mit Essen vollzustopfen.

All das bedeutet, dass eine Gewohnheit, sich Essanfällen hinzugeben, sich ungeachtet dessen etablieren kann, ob die Essanfälle durch eine Diät ausgelöst werden oder nicht, und das Gleiche gilt für ein von Essanfällen verursachtes Gehirnvernetzungsproblem.

---

126 M. L. Pelchat: Food Addiction in Humans
127 Nicole M. Avena, Pedro Rada, Bartley G. Hoebel: Sugar and Fat Bingeing Have Notable Differences

21

Warum erlag ich dem Verlangen, mich Essanfällen hinzugeben?

I ch hatte meine Handlungen immer unter Kontrolle, und dennoch erlag ich immer wieder dem Verlangen, mich mit Essen vollzustopfen. Heute verstehe ich, warum das so war. Es gab fünf Hauptgründe, aus denen ich meinem Verlangen erlag:

Grund 1: Ich dachte, dass mein Verlangen, mich einem Essanfall hinzugeben, ein echtes Bedürfnis meines Körpers signalisierte

Mein Verlangen, mich vollzustopfen, war regelrecht verzehrend. Manchmal hatte ich das Gefühl, dass jede einzelne Zelle in meinem Körper sterben könnte, wenn ich nicht sofort riesige Mengen Essen in mich hineinstopfte. Rational betrachtet, stimmte das nicht, und das wusste ich auch. Selbst zu der Zeit, als ich stark untergewichtig war und unter schwerem Nahrungsentzug litt, signalisierte mein Verlangen, mich mit Essen vollzustopfen, kein echtes Bedürfnis meines Körpers. Natürlich musste ich *essen*, aber ich musste mich nicht einem *Essanfall* hingeben. Acht Schüsseln Zerealien wären auf keinen Fall nötig gewesen.

Wie ich bereits dargelegt habe, ist der Überlebensinstinkt, der einen dazu treibt, sich mit Essen vollzustopfen, ein Überbleibsel aus lange vergangenen Zeiten, als unsere Vorfahren übermäßig viel Nahrung zu sich nehmen mussten, weil sie nicht wussten, wann sie das nächste Mal etwas zu essen bekommen würden. Sie mussten sich an dem Vorhandenen gütlich tun, um für die nächste Hungerperiode gewappnet zu sein. Doch diejenigen von uns, die in einer Überflussgesellschaft leben, werden sehr sicher sehr bald ihre nächste Mahlzeit zu sich nehmen. Deshalb existiert für uns *nie* ein echtes Bedürfnis, sich mit Essen voll-zustopfen. Leider sind die Überlebensinstinkte nicht so schlau, dies zu erkennen, und sobald unser animalisches Gehirn spürt, dass wir unter Essensentzug leiden, wird es fast jeden von uns drängen, sich zu überessen oder sich vollzustopfen.

Mein animalisches Gehirn signalisierte mir, dass hinter meinem Essensdrang ein wahres Bedürfnis steckte, weil es mit einem veralteten Überlebensprogramm betrieben wurde. Das einzige Bedürfnis, das mein Körper wirklich hatte, war jedoch, dass ich mehr aß, also normale Mengen zu mir nahm – aber ich musste mich definitiv nicht gnadenlos vollstopfen. Und nachdem ich aufgehört hatte zu hungern, viele Pfunde zugelegt hatte und die Gewohnheit an die Stelle der Über-lebensinstinkte getreten und zur treibenden Kraft für meine Essanfälle geworden war, signalisierte mein Verlangen, mich mit Essen vollzustopfen, gar kein echtes Bedürfnis mehr. Mein Gehirn warf sozusagen „neurologischen Müll" aus – in Form von unwillkürlichen Heißhungerattacken.

Mein Verlangen, mich einem Essanfall hinzugeben, war eine Art *konditioniertes Bedürfnis* – ein Begriff, der gut verdeutlicht, dass es sich beim Binge Eating um eine Gewohnheit handelt. Ein konditioniertes Bedürfnis ist kein echtes biologisches Be-dürfnis wie das Bedürfnis zu essen (in normalen Mengen), zu trinken oder ein Dach über dem Kopf zu haben, sondern ein Bedürfnis, das lediglich so ins Gehirn programmiert wurde, als wäre es ein echtes Bedürfnis. Fast alle Gewohnheiten und Ab-hängigkeiten könnten als konditionierte Bedürfnisse bezeichnet werden. Indem ich oft genug Essanfällen erlegen war, konditi-onierte ich mein Gehirn und meinen Körper so, dass mir das Verlangen signalisiert wurde, mich mit Essen vollstopfen zu müs-sen, obwohl das Bedürfnis in Wahrheit gar nicht echt war. Mein Körper und mein Gehirn programmierten meinen Stoffwechsel neu, damit ich große Mengen an Essen aufnehmen konnte, und die Folge war, dass ich das Gefühl bekam, mich vollstopfen zu

müssen, um mich normal zu fühlen. Manchmal überkam mich
sogar das Gefühl, mich einem Essanfall hingeben zu müssen,
um zu überleben, obwohl mein Verstand wusste, dass das nicht
stimmte. Ein konditioniertes Bedürfnis lässt sich folgendermaßen verdeutlichen:

Ein neugeborenes Baby wacht während seiner ersten Lebenswochen jede Nacht gegen drei Uhr auf, weil es Hunger hat
(um sein Fläschchen zu bekommen oder gestillt zu werden). Das
Bedürfnis des neugeborenen Babys nach Nahrung ist biologisch
begründet – rund um die Uhr ein Fläschchen zu bekommen oder
gestillt zu werden, ist ein echtes Bedürfnis des Körpers. Aber
was geschieht, wenn das Baby älter und größer wird und nicht
mehr darauf angewiesen ist, mitten in der Nacht das Fläschchen
oder die Brust zu bekommen, um zu überleben? Das Baby einer
Mutter, die Glück hat, hört einfach auf, um drei Uhr nachts
aufzuwachen, aber viele Babys wachen weiterhin zur gleichen
Zeit auf, obwohl die nächtliche Nahrungsgabe physisch gar nicht
mehr notwendig ist – und das noch ziemlich lange.

Das Baby wacht weiterhin auf, weil sich durch das wiederholte Stillen oder die Gabe eines Fläschchens zu einer
bestimmten Uhrzeit jede Nacht eine Gewohnheit im Gehirn
herausgebildet hat – ein konditioniertes Bedürfnis. Und so verlangen Körper und Gehirn des Babys die Nahrungsgabe selbst
dann noch, wenn das Baby aus biologischer Sicht keine nächtliche Nahrung mehr benötigt. Aus dem Überlebensinstinkt
ist eine Gewohnheit geworden. Da der menschliche Teil des
Gehirns bei Neugeborenen noch nicht entwickelt ist, können
sie nicht rational denken. Das Baby in diesem Beispiel weiß
also nicht, dass es die Nahrungsgabe in der Nacht gar nicht
benötigt. Sein Verhalten wird ausschließlich von den unwillkürlichen Funktionen seines animalischen Gehirns gesteuert,
und weil das animalische Gehirn des Babys so programmiert
ist, dass es um drei Uhr nachts die Brust oder ein Fläschchen
zu erwarten hat, schreit es jede Nacht um diese Zeit.

Es ist leicht zu erkennen, wie sich dieses Beispiel auf meine
Essanfälle übertragen lässt. Selbst als mein Körper kein echtes Bedürfnis mehr nach mehr Kalorien hatte, überkam mich

immer wieder das Verlangen. Mein Körper und mein Gehirn verlangten immer noch danach, dass ich mich vollstopfte, weil die Teile meines Gehirns, die automatisch reagierten, mit den unwillkürlichen Funktionen des Gehirns eines Neugeborenen vergleichbar waren. Und genauso, wie eine Mutter oder ein Vater einem Säugling nicht klarmachen können, dass er um drei Uhr nachts nicht mehr zu schreien braucht, konnte ich mein Verlangen, mich Essanfällen hinzugeben, nicht mit Vernunftgründen zum Verschwinden bringen.

Um die Sache noch komplizierter zu machen, erfuhr ich in der Therapie und aus Selbsthilfebüchern: Selbst wenn mein Verlangen nicht Ausdruck eines echten physischen Bedürfnisses meines Körpers war, so war es durchaus Ausdruck eines echten emotionalen Bedürfnisses. Dies war ein weiterer Grund, aus dem ich meinem Verlangen nachgab. Wenn ich glaubte, mich meinen Essanfällen hinzugeben, weil ich ein echtes Bedürfnis nach Aufmerksamkeit, Liebe, Trost, Entrinnen oder Linderung von Stress und Niedergeschlagenheit befriedigte, war es viel einfacher für mich, meinem Verlangen nachzugeben. Es legitimierte mein Handeln und hielt als Entschuldigung her, zur Tat zu schreiten und mich mit Essen vollzustopfen.

Das Verlangen war jedenfalls gut darin, mich davon zu überzeugen, dass ich ein echtes Bedürfnis hatte, ob physischer oder emotionaler Art. Schließlich hörte ich meine Begierde, mich vollzustopfen, mit meiner eigenen Stimme in meinem Kopf zu mir sprechen. Diese verführerischen Gedanken gingen mir nicht in einer primitiveren höhlenmenschenartigen Stimme durch den Kopf. Deshalb verstand ich mein Verlangen immer als etwas, das von mir selber ausging, etwas, das meine eigenen Bedürfnisse ausdrückte, und dies oft in einer scheinbar logischen Weise. Auch dies lässt sich mithilfe der Kenntnis der Funktionsweise des Gehirns erklären.

Der menschliche Frontallappen überträgt die Botschaften, die das animalische Gehirn sendet, und macht sie komplexer und nuancenreicher[128], oder, wie Trimpey es in *Rational Recovery*

---

128 Jay Glass: The Animal Within Us, S. 84

ausdrückt: Das animalische Gehirn „kann nicht sprechen, es bedient sich stattdessen deiner Sprache, um deine willkürlichen Muskeln dazu zu bringen, ihm zu geben, was es will."[129] Die von meinem animalischen Gehirn ausgesendeten Botschaften, die mir sagten, dass ich mich wieder einem Essanfall hingeben müsse, wurden von meinem Verstand oft als sehr überzeugend empfunden, was mich dazu brachte, mich wieder und wieder einem Essanfall hinzugeben.

Grund 2: Ich versuchte, gegen mein Verlangen anzukämpfen

Der zweite Grund, aus dem ich meinem Verlangen, mich vollzustopfen, erlag, war, dass ich – vergebens – gegen dieses Verlangen ankämpfte. Eins war sicher: Ich konnte nicht die Fäuste ballen, wütend werden und mein Verlangen, mich einem Essanfall hinzugeben, auf diese Weise verschwinden lassen, doch das hielt mich nicht davon ab, es zu versuchen. Da das Verlangen, sich Essanfällen hinzugeben, von Überlebensinstinkten oder einer Gewohnheit gesteuert wird, konnte ich das Verlangen ganz gewiss nicht niederringen, indem ich dagegen ankämpfte.

Gegen meinen Drang anzukämpfen und zu versuchen, ihm durch reine Willenskraft zu widerstehen (wie ein Ertrinkender, der sich verzweifelt mit aller Kraft an einen Strohhalm klammert, wovon Therapeuten mit Recht abraten), hat mir in all den Jahren, in denen ich unter Bulimie litt, etliche Essanfälle erspart, aber es war ein frustrierender und letztendlich vergeblicher Ansatz. Es war ein schwerer Kampf, und manchmal war ich einfach nicht für diesen Kampf gerüstet. Manchmal hatte ich weder die inneren Ressourcen noch die Kraft noch die Energie. Da ich es leid war, Tag für Tag gegen das Verlangen anzukämpfen, gab ich, vom Kampf erschöpft, unweigerlich irgendwann auf. Oft empfand ich es als einfacher, mit den auf einen Essanfall folgenden Schuld- und Schamgefühlen und der Gewichtszunahme fertigzuwerden, als gegen das Verlangen anzukämpfen.

---

129 Jack Trimpey: Rational Recovery, S. 120

Ich wusste nicht, dass mein Ankämpfen gegen das Verlangen einfach die falsche Taktik war, weil ich sowieso machtlos war, mein Verlangen durch reine Willenskraft zu besiegen.

Während meiner Therapie wurde ich mit einer anderen Taktik bekannt gemacht, die angeblich das Gegenteil eines Kampfes gegen das Verlangen war; sie nannte sich „Trieb-Surfen". Kurz gesagt versucht man beim Trieb-Surfen auf der Welle des Verlangens zu reiten. Man geht davon aus, dass das Verlangen, sich einem Essanfall hinzugeben, sich steigert, einen Höhepunkt erreicht und dann nachlässt – so wie eine Welle. Schafft man es, lange genug auf dieser Welle zu reiten, klingt das Verlangen ab und verschwindet; die Welle legt sich. Oberflächlich betrachtet, ähnelt das Trieb-Surfen der Methode, die mir schließlich geholfen hat, meine Essstörung zu überwinden, denn auch beim Trieb-Surfen reagiert man nicht auf das aufsteigende Verlangen und versucht auch nicht zwanghaft, hinter dem Verlangen irgendeine tiefere Bedeutung zu finden.

Für mich ähnelte das Trieb-Surfen zu sehr dem Versuch, durch reine Willenskraft gegen das Verlangen anzukämpfen. Wenn ich mir vorstellte, „auf der Welle zu reiten", glich das dem Versuch, die Welle zu *ertragen.* Ich versuchte verzweifelt, mich über Wasser zu halten, bis die Welle nachließ. Da ich nicht wusste, dass die Welle nichts weiter war als neurologischer Müll, betrachtete ich sie als einen würdigen Gegner, so wie ein Surfer vielleicht das mächtige Anschwellen einer Welle sieht. Ich versuchte, die Welle zu überstehen, nicht von ihr heruntergewirbelt zu werden, denn ich stellte mir vor, dass die Welle jederzeit die Kraft hatte, mich aufs Meer hinauszuziehen (bzw. zum Kühlschrank, in die Speisekammer oder zum nächstbesten Fastfood-Restaurant). Ich glaubte, dass sie mich im Griff hatte, mich bewegte und hin und her warf. Wenn ich es auf diese Weise schaffte, über das Verlangen hinweggekommen war, war ich danach normalerweise fix und fertig. Und wenn dann das nächste Verlangen in mir aufstieg, konnte ich oft nicht die Kraft aufbringen, noch einmal auf der Welle zu reiten.

Am Ende war die Denktechnik, derer ich mich bediente, um auf das Verlangen nicht mehr mit Taten zu reagieren, doch sehr anders. Ich hörte auf, das Verlangen als einen mächtigen Gegner anzusehen, der imstande war, den Kurs, den ich einschlug, zu ändern oder mich aufs Meer hinauszuziehen. Ich hörte auf, verzweifelt zu versuchen, mich über Wasser zu halten, weil ich gelernt hatte, dass ich nicht einmal ins Wasser hineingehen musste. Indem ich mich von meinem Verlangen loslöste, lernte ich, die Wellen vom Ufer aus zu beobachten. Ich konnte jeder einzelnen Welle dabei zusehen, wie sie sich auftürmte, brach und abrollte, ohne von ihr umspült und durchgeschüttelt zu werden und ohne mich zu verausgaben und zu ermüden. Selbst wenn kurz nach dem ersten Verlangen, mich einem Essanfall hinzugeben, erneut das Verlangen in mir aufstieg, hatte ich das Gefühl, die Lage im Griff zu haben, weil ich wusste, dass die Welle mir nichts anhaben konnte. Vielleicht scheint es nur ein feiner Unterschied zu sein, aber für mich änderte er die Sache völlig.

Grund 3: Mich Essanfällen hinzugeben, befriedigte mein Verlangen, mich mit Essen vollzustopfen

Obwohl ich diesen Grund an dritter Stelle anführe, war es der wichtigste Grund, aus dem ich meinem Verlangen immer wieder nachgab. Ich wollte einfach nur, dass dieses Verlangen, mich mit Essen vollzustopfen, verschwand, also gab ich mich einem Essanfall hin. Das Verlangen machte mich oft ängstlich, depressiv und verzweifelt – bis ich mich vollstopfte. In dem Moment schmolzen all diese Gefühle dahin, und ich verspürte eine Riesenerleichterung, wenn auch nur vorübergehend. Allein dieses Gefühl der Erleichterung war schon Grund genug, dem Verlangen nachzugeben. Jedes Mal, wenn ich mich vollstopfte, setzte ich der Frage, die mich tagtäglich verfolgte, ein Ende: *Werde ich es heute schaffen, einem weiteren Essanfall zu widerstehen?*

Die Erleichterung, die ich verspürte, wenn ich schließlich nachgab und aß, war keine Befreiung von emotionalen Problemen oder Traurigkeit; ich befreite mich einfach nur von diesem drängenden Verlangen. Die Neuronen, die feuerten, um mein Verlangen zu generieren, feuerten unbarmherzig weiter, bis ich mich schließlich einem Essanfall hingab. Danach gaben diese Neuronen endlich Ruhe, und es war, als ob mein Gehirn sagte:

Ah, ich habe meinen Job erfüllt. Obwohl ich wusste, dass die Erleichterung, die ich während der Essanfälle und danach verspürte, nicht lange anhalten würde, hatte ich das Gefühl, dass die Völlerei es wert war, um bloß diese unablässig an mir nagenden Gedanken an Essen und diese Heißhungergefühle beiseite zu schieben.

Ich hatte das Gefühl, mich schon allein, um mein Gehirn zu beruhigen, vollstopfen zu müssen. Ich glaubte, mich nicht auf die Schule, die Arbeit, Beziehungen, meine Familie oder auch nur alltägliche Aufgaben konzentrieren zu können, wenn mich das Verlangen, mich vollzustopfen, überkam. Oft erlag ich einem Essanfall, um dieses Verlangen auszuschalten, damit ich mich danach auf andere, wichtige Dinge konzentrieren konnte, die ich tun musste. Das schien es mir wert zu sein, um einfach nur meine Ruhe zu haben, auch wenn ich wusste, dass ich es später bereuen würde und mich mit meinen Schuldgefühlen und den gesundheitlichen Folgen würde auseinandersetzen müssen. Mich meinen Essanfällen hinzugeben war, als würde ich in meinem Gehirn die Reset-Taste drücken. Mein Verlangen war vorübergehend befriedigt, doch dann startete der Teufelskreis erneut von vorne.

Grund 4: Mich Essanfällen hinzugeben, erzeugte ein Wohlgefühl

Selbst Menschen, die nicht unter Essanfällen leiden, empfinden es als angenehm und tröstlich zu essen. Die meisten Menschen genießen es zu essen und beziehen daraus eine gewisse emotionale Zufriedenheit. Sogar bei normalen Essern spielt Essen eine Rolle bei Feierlichkeiten, beim Trauern, als Geschenk zum Dank und als kulturelle Ausdrucksform. Es ist gut, dass dem Essen in unserem Leben eine Bedeutung zukommt. Darüber hinaus können schon normale Mengen an Essen, vor allem Süßigkeiten und fetthaltige Speisen, unsere Gehirnchemie verändern und zu Stimmungsaufhellung und Angstlinderung führen.

Genauso wie normales Essverhalten normalen Essern ein Wohlgefühl bereitet, bescherten meine Essanfälle mir körperlichen Genuss und oft auch seelischen Trost oder Ablenkung.

Auch wenn meine Essanfall-Episoden häufig hektisch, impulsiv und verstörend waren, empfand ich es als angenehm, große Mengen an wohlschmeckenden Lebensmitteln zu verputzen. Mich mit Zucker und Fett vollzustopfen, versetzte mich oft in einen tranceartigen Zustand, der mich manchmal meine anderen Probleme vergessen ließ.

Gehirnchemie und Wohlgefühl

Wie bereits erwähnt, sorgt Essen für eine verstärkte Ausschüttung der Neurotransmitter, die ein Wohlgefühl auslösen, und das war ein Faktor, der bei mir dazu beigetragen hat, dass sich meine Gewohnheit herausgebildet hat. Der Verzehr von Zucker erhöht die Ausschüttung körpereigener Opioide, die eine Analgesie herbeiführen – ein vermindertes Empfinden von Schmerzen und Stress[130] –, und von Dopamin[131], das für das Belohnungssystem und Glücksgefühle von Bedeutung ist.[132] Außerdem treibt der Verzehr von stark zuckerhaltigen und kohlenhydratreichen Nahrungsmitteln den Serotoninspiegel in die Höhe, der sich auf die Stimmung auswirkt[133] und „ein Gefühl entspannter Gelassenheit hervorruft".[134] Das erklärt – angesichts der Zuckermengen, die ich während eines Essanfalls verputzte –, warum ich oft in einen fast traumähnlichen Zustand verfiel. Neben der sofortigen Erleichterung, die mir die Befriedigung meines Verlangens verschaffte, waren diese biochemischen Wirkungen vorübergehend sehr angenehm und gaben mir einen zusätzlichen Anreiz, mich einem Essanfall hinzugeben.

Sekundäre Vorzüge

Die Befriedigung meines Verlangens, mich mit Essen vollzustopfen, brachte mir auch etwas, das ich „sekundäre Vorzüge" nenne. So wie der Akt des Sichvollstopfens zu einer Gewohnheit wurde, wurden auch die sekundären Vorzüge – die biochemischen und

130 Kenneth Joel Shapiro: Animal Models of Human Psychology, S. 137
131 Nicole M. Avena, Pedro Rada, Bartley G. Hoebel: Evidence for Sugar Addiction
132 John Ratey: A User's Guide to the Brain, S. 243
133 Cynthia M. Bulik, Nadine Taylor: Runaway Eating, S. 145
134 Peter M. Miller: Binge Breaker, S. 64

emotionalen Belohnungen – zu einer Gewohnheit. Die angenehmen Gefühle, die ich empfand, wenn ich hemmungslos aß; der Rausch, der mich überkam, wenn ich während eines Essanfalls den ersten Bissen zu mir nahm; die emotionale Benommenheit, die mich unmittelbar nach einem Essanfall überkam – all dies wurde Teil der Gewohnheit, und mein Körper und mein Gehirn lechzten immer wieder nach diesen Empfindungen, und das in zunehmendem Maße, sodass auch diese Empfindungen mich dazu drängten, meinem Verlangen nachzugeben.

Wir suchen alle den Genuss, und viele der schlimmsten Gewohnheiten und Abhängigkeiten entstehen aufgrund des Konsums verlockender und genussvoller Substanzen wie Alkohol, Nikotin, Drogen und Essen (s. Kapitel 20). Der Akt des Konsumierens dieser Genussmittel *und* die Gefühle, die mit dem Konsum dieser Genussmittel einhergehen, haben eine verstärkende Wirkung. Es ist nichts dagegen einzuwenden, sich Genuss oder emotionale Erleichterung zu verschaffen, indem man in Maßen isst. Das Problem bei mir war, dass ich nicht in Maßen aß. Und nicht nur das: In Wahrheit suchte ich gar nicht Genuss und emotionale Erleichterung, wenn ich mich einem Essanfall hingab. Ich wusste genau, dass die sekundären Vorzüge es nicht wert waren, die schrecklichen Folgen meiner Bulimie in Kauf zu nehmen, und dass meine Essanfälle mir auf lange Sicht keine Befreiung von irgendeinem meiner Probleme verschafften, sondern diese nur verschlimmerten.

Als die Gewohnheit sich erst einmal etabliert hatte und mein Gehirn und mein Körper auf Essanfälle konditioniert waren, war jegliches Wohlgefühl, das ich durch meine Essanfälle empfunden haben sollte, nur Öl ins Feuer: Mein Gehirn generierte weitere Gründe, um mich zu Essanfällen zu verleiten. *Wenn du dich vollstopfst, schläfst du besser ein*, hörte ich eine Stimme in meinem Kopf sagen. *Du hattest einen schweren Tag und musst dich entspannen. Das Essen wird dir helfen, dich von deinen Sorgen abzulenken. Du hast es dir verdient, dich einem heimlichen Vergnügen hinzugeben. Wenn du dich so richtig satt isst, fühlst du dich nicht mehr einsam.* Das waren die als „logische" Gründe getarnten Gedanken, die mir unwillkürlich durch den Kopf gingen, mich dazu animierten, mich Essanfällen hinzugeben, und mir als hervorragende Entschuldigungen für mein Verhalten dienten.

Sekundäre Vorzüge wurden zu einem wichtigen Schwerpunkt meiner Therapie. In der Therapie erfuhr ich Folgendes: Da meine Essanfälle mir ein gewisses Maß an emotionalem Wohlgefühl und Freude brachten, musste es ein tief in mir verwurzeltes Bedürfnis nach emotionalem Wohlbefinden und Freude geben, das meine Essanfälle verursachte. Und die Tatsache, dass meine Essanfälle mir eine temporäre Befreiung von meinen Problemen verschafften, musste darauf schließen lassen, dass die Probleme selber oder meine Unfähigkeit, sie effektiv in den Griff zu bekommen, meine Essstörung verursacht hatten. Also, erzählten mir meine Therapeuten, müsse ich andere Wege zu Trost, Freude und emotionaler Erfüllung finden und meine Probleme lösen, um meine Essstörung zu überwinden. Anders ausgedrückt: Ich müsse etwas finden, das mir als Ersatz für die Essanfälle diene, andere Wege, um in den Genuss der sekundären Vorzüge des Michvollstopfens zu kommen, ohne tatsächlich Essanfällen zu erliegen.

Als die Therapeuten mir diese Therapie erstmalig erklärten, schien sie zwar einen gewissen Sinn zu ergeben, sie erwies sich jedoch in der Praxis als unwirksam. Wenn mich das Verlangen überkam, mich einem Essanfall hinzugeben, fiel es mir extrem schwer, ein Ersatzverhalten zu finden. Ich stellte mir eine ganze Liste von Dingen zusammen, die ich tun konnte, um in den Genuss der sekundären Vorzüge zu kommen – mir ein Entspannungsbad gönnen, einen langen Spaziergang machen, meine Lieblings-TV-Show gucken, Musik hören, eine Spritztour machen –, aber all das konnte doch nicht als Alternative für meine Essanfälle herhalten.

Das Problem war, dass es mir nicht um die sekundären Vorzüge ging, wenn ich mich einem Essanfall hingab. Es ging mir um das Essen. *Nichts* konnte das Essen ersetzen, absolut gar nichts. Wenn es mir, wenn ich einem Essanfall erlag, nur darum gegangen wäre, meine Ängste zu lindern, hätten ein Antidepressivum, ein Entspannungsbad oder Yoga den Zweck erfüllt. Wäre es mir nur darum gegangen, der Einsamkeit zu entkommen, hätten eine

Freundin oder ein Freund mir helfen können. Hätte ich nur meine Stimmung aufhellen wollen, wären ein Antidepressivum, ein langer Spaziergang oder aufmunternde Musik in Frage gekommen, um mein Verlangen, mich Essanfällen hinzugeben, zu überwinden. Wäre ich nur darauf aus gewesen, ruhig zu schlafen, hätte ich eine Schlaftablette nehmen oder Entspannungstechniken anwenden können, um mich davon abzuhalten, mich mit Essen vollzustopfen. Hätte ich nur meine Emotionen betäuben wollen, hätte es gereicht, mich vor den Fernseher zu setzen oder mir ein paar Drinks zu genehmigen. Doch keines dieser Ersatzmittel oder Ersatzverhaltensweisen gab mir das, was mein Gehirn wirklich wollte – Essen, und zwar in rauen Mengen.

Warum das so war, lässt sich leicht veranschaulichen, wenn ich noch einmal das Beispiel des Babys aufgreife. Das Baby schreit weiter um drei Uhr nachts, weil es ein konditioniertes – kein echtes biologisches – Bedürfnis hat, gefüttert zu werden. Zusammen mit der nächtlichen Fütterung genießt das Baby viele sekundäre Vorzüge wie die Nähe zu seiner Mutter, Wohlbehagen, Sicherheit und die Freude am Nuckeln. Mit anderen Worten: Es geht bei der Fütterung nicht nur um die Nahrungsgabe. Doch die Nahrung (egal ob in Form von Babymilchpulver oder Brustmilch) ist das *Einzige*, das das Baby wirklich zufriedenstellt, weil sein Hirn so programmiert ist, dass die Gabe von Nahrung um drei Uhr nachts höchste Priorität hat – und das war ja auch der Hauptgrund, aus dem das Baby aufgewacht ist und geschrien hat. Wenn die Mutter ihm nur Wohlgefühl und Sicherheit bieten würde, indem sie das Baby halten und wiegen oder ihm vielleicht einen Schnuller geben würde, blieben die Wünsche des Babys unerfüllt, und es wäre wahrscheinlich noch frustrierter und aufgebrachter. Natürlich sind die sekundären Vorzüge, die mit dem Stillen oder dem Fläschchen einhergehen, angenehm für das Baby, aber wenn das Gehirn des Babys das Baby drängt zu essen, können die sekundären Vorzüge allein es nicht befriedigen.

Genauso verhielt es sich mit meinen Essanfällen. Sie gingen mit einigen sekundären Vorzügen einher – sie betäubten vorübergehend meine Gefühle, sie halfen mir dabei, mich zu entspannen und mich abzulenken –, doch wenn ich versuchte, mir den Genuss dieser sekundären Vorzüge zu verschaffen, ohne mich einem Essanfall hinzugeben, ließ mein Verlangen nicht nach, denn die Hauptmotivation meines Gehirns, dieses Verlangen zu generieren, war nun einmal, mich dazu zu bringen, mich mit Essen vollzustopfen. Wenn ich mich einem Essanfall hingab, ging es mir nicht wirklich darum, in den Genuss der sekundären Vorzüge zu kommen. Was ich wirklich wollte, war das Essen und das meiner Völlerei folgende Nachlassen meines Verlangens, mich einem Essanfall hinzugeben.

Belohnungssensitivität und der mit einem Essanfall einhergehende Genuss

Eine Belohnung wird ein bestimmtes Verhalten verfestigen,[135] und es gibt Hinweise darauf, dass Belohnungen oder sekundäre Vorzüge, die mit Essanfällen einhergehen, für einige eine größere Verlockung darstellen als für andere. Wie ich bereits in Kapitel 20 dargelegt habe, bestimmt ein als „Belohnungssensitivität" bezeichnetes Persönlichkeitsmerkmal, wie stark wir danach streben, erfreuliche Erfahrungen machen zu wollen, zum Beispiel, indem wir leckeres Essen zu uns nehmen. Es hat sich gezeigt, dass Menschen, die sensibel auf Belohnungen reagieren, häufiger und von intensiveren Heißhungerattacken befallen werden als andere.[136]

Bei Menschen mit stärker ausgeprägter Belohnungssensitivität sind die Hirnregionen aktiver, die daran beteiligt sind, Essen als Belohnung zu empfinden, und zwar sogar dann, wenn diese Menschen sich nur *Fotos von Essen ansehen*.[137] Je belohnungssensitiver eine Person ist, desto aktiver sind diese Hirnregionen, wenn es Hinweise auf das Vorhandensein von leckerem Essen gibt. Das macht die Person anfällig für zwanghafte Essstörungen.[138]

---

135 Jay Glass: The Animal Within Us, S. 81
136 J. D. Beaver et al.: Individual Differences in Reward Drive
137 J. D. Beaver et al.: Individual Differences in Reward Drive
138 J. D. Beaver et al.: Individual Differences in Reward Drive

Eine *Anfälligkeit* für zwanghafte Essstörungen ist keine *Entschuldigung* dafür, sich Essanfällen hinzugeben. Das Belohnungssystem ist daran beteiligt, die Essensauswahl und -aufnahme zu motivieren – aber es greift nicht für dich zum Nachtisch. Mein Gehirn und das Gehirn anderer unter Essanfällen leidender Menschen mag aktiver werden als das Gehirn anderer Menschen, wenn es um wohlschmeckendes Essen geht, und es mag den vorübergehenden bei einem Essanfall empfundenen Genuss attraktiver erscheinen lassen. Es handelt sich also einfach um einen Unterschied im Gehirn, der mich anfälliger gemacht haben könnte, mich Essanfällen hinzugeben und diese zu genießen. Aber empfänglicher auf Belohnungen zu reagieren, ist mit Sicherheit kein Anzeichen einer Erkrankung oder eines Kontrollmangels. Ich finde es allerdings wesentlich sinnvoller, mein Verlangen nach dem Genuss, der meine Essanfälle begleitete, mit dieser Belohnungssensitivität zu erklären, als damit, dass ich dadurch tiefere emotionale Bedürfnisse befriedigen wollte.

Grund 5: In der Therapie ermunterte man mich unbeabsichtigt, meinem Verlangen nachzugeben

Viele Dinge, die ich in der Therapie erfuhr, sorgten nur dafür, dass ich meinem Verlangen nachgab, mich Essanfällen hinzugeben. Wenn ich glaubte, was ich in der Therapie lernte, nämlich dass ich mich mit Essen vollstopfte, um mit emotionalen und psychischen Problemen klarzukommen, diente dies mir nur als willkommene Entschuldigung weiterzumachen. Wenn ein Essanfall dazu diente, meine Nerven wegen einer emotionalen Belastung zu beruhigen, ich bei einem anderen Essanfall nach Erfüllung suchte, bei wiederum einem anderen versuchte, Probleme aus meiner Vergangenheit zu bewältigen und bei noch einem anderen dem Alltagsstress entkommen wollte, war es einfach, immer eine Ausrede parat zu haben, warum ich meinem Verlangen immer wieder nachgab.

Im Folgenden führe ich Therapiekonzepte auf, die man mir beibrachte, und stelle diesen jeweils gegenüber, wie ich sie damals ausgelegt habe und welche schädliche Wirkung sie hatten.

THERAPIEKONZEPT	MEINE AUSLEGUNG
Du leidest an einer Krankheit.	Ich habe keine Kontrolle über mein Verhalten, deshalb ist es nicht meine Schuld, dass ich Essanfällen erliege.
Du kannst Bulimie nicht ohne professionelle Hilfe überwinden.	Ich trage keine persönliche Verantwortung dafür, meine Essstörung zu überwinden.
Du stopfst dich voll, um Probleme zu bewältigen.	Ich habe viele Ausreden, warum ich mich Essanfällen hingebe, denn mein Leben ist voller Probleme.
Bestimmte Auslöser sorgen dafür, dass du Essanfällen erliegst.	Ich schiebe die Schuld dafür, dass ich Essanfällen erliege, auf bestimmte Situationen, Menschen, Gedanken und Gefühle.
Auf dem Weg der Genesung wirst du Rückschläge und Rückfälle hinnehmen müssen.	Es ist in Ordnung, wenn ich mich jetzt mit Essen vollstopfe, denn Rückschläge waren zu erwarten. Morgen komme ich wieder auf die richtige Bahn.
Deine Bulimie erfüllt einen Zweck in deinem Leben.	Ich habe eine Rechtfertigung für meine Essanfälle.
Du musst mit deiner Vergangenheit fertigwerden und emotionale Zufriedenheit und Glück finden, um deine Bulimie zu überwinden.	Diese Ziele habe ich noch nicht erreicht, deshalb ist es in Ordnung, wenn ich mich jetzt einem Essanfall hingebe.

Anstatt mich mental zu stärken und mich zu ermuntern, einfach aufzuhören, auf mein Verlangen, mich einem Essanfall hinzugeben, durch Taten zu reagieren, spielten diese Konzepte meinem Gehirn sozusagen in die Hände. Manchmal war es sogar so, dass die logischen Gründe, die mir in der Therapie dafür geliefert wurden, warum ich mich meinen Essanfällen hingab, den letzten Ausschlag dafür gaben, dass ich meinem Verlangen schließlich nachgab. Oft kämpfte ich mit aller Kraft gegen das Verlangen an, aber dann erinnerte ich mich daran, dass ich ja krank war und mich mit Essen vollstopfte, um mit meinen Problemen fertigzuwerden, dass ich noch häufig Rückschläge würde hinnehmen müssen oder erst einmal emotionale Zufriedenheit oder Glück finden musste, um die Essanfälle zu überwinden – und schon hatte ich auf einmal die Entschuldigung, die ich brauchte, um meinen Kampf aufzugeben und schnurstracks den Kühlschrank anzusteuern. Und mein Gehirn freute sich wieder einmal, dass es bekam, was es wollte.

In einem wichtigen Punkt stimme ich natürlich mit den Konzepten der traditionellen Therapie überein: Der erste Schritt auf dem Weg zur Genesung ist der Wille zur Genesung. Niemand – kein Therapeut, kein Ernährungsberater und kein Selbsthilfebuch – kann dir helfen, solange du nicht bereit bist, dem, was dir das Leben schwermacht, die Stirn zu bieten. Andere können dich über die Gefahren deines Verhaltens aufklären, sie können dich bei deinem Entschluss aufzuhören unterstützen, aber sie können nicht die Entscheidung für dich treffen. Diese Entscheidung musst du selber treffen. Das Problem bei der traditionellen Therapie ist Folgendes: Wenn eine Patientin den Entschluss gefasst hat aufzuhören, wird sie einem langwierigen, komplexen und unnötig schwierigen Genesungsprozess unterzogen, der normalerweise eben nicht zur Genesung führt. Das ist das Thema des folgenden Kapitels.

22

Warum die Therapie bei mir nicht funktionierte

M it meinen neuen Erkenntnissen über meine Essstörung bin ich heute imstande zurückzublicken und deutlich zu sehen, warum meine Therapie unwirksam war und mir nicht half, meine Störung zu überwinden. Meine Definition für *Genesung* lautete wie gesagt: nie wieder Essanfälle. Dieses Ziel hat die Therapie nicht erreicht.

Über meine Therapieerfahrungen habe ich bereits berichtet und erläutert, was ich von all meinen Therapeuten, Ernährungsberatern, Psychiatern sowie aus den Selbsthilfebüchern und Internetquellen gelernt hatte. Einige mögen sagen, dass ich einfach nur schlechte Erfahrungen gemacht habe oder meine Therapeuten nicht die richtigen für mich waren. Doch die Art, in der ich behandelt wurde, war keine Ausnahme. Wie ich herausgefunden habe, sind die Konzepte und Techniken, die mir während meiner Therapie beigebracht wurden, bei der Behandlung von Bulimie absolut gängig und weitverbreitet. Meine Behandlung entsprach mehr oder weniger den traditionellen Herangehensweisen zur Behandlung von Bulimie, von denen es drei gibt.

Die drei Hauptbehandlungsarten, die zurzeit bei Essstörungen angewendet werden, sind: (1) die psychodynamische Psychotherapie; (2) die kognitive Verhaltenstherapie; und (3) die Suchttherapie. Bei mir wurde, wie bei vielen anderen Patientinnen, im Verlauf meiner erfolglosen Therapie eine Kombination dieser drei Behandlungsarten angewendet. Während ich in therapeutischer Behandlung war – also als ich zwischen 18 und 22 Jahre alt war –, wusste ich weder, wie diese Behandlungsansätze hießen, noch welche Theorien ihnen zugrunde lagen. Doch im Rückblick erkenne ich heute, wie meine Therapeuten sich der Methoden dieser drei Ansätze bedienten und warum sie bei mir scheiterten: Sie beruhen auf falschen Annahmen im Hinblick auf die Ursachen der Bulimie.

Psychodynamische Psychotherapie

Eine psychodynamische Psychotherapie für Bulimiker beruht auf der psychodynamischen Theorie von Essstörungen. Diese Theorie besagt, dass Essstörungen Symptome tiefer liegender psychischer Probleme sind, die aufgedeckt und behoben werden müssen, bevor der Patient genesen kann. Die psychodynamische Psychotherapie besagt, dass Essstörungen „Ausdruck eines kämpfenden inneren Ichs sind, das sich des gestörten Ess- und Gewichtskontrollverhaltens bedient, um auf diese Weise zugrunde liegende Probleme zu kommunizieren oder auszudrücken".[139] Gemäß dieser Theorie wird der Patient kein Verlangen mehr verspüren, sich einem Essanfall hinzugeben, sobald die zugrunde liegenden Probleme aufgedeckt, besprochen und behoben sind.

Mit der Theorie der psychodynamischen Psychotherapie machte ich während meiner ersten Therapiesitzung Bekanntschaft (nach der ich mir schwor, nie wieder zu einer Sitzung zu gehen), und es ist auch die Theorie, die ich später während meiner Unizeit akzeptierte, als ich wieder eine Therapie machte. Mein anfängliches Widerstreben, die psychodynamische Philosophie zu akzeptieren, war nicht ungewöhnlich. Viele Frauen, die mit einer Therapie beginnen, betrachten ihre Essstörung als eine Gewohnheit, die sie nicht ablegen können, und sind überrascht, wenn ihnen zur Behandlung ihrer Störung eine Psychotherapie vorgeschlagen wird.[140] Eine Bulimikerin braucht oft Wochen oder Monate in der Therapie, um „sich dessen bewusst zu werden, dass tiefer liegende Konflikte und familiäre Probleme der wahre

---

[139] Loreta M. Medina: Bulimia, S. 61
[140] Deborah Marcontell Michel, Susan G. Willard: When Dieting Becomes Dangerous, S. 51

Grund für ihre Erkrankung sind".[141] Während der Monate, die ich brauchte, mich von dieser Theorie überzeugen zu lassen, hätte ich mein Problem längst beheben können.

Wie es scheint, ist die psychodynamische Sichtweise im Hinblick auf Essstörungen heute die vorherrschende Philosophie, und zwar nicht nur unter Therapeuten und Betroffenen, die an Essstörungen leiden, sondern in der gesamten Gesellschaft. Das Problem ist (wie in Kapitel 6 dargelegt), dass alles nur auf Vermutungen beruht. Es gibt keine wissenschaftlichen Beweise dafür, dass tiefer liegende psychische Probleme Bulimie (oder Magersucht) verursachen, und es gibt auch keine wissenschaftlichen Beweise dafür, dass die Lösung dieser der Essstörung zugrunde liegenden Probleme zur Genesung führt.[142] Dennoch wird die psychodynamische Theorie im Hinblick auf Essstörungen im Rahmen von Therapien, in Selbsthilfebüchern und sogar in wissenschaftlichen und medizinischen Fachtexten häufig so präsentiert, als beruhe sie auf unumstößlichen Erkenntnissen. Ich bin hingegen davon überzeugt, dass es mir extrem geschadet hat, dieser Theorie Glauben zu schenken.

Bei dem psychodynamischen Ansatz wird es als notwendig erachtet, zwei Hauptkomponenten der Essstörung zu verstehen: (1) die der Essstörung zugrunde liegenden Ursachen; und (2) den aktuellen Zweck, den die Essstörung im Leben des Patienten erfüllt – auch die „adaptive Funktion" der Essstörung genannt.[143] Ein Therapeut, der den psychodynamischen Ansatz befolgt, hilft der Patientin, die Ursache ihres Problems zu ergründen, indem er mit ihr zusammen ihre Vergangenheit aufarbeitet, um zu sehen, wo der seelische Schaden vielleicht entstanden sein könnte. Theoretisch können die der Essstörung zugrunde liegenden Ursachen in einer Vielzahl von Lebenserfahrungen oder inneren Konflikten zu finden sein. Wie es heißt, rühren die Ursachen oft aus der Kindheit; so könnte zum Beispiel die Beziehung zu

---

141 Deborah Marcontell Michel, Susan G. Willard: When Dieting Becomes Dangerous, S. 51

142 B. Timothy Walsh, V. L. Cameron: If Your Adolescent Has an Eating Disorder, S. 71

143 Loreta M. Medina: Bulimia, S. 61

den Eltern, sexueller Missbrauch, körperliche Misshandlung oder ein Mangel an Zuneigung dahinterstecken. Der Störung könnte jedoch auch ein Trauma aus jüngerer Zeit zugrunde liegen.

Ich konnte nie eine spezielle Ursache ergründen, die meiner Bulimie zugrunde lag, allerdings stellte ich die Hypothese auf, dass vermutlich eine Vielzahl von Lebenserfahrungen zusammen als Ursachen in Frage kam. In Wahrheit gab es für das Entstehen meiner Essstörung nur eine einzige Grundursache, und das war mein Entschluss, eine strikte Diät zu befolgen. Welche Faktoren auch immer das Risiko erhöht haben mochten, dass das Befolgen einer Diät bei mir zu einem Problem werden sollte – sie hätten keine Rolle gespielt, wenn ich nie angefangen hätte, meine Kalorienaufnahme zu reduzieren.

Neben dem Versuch, Probleme aus der Vergangenheit aufzudecken, hilft der Therapeut, der dem psychodynamischen Ansatz folgt, der Bulimikerin auch zu ergründen, welche Funktion oder welchen Zweck die Essstörung aktuell in ihrem Leben hat. Dies erfordert regelmäßige Detektivarbeit, um Emotionen, Gefühle und tägliche Interaktionen zu entschlüsseln, die als ins Auge fallend empfunden werden. Es wird von zahlreichen Funktionen der Bulimie berichtet, doch die meisten Patienten erkennen im Laufe der Therapie, dass die Essstörung ihnen angeblich hilft, mit Problemen fertigzuwerden, Angstgefühle oder Depressionen zu lindern oder gegenwärtigem Leid oder aus der Vergangenheit herrührenden Belastungen zu entgehen. Ich vermeldete im Laufe der Jahre, in denen ich unter Bulimie litt, sämtliche der oben genannten Funktionen und sogar noch welche darüber hinaus.

Wenn meine Therapeuten es nicht nahegelegt hätten, wäre ich nie auf die Idee gekommen, dass meine Essstörung irgendeiner Funktion dienen könnte. Als ich meinem ersten Essanfall erlag, wusste ich, dass das Vollstopfen mit Essen mir nur schadete, auch wenn ein Teil von mir es als angenehm empfand. Doch als ich erst einmal an die psychodynamische Theorie glaubte, entdeckte ich alle möglichen theoretischen Vorzüge meiner Essstörung, bei denen es sich jedoch größtenteils einfach nur um die sekundären Vorzüge handelte, die mit meinem Verhalten einhergingen – die angenehmen physiologischen und emotionalen Wirkungen, die das Vertilgen großer Mengen zucker- und fetthaltiger Speisen mit sich bringt. Unter dem Einfluss der psychodynamischen Psychotherapie stellte ich mir vor, dass es irgendwelche tieferen Gründe geben musste, aus denen ich dieses Vergnügen brauchte.

Da Essanfälle nach der psychodynamischen Theorie für den Patienten eine nützliche Funktion erfüllen, zielt der Therapeut nicht darauf ab, die Symptome zum Verschwinden zu bringen. Stattdessen ist das Ziel dieser Art von Therapie, dass die Patientin neue Wege entwickelt und lernt, ihre emotionalen Bedürfnisse zu befriedigen und Probleme zu bewältigen, damit die Essstörung nicht mehr irgendeinem Zweck in ihrem Leben dient. Dies beinhaltet, der Patientin zu helfen, einen Zugang zu ihren Gefühlen zu finden und ihr beizubringen, mit Emotionen umzugehen.

Da Bulimie kein Mittel und Weg ist, Probleme zu bewältigen oder emotionale Bedürfnisse zu befriedigen, ergibt die Theorie einfach keinen Sinn. Zugang zu seinen Gefühlen zu finden und emotionale Bedürfnisse zu befriedigen, kann weder die Überlebensinstinkte ausschalten noch die Gewohnheit beenden, sich Essanfällen hinzugeben. Es spielte keine Rolle, wie gut ich mit meinen Emotionen klarkam oder zu wie vielen Gefühlen ich „Zugang fand", mein Verlangen, mich mit Essen vollzustopfen, verschwand nicht, und ich erlag ihm immer wieder. Hinzu kam: Während ich viel Zeit darauf verwandte, in der ich an meinen Gefühlen und tiefer liegenden Problemen arbeitete, prägte sich meine Gewohnheit in meinem Gehirn immer stärker aus. Und während meine Therapeuten es vermieden, die Symptome zum Verschwinden zu bringen und die Funktion zu unterdrücken, die die Essstörung angeblich in meinem Leben spielte, stärkte ich nur immer mehr all die fehlerhaften neuronalen Verbindungen, indem ich mich weiterhin meinen Essanfällen hingab.

Die psychodynamische Psychotherapie soll angeblich dazu beitragen, „die persönlichen Gefühle, Meinungen, Werte, Überzeugungen und Wünsche eines Individuums zu entwickeln, die es als Person ausmachen. In anderer Weise lässt sich dieser Prozess auch als Identitätsentwicklung definieren."[144] In der Einführung zu diesem Buch habe ich eine Art der Genesung beschrieben, die ich die Schmetterlingsgeschichte genannt habe; in dieser Geschichte unterzieht sich die unter Essanfällen leidende Frau einer erheblichen Transformation, um ihre Essstörung zu überwinden. Idealerweise sollte die psychodynamische Psychotherapie diese Transformationen bewirken. Die unter Essanfällen leidende Frau begibt sich als emotional unreife und für die Bewältigung ihres eigenen Lebens schlecht gerüstete Frau in die psychodynamische Psychotherapie – den Kokon – und verlässt diesen nach dem Genesungsprozess grundlegend verändert mit einer neuen Identität und einer neugewonnenen Fähigkeit, mit Gefühlen und Problemen fertigzuwerden.

Diese Schmetterlingsgeschichte erlebt nicht jede Frau, die sich einer psychodynamischen Therapie unterzieht, und mir war die Verwandlung ganz gewiss nicht vergönnt. Es ärgert mich immer noch, dass meine Therapeuten mich haben glauben lassen, dass es für meine Genesung unerlässlich sei, all diese Lebensziele zu erreichen. Das zu erreichen hätte Jahre oder sogar mein ganzes Leben dauern können. Ich begann meine Therapie, als ich 18 Jahre alt war. In dem Alter ist das Leben verwirrend, und das wäre es auch gewesen, wenn ich keine Essstörung gehabt hätte. Während der psychodynamischen Therapie gaukelte man mir vor, dass ich all diese Verwirrungen in Ordnung bringen, einen Lebenssinn entdecken, sämtliche Probleme aus meiner Vergangenheit bewältigen und ein freudvolles, friedvolles Leben führen müsse, um meine Essstörung zu überwinden – und das alles im Alter von 18 Jahren. Ich habe immer noch nicht all die Dinge erledigt, die der psychodynamischen Psychotherapie zufolge für eine Genesung unabdingbar sind, und bin trotzdem vollständig genesen.

Die psychodynamische Psychotherapie vermittelte mir das Gefühl, dass ich unter irgendeinem Defekt litt, obwohl mein Gehirn und ich in Wahrheit absolut gesund waren. Die Therapie

---

144 Deborah Marcontell Michel, Susan G. Willard: When Dieting Becomes Dangerous, S. 55

zwang mich, meine Kindheit aufzuarbeiten und die Entwicklung meiner Essstörung sehr trivialen Ereignissen zuzuschreiben, obwohl der einzige Grund für meine Essstörung meine Entscheidung war, eine strikte Diät zu befolgen. Sie brachte mich dazu, meiner lieben Familie die Schuld an einem Problem zu geben, für das sie in keiner Weise verantwortlich war, sondern einzig und allein mein animalisches Gehirn. Die Therapie zwang mich, auf mein zurückliegendes Leben zurückzublicken und all das herauszuarbeiten, was schlecht gelaufen war, obwohl meine Kindheit eigentlich recht normal verlaufen war. Sie überzeugte mich davon, alles in meinem oft verwirrenden Leben in Ordnung bringen zu müssen, um ein Verhalten zu beenden, das einfach nur auf eine natürliche Funktion meines Gehirns zurückzuführen war. Und all das sorgte dafür, dass ich das aus den Augen verlor, was ich wirklich tun musste, um zu genesen: damit aufzuhören, mich Essanfällen hinzugeben.

Ich war nicht die einzige Bulimikerin, bei der die psychodynamische Psychotherapie scheiterte. Psychodynamische Psychotherapie allein hat bei Bulimikerinnen nicht zu hohen Genesungsraten geführt.[145] Häufig wird an diesem Ansatz kritisiert, dass die „Patientinnen Jahre in psychodynamischer Psychotherapie verbringen und Einsichten über sich gewinnen können, während sie weiter an ihren destruktiven, symptomatischen Verhaltensweisen festhalten"[146] – und die ganze Zeit der Verfestigung der Gewohnheiten in ihrem Gehirn immer wieder neue Nahrung geben.

Kognitive Verhaltenstherapie

Die kognitive Verhaltenstherapie versucht, zerstörerische Verhaltensweisen im Hinblick auf Essen und Körpergewicht anzugehen, und von den verschiedenen psychotherapeutischen Ansätzen hat sich die kognitive Verhaltenstherapie als die „nachhaltig erfolgreichste Behandlung der Bulimie" erwiesen.[147] Die

---

145 Loreta M. Medina: Bulimia, S. 62
146 Loreta M. Medina: Bulimia, S. 61
147 F. Scott Kraly: Brain Science and Psychological Disorders, S. 151

kognitive Verhaltenstherapie wird oft in Verbindung mit der psychodynamischen Psychotherapie angewandt, um Essanfälle (sowie das Kompensieren bei Bulimie) und schädliche Gedanken im Zusammenhang mit Essen, Körpergewicht und Körperwahrnehmung anzugehen. Bei meiner eigenen Therapie stand, wie in den meisten Fällen, die psychodynamische Psychotherapie im Mittelpunkt – die Suche nach dem tieferen Grund für die Essstörung –, aber ich lernte auch kognitive Verhaltenstechniken, um zu versuchen, meine Essanfälle und mein Kompensationsverhalten zu kontrollieren.

Bei der kognitiven Verhaltenstherapie kommen viele Komponenten zum Tragen, und die spezifischen Techniken, die angewandt werden, sind zu zahlreich und unterscheiden sich von Therapeut zu Therapeut zu stark, um an dieser Stelle alle aufgeführt und besprochen werden zu können, aber ich fasse die Hauptaspekte der Therapie, die bei Behandlung von Essstörungen eine Rolle spielen, zusammen. Der *kognitive* Teil der kognitiven Verhaltenstherapie zielt auf schädliche Gedanken ab – die sogenannten Kognitionen –, von denen man annimmt, dass sie zu den Essanfällen beitragen; die *Verhaltens*komponente bei der kognitiven Verhaltenstherapie versucht, Essgewohnheiten direkt anzugehen und die Häufigkeit von Essanfällen zu reduzieren.

Die kognitive Verhaltenstherapie basiert auf der Annahme, dass bei Patienten, die unter Essanfällen leiden, „kognitive Verzerrungen" eine Rolle spielen – unkorrekte Gedanken oder Ansichten im Zusammenhang mit Essen und Körpergewicht. Zu meinen kognitiven Verzerrungen gehörte zum Beispiel die Überzeugung, dass der Verzehr bestimmter Nahrungsmittel mich dick machen würde oder dass der Verzehr eines einzigen Cookies mich zu einem Essanfall verleiten würde. Es wird davon ausgegangen, dass kognitive Verzerrungen zu negativen Gefühlen führen, die wiederum negatives Verhalten wie Essanfälle hervorrufen. In der kognitiven Verhaltenstherapie lernen Patienten, ihre nicht korrekten Ansichten zu erkennen und anzugehen, und zwar auf „didaktische und einfühlsame Weise",[148] denn der Therapeut

---

148 Loreta M. Medina: Bulimia, S. 62

erarbeitet mit dem Patienten Arten und Weisen, positiv zu denken, die die verzerrten Gedanken und Ansichten ersetzen sollen.

Während meines Studiums an der Uni glaubte ich zum Beispiel eine Zeit lang, dass ich unbedingt unter einem bestimmten Gewicht bleiben musste. Diese verzerrte Ansicht führte oft zu negativen Gefühlen, wenn ich zunahm. Ich war mit mir selber unzufrieden, und dieses negative Selbstbild führte angeblich zu Essanfällen. Deshalb lernte ich in der Therapie, welcher Gewichtsbereich für meinen Körpertyp in Ordnung war. Ich wurde ermutigt, mir Kleidung in größeren Größen zu kaufen und mich von meinem Wunsch zu befreien, ein so niedriges Körpergewicht zu halten. Das Problem war, dass mein Verlangen, mich mit Essen vollzustopfen, mich selbst dann noch überkam, wenn ich mit meinem Gewicht zufrieden war. Zu erfahren, was ein gesundes Körpergewicht ist, und zu lernen, von meinem Wunsch loszulassen, superschlank zu sein, hätte mich damals vielleicht davon abgehalten, überhaupt eine Diät anzufangen, aber als meine Bulimie sich erst einmal entwickelt hatte, brachte es nicht mehr viel, meine kognitiven Verzerrungen zu korrigieren.

Die kognitive Komponente der kognitiven Verhaltenstherapie zielt auch auf Denkmuster ab, die nichts mit Essen zu tun haben. Man glaubt, dass bei vielen, die unter Essanfällen leiden, auch kognitive Verzerrungen im Zusammenhang mit allen möglichen anderen Aspekten ihres Lebens vorliegen. Ich hielt mich zum Beispiel manchmal für dumm, wenn ich in einer Klassenarbeit eine schlechtere Note als „sehr gut" erhielt. Manchmal glaubte ich, dass mich niemand mochte, und manchmal hielt ich mich für eine Versagerin, wenn ich bestimmte schulische oder sportliche Ziele oder solche, die mit meiner Arbeit zu tun hatten, nicht erreichte. Der kognitiven Verhaltenstherapie zufolge können kognitive Verzerrungen wie diese, auch wenn sie nicht explizit mit Essen und Körpergewicht zu tun haben, potenziell zu Essanfällen führen, weil jeder Gedanke, der zu schlechten Gefühlen führt, auch zu destruktivem Verhalten führen kann.

Ein anderes Beispiel: Ich hing dem irrationalen Glauben an, es allen recht machen zu müssen, und wenn ich eine Auseinandersetzung mit einer Freundin oder einem Freund hatte, fühlte ich mich wertlos und erlag angeblich einem Essanfall, um mit meinen negativen Gefühlen „klarzukommen". Wenn ich aufgehört hätte zu glauben, es jedem recht machen zu müssen, und in Beziehungen mehr Selbstbewusstsein an den Tag gelegt hätte, hätte ich mich theoretisch keinen Essanfällen hingeben müssen, um mit Beziehungsproblemen fertigzuwerden. Also verbrachte ich in der Therapie viel Zeit damit, zu versuchen, meine kognitiven Verzerrungen zu korrigieren und sie durch positive Gedanken zu ersetzen.

Die kognitive Verhaltenstherapie zielt auf Gedanken und Ansichten ab, die alle möglichen Arten von negativen Gefühlen verursachen, doch vorwiegend auf solche, die zu Perfektionismus, einem schlechten Selbstwertgefühl, Depressionen und Ängsten führen. Es wird davon ausgegangen, dass das zerstörerische Essverhalten, das angeblich von negativen Gefühlen herrührt, nachlassen oder ganz überwunden werden sollte, sobald diese negativen Gefühle beseitigt sind. Doch auch bei diesem Ansatz ist das Problem, dass es nicht die schädlichen Gedanken und Ansichten sind, die die Essanfälle verursachen. Das Verlangen, sich mit Essen vollzustopfen, verursacht Essanfälle.

Ich habe gewiss immer noch gelegentlich negative Gedanken im Hinblick auf meinen Körper – wie fast jede Frau. Ich denke ganz bestimmt manchmal, dass ich kein wunderbarer Mensch bin. Manchmal gehen mir auch Dinge durch den Kopf, die mir Angst machen oder meine Stimmung drücken. Aber ich habe kein Verlangen mehr, mich einem Essanfall hinzugeben. Negative Gedanken waren nie der Grund für meine Essanfälle.

Der Verhaltenspart der kognitiven Verhaltenstherapie versucht, direkt auf Essgewohnheiten und Essanfälle abzuzielen. Das erste Ziel dieser Art von Therapie ist häufig, das Essverhalten durch die Einnahme normaler Mahlzeiten zu regulieren. Das war auch mein erstes Ziel während meiner Therapie, als ich an der Uni war. Auf diese Weise sollten Essanfälle unterbunden werden, die von einem Hungergefühl ausgelöst wurden. Doch aufgrund der Unnachgiebigkeit der Überlebensinstinkte führte auch die Einnahme normaler Mahlzeiten bei mir nicht dazu, dass mein Verlangen, mich mit Essen vollzustopfen, verschwand.

In der kognitiven Verhaltenstherapie werden Speisepläne häufig in Verbindung mit einer Technik verwendet, die sich „Selbstkontrolle" nennt. Ich bediente mich dieser Technik oft, indem ich alles notierte, was ich aß, aber auch meine Gefühle, Gedanken und Ereignisse, die mit Essen zu tun hatten – alles in dem Versuch, Muster zu erkennen, die im Zusammenhang mit meinen Essanfällen standen, und Dinge zu entdecken, die meine Essattacken auslösten.

Das Wort *Auslöser* ist ein Grundbegriff in der kognitiven Verhaltenstherapie. Auslöser sind alle Gedanken, Gefühle, Interaktionen, Ereignisse oder Verhaltensweisen, die zu einem Essanfall führen. Ein wichtiges Ziel der kognitiven Verhaltenstherapie ist es, die Auslöser anzugehen, also jene Faktoren im Umfeld des Patienten, die häufig Essanfälle hervorrufen. Ein Auslöser kann alles Mögliche sein. Ein Gefühl der Einsamkeit, ein Streit mit dem Freund, der Verzehr eines Stücks Schokoladenkuchen, das Trinken von Alkohol oder Stress wegen einer Prüfung. Ich versuchte durch Selbstkontrolle in Erfahrung zu bringen, was bei mir die Auslöser für Essanfälle waren, um sie aus meinem Leben zu verbannen oder gesündere Wege zu finden, mit ihnen umzugehen. Wenn ich es schaffte, all meine Auslöser in den Griff zu bekommen, sollten meine Essanfälle angeblich abklingen oder zumindest sehr viel seltener auftreten.

Doch egal wie gut es mir auch gelang, meine Auslöser in den Griff zu bekommen – das Verlangen, mich Essanfällen hinzugeben, ließ nicht nach. Durch Selbstkontrolle fand ich zum Beispiel heraus, dass ich häufig einem Essanfall erlag, wenn ich nachts allein in meinem Zimmer oder in meinem Apartment im Studentenwohnheim war, also bezeichnete ich „nachts allein sein" als einen Auslöser für meine Essanfälle. Infolgedessen versuchte ich oft zu vermeiden, nachts allein zu sein, und wenn es sich nicht vermeiden ließ, plante ich bis ins Detail, was ich alles tun konnte, anstatt mich mit Essen vollzustopfen. Doch trotz bester Planung und bester Bewältigungsstrategien überkam mich normalerweise trotzdem das Verlangen, mich mit Essen vollzustopfen, und das tat ich dann auch.

In Kapitel 35 gehe ich detaillierter auf Auslöser ein. Fürs Erste reicht es zu wissen, dass es ohne das Verlangen, sich mit Essen vollzustopfen, gar keinen Sinn ergeben würde, zu behaupten, dass Auslöser Essanfälle verursachen. Seit meiner Genesung widerfahren mir an jedem einzelnen Tag meines Lebens viele Dinge, die früher angeblich meine Essanfälle ausgelöst haben, aber diese Dinge lösen heute keine Essanfälle mehr bei mir aus. Das liegt nicht daran, dass ich es irgendwie geschafft habe, jeden denkbaren Auslöser zu vermeiden oder es gelernt habe, mit jedem denkbaren Auslöser klarzukommen. Ich glaube, es wäre unmöglich gewesen, jeden Auslöser zu identifizieren und es zu schaffen, mit allen richtig umzugehen. Meine Jagd nach Auslösern war ein unnötiger, zeitraubender, komplexer Prozess, der mir nur dabei geholfen hat, allen möglichen anderen Dingen die Schuld an meinem Verhalten zu geben, anstatt diese bei mir selbst zu suchen, beziehungsweise bei meiner eigenen freien Entscheidung.

Wie die psychodynamische Therapie war auch die kognitive Verhaltenstherapie eine indirekte Herangehensweise an mein Problem. Aber in der kognitiven Verhaltenstherapie lernte ich zumindest zwei Techniken, mit deren Hilfe ich versuchen konnte, mich meinem Verlangen, mich mit Essen vollzustopfen, entgegenzustellen: Substitution und Ablenkung. Mittels der Substitutionstechnik versucht man, die negativen Gefühle, die mit dem Aufkommen des Verlangens in Zusammenhang stehen, zu entschlüsseln und sie durch positive Aktivitäten zu ersetzen, um auf diese Weise mit den negativen Gefühlen umzugehen. Wenn das Verlangen in mir aufstieg, versuchte ich zuerst zu bestimmen, welches Gefühl zu dem Aufkommen des Verlangens geführt hatte, und dann versuchte ich, mit dem Gefühl umzugehen. Wenn ich also feststellte, dass das Verlangen, mich einem Essanfall hinzugeben, in mir aufstieg, weil ich mich gestresst fühlte, machte ich Entspannungsübungen wie tiefes Atmen oder nahm ein ausgedehntes Bad, um den Stress abzubauen. Das Problem war nur, dass es naiv war zu glauben, dass ein paar Atemtechniken oder ein Schaumbad dafür sorgen könnten, mein Verlangen, mich mit Essen vollzustopfen, verschwinden zu lassen. Schließlich drängten mich mein Körper und mein Gehirn mich ja nicht massiv, tief durchzuatmen oder ein Bad zu nehmen – sie schrien nach Essen!

Keine Technik, die ich je angewendet habe, um mit einem der Gefühle umzugehen, die mein Verlangen, mich vollzustopfen, meines Erachtens verursachten, hat mich je zufriedengestellt. Und das liegt daran, dass es, wie ich bereits erwähnte, für Essanfälle nun mal keinen Ersatz gibt. Selbst wenn ich einen plausiblen emotionalen Grund für mein Verlangen, mich einem Essanfall hinzugeben, fand, und selbst wenn ich es gemäß der Substitutionstechnik schaffte, diesem emotionalen Grund durch eine gesunde Aktivität entgegenzutreten, änderte dies gewöhnlich nichts an der Tatsache, dass ich essen wollte. Außerdem brachte ich nur selten die Willenskraft auf, die empfohlene Technik auch nur anzuwenden. Mein Verlangen, mich mit Essen vollzustopfen, war so einnehmend, dass ich meistens an gar nichts anderes als an Essen denken konnte, geschweige denn zu bestimmen, was ich gerade empfand und wie ich damit umgehen sollte.

Ich glaube, dass die Substitutionstechnik mir sogar geschadet hat. Wenn ich es schaffte, sie anzuwenden, musste ich meine ganze Aufmerksamkeit auf mein Verlangen richten, um dessen symbolische Bedeutung zu entschlüsseln, und das sorgte nur dafür, dass ich meinem Verlangen noch mehr Aufmerksamkeit und emotionale Bedeutung beimaß und es sogar noch intensiver wurde. Wenn man Gedanken und Gefühlen Aufmerksamkeit und emotionale Bedeutung beimisst, ist das wie ein Wind, der das Feuer anfacht: die Gedanken und Gefühle werden intensiver. Dies geschieht auf physischer Ebene im Gehirn. Die neuronalen Verbindungen, die Gedanken und Gefühle erzeugen, denen man besondere Beachtung schenkt, werden aktiver, organisierter und stärker.[149] Es war kontraproduktiv, dass ich mich auf mein Verlangen konzentrierte. Stattdessen hätte ich aufhören sollen,

---

149 Jeffrey M. Schwartz, Sharon Begley: The Mind and the Brain, S. 333-334

meinem Verlangen Aufmerksamkeit oder emotionale Bedeutung beizumessen und es dadurch noch mächtiger zu machen.

Die zweite Technik der kognitiven Verhaltenstherapie, die direkt auf das Verlangen abzielt, sich mit Essen vollzustopfen – die Ablenkungstechnik –, besagt einfach nur, dass man irgendeine Aktivität zur Ablenkung ausüben soll, bis das Verlangen sich verflüchtigt, ohne dass man unbedingt zu bestimmen versuchen muss, welche negativen Gefühle oder Emotionen hinter dem Verlangen stecken. Die Vorschläge lauten, etwas mit den Händen zu tun, wie zu putzen oder zu nähen, oder Musik zu hören. Patienten wird oft empfohlen, Listen mit zehn oder mehr Dingen bereitzuhalten, die sie tun können, anstatt sich einem Essanfall hinzugeben, wenn das Verlangen in ihnen aufsteigt. In der kognitiven Verhaltenstherapie wird schon eine kurze Herauszögerung eines Essanfalls als Fortschritt angesehen.[150]

Ich erstellte viele Listen mit Ablenkungsmaßnahmen, aber langfristig hat das bei mir nicht funktioniert. Wenn ich genug Willenskraft aufbringen konnte, etwas anderes zu tun, als direkt den Kühlschrank oder das nächstbeste Lebensmittelgeschäft anzusteuern, konnte ich meinen nächsten Essanfall durch Ablenkung tatsächlich eine Weile hinauszögern. Aber oft verschwand das Verlangen nach Essen nicht, und selbst wenn es verschwand, kehrte es genauso schnell zurück, wie es verschwunden war, meistens innerhalb einer Stunde. Ich glaube, dass ich das Problem durch den Gedanken, mich ablenken zu müssen, sogar noch verschlimmerte. Es ist wie bei dem bekannten Phänomen: „Wenn du jemandem sagst, dass er nicht an einen rosa Elefanten denken soll, denkt er sofort an einen rosa Elefanten." Genauso führten meine Versuche, nicht daran zu denken, dass ich mich vollstopfen wollte, dazu, dass ich umso intensiver daran dachte, mich vollstopfen zu wollen. So sorgten meine Versuche, mich davon abzulenken, mich mit Essen vollzustopfen, auch in diesem Fall nur dafür, dass ich meinen Gedanken und Gefühlen im Hinblick auf Essen mehr

---

150 John Barnhill, Nadine Taylor: If You Think You Have an Eating Disorder, S. 166

Aufmerksamkeit schenkte und die fehlerhaft programmierten neuronalen Pfade, die diese Gedanken und Gefühle generierten, noch verstärkte.

Die kognitive Verhaltenstherapie hat noch viele andere Techniken zu bieten, zum Beispiel Verhaltensmanagement-Konzepte, bei denen gewünschtes Verhalten belohnt wird, oder die Vertragsabschluss-Technik, bei der Patienten Vereinbarungen unterzeichnen müssen, dass sie für eine bestimmte Zeit keinem Essanfall erliegen. Ich unterschrieb Verträge mit mir selber, in denen ich mich verpflichtete, ein paar Tage ohne Essanfälle durchzustehen, und manchmal hielt ich diese Anzahl von Tagen auch durch, aber es waren selten mehr als vier oder fünf. Ich habe auch ausprobiert, mich mit einer neuen CD oder einem Film zu belohnen, wenn ich eine bestimmte Anzahl von Tagen ohne Essanfälle durchhielt. Das Problem war, dass der Teil meines Gehirns, der die Essanfälle auslöste, keine neue CD und keinen Film wollte – er wollte Essen, und zwar in großen Mengen. Wenn mich das Verlangen überkam, mich einem Essanfall hinzugeben, war es, als würde mein animalisches Gehirn mich für meine Idee mit der neuen CD auslachen, denn was konnte es schon damit anfangen? „Ich" (mein menschliches Gehirn) wollte die neue CD, aber wenn „Es" (mein animalisches Gehirn) die Kontrolle übernommen hatte, konnte mich die Aussicht auf eine Belohnung für mein wahres Ich in keiner Weise davon abhalten, mich vollzustopfen.

Die kognitive Verhaltenstherapie gilt zwar als die beste und erfolgreichste Art der Therapie für Menschen, die unter Essanfällen leiden, aber sie hilft nicht jedem. Forschungserkenntnissen zufolge konnten Essanfälle und anschließendes Kompensationsverhalten mit Hilfe der kognitiven Verhaltenstherapie bei etwa 30 bis 50 Prozent der Patienten unterbunden werden.[151] Die Geschichte von Betroffenen, die unter Essanfällen leiden und die mit Hilfe der kognitiven Verhaltenstherapie genesen, entspricht oft dem Typ Genesungsgeschichte, die ich in der Einführung dieses Buches als die „Geschichte eines gezähmten

---

[151] B. Timothy Walsh, V. L. Cameron: If Your Adolescent Has an Eating Disorder, S. 84

Haustiers" beschrieben habe. Die kognitive Verhaltenstherapie kann eine Art Genesung bewirken, bei der die Betroffenen immer einen Tag nach dem anderen angehen, immer auf der Hut vor Auslösern sein müssen, für alle Zeiten einem Speiseplan folgen und ständig ihre Stimmungen und negativen Gefühle unter Kontrolle halten müssen, um einen Rückfall zu vermeiden. Idealerweise wird der tägliche Kampf, den Genesungszustand aufrechtzuerhalten, mit der Zeit sehr viel leichter, und die Essstörungen können sogar ganz verschwinden – aber nicht ohne kontinuierliche Anstrengungen.

Suchttherapie

Die Suchttherapie führt, sofern sie wirksam ist, ebenfalls zu einer Art Genesung, bei der die Betroffenen immer einen Tag nach dem anderen angehen – wie in der Geschichte des gezähmten Haustiers. Die Suchttherapie basiert auf der Idee, dass die Nahrungsmittel, mit denen ein Essgestörter sich während eines Essanfalls normalerweise vollstopft – in der Regel stark zucker- und kohlenhydrathaltige Produkte – physiologisch süchtig machen. Um zu genesen, müssen Betroffene, die unter Essanfällen leiden, diese süchtig machenden Nahrungsmittel meiden, und zwar häufig für immer.

Patienten, die sich bei ihrer Genesung dieser Herangehensweise bedienen, vermeiden Rückfälle Tag für Tag, indem sie es sorgfältig vermeiden, die problematischen Nahrungsmittel zu sich zu nehmen, da theoretisch schon eine kleine Menge Zucker oder stark kohlenhydrathaltige Speisen zu einem Essanfall oder zu einem kompletten Rückfall führen können. Von den drei beschriebenen Therapieansätzen wird die Suchttherapie bei der Behandlung von Bulimie am seltensten eingesetzt, allerdings kommt sie manchmal in Verbindung mit den eher traditionelleren Therapieansätzen der psychodynamischen Psychotherapie und der kognitiven Verhaltenstherapie zum Einsatz. Eine Suchttherapie wird häufiger zur Überwindung von Binge-Eating-Störungen und zwanghaftem Überessen durchgeführt.

Während ich unter Bulimie litt, versuchte ich etliche Male, auf Zucker und weißes Mehl zu verzichten, aber das hielt ich nie länger als einen Tag oder auch mal zwei Tage durch. Ich hatte das Gefühl, dass ein kompletter Verzicht das Problem nur verstärkte. Indem ich mir jeglichen Zucker und mit weißem Mehl hergestellte Produkte versagte, schien ich mein animalisches Gehirn auf Hochtouren zu bringen, was dazu führte, dass mein Verlangen nach dem Verzehr genau dieser Nahrungsmittel umso größer wurde. Selbst Menschen ohne Essstörungen verspüren manchmal Heißhunger auf leckere Sachen, die sie von ihrem Speiseplan zu verbannen versuchen, und mein Gehirn war aufgrund meiner früheren strengen Diät wahrscheinlich noch anfälliger für solche Verlockungen als das eines Durchschnittsmenschen. Mein animalisches Gehirn betrachtete jede Art von Nahrungsrestriktion als eine Bedrohung und reagierte deshalb, indem es ein Verlangen nach genau den Nahrungsmitteln in mir hochkommen ließ, die ich zu vermeiden versuchte.

Es gibt zwar Hinweise, die die Theorie untermauern, dass einige Nahrungsmittel süchtig machen[152], doch das bedeutet nicht, dass der Verzehr solcher Nahrungsmittel Essanfälle verursacht. Wenn zuckerhaltige Lebensmittel wirklich süchtig machen, zu einem Kontrollverlust und zu Essanfällen führen würden, wäre ich jedes Mal einem Essanfall erlegen, wenn ich zuckerhaltige Produkte zu mir genommen hatte, doch das war nicht der Fall. Es kam während der Zeit, als ich unter Bulimie litt, durchaus vor, dass ich ein paar Cookies, ein Stück Kuchen oder ein paar Stücke Schokolade aß, ohne daraufhin einem Essanfall zu erliegen. Das Verlangen, mich mit Essen vollzustopfen, verursachte meine Essanfälle, nicht die zuckerhaltigen Lebensmittel.

Wenn das Verlangen, mich einem Essanfall hinzugeben, in mir aufstieg, während ich zuckerhaltige Lebensmittel verzehrte, und ich diesem Verlangen sofort nachgab, war es einfach zu glauben, dass die zuckerhaltigen Lebensmittel für den Essanfall verantwortlich waren. Manchmal fühlte es sich in der Tat so an, als ob ich mich insbesondere bei Süßigkeiten nicht unter Kontrolle hatte. Es gibt jedoch keinen Beweis für einen biologisch begründeten Kontrollverlust bei Bulimie, und der Kontrollverlust,

---

152 N. M. Avena: Examining the Addictive-Like Properties of Binge Eating

den Betroffene, die unter Essanfällen leiden, empfinden, ist nur ein von ihnen empfundener Verlust.[153] Bulimiker haben Kontrolle über ihr Verhalten, und zwar ungeachtet dessen, welche Lebensmittel sie zu sich nehmen. Das Problem ist, dass Bulimiker nicht wissen, wie sie diese Kontrolle ausüben können, und genau das galt auch für mich viele Jahre lang. Die Lebensmittel zu meiden, die den Kontrollverlust zu verursachen scheinen, heißt in Wahrheit, dem Problem aus dem Weg zu gehen. Das Verlangen, sich einem Essanfall hinzugeben, mag zwar einige Male ausbleiben, aber sobald die „verbotenen" Lebensmittel wieder konsumiert werden, kehrt das Verlangen zurück.

Bestimmte ungesunde Nahrungsmittel wie Zucker und Mehl zu meiden, kann in vielerlei Hinsicht eine erstrebenswerte Maßnahme sein, um einen gesünderen Lebensstil zu pflegen, doch der Verzicht auf diese Lebensmittel sollte keine Voraussetzung dafür sein, damit aufhören zu können, sich Essanfällen hinzugeben. Es ist zu schwierig, zudem überflüssig und könnte ein Gefühl der Machtlosigkeit entstehen lassen, aus der eine sich selbst erfüllende Prophezeiung wird. Wenn jemand, der unter Essanfällen leidet, glaubt, dass der Verzehr bestimmter Lebensmittel unweigerlich zu Essanfällen führt, *werden* diese Lebensmittel sehr wahrscheinlich tatsächlich Essanfälle hervorrufen.

Stärkung des Verhaltensmusters

Die drei Herangehensweisen, auf die ich in diesem Kapitel eingegangen bin, sind nicht die einzigen Therapien, die zur Behandlung von Bulimie und einer Binge-Eating-Störung eingesetzt werden, sondern nur die am weitesten verbreiteten und die, denen ich während meiner eigenen Behandlung ausgesetzt war. Es gibt auch noch andere nicht so häufig angewandte Arten von Therapien, die jedoch meistens in Verbindung mit einem der drei Haupttherapieansätze zum Einsatz kommen. Dazu gehören die medikamentöse Therapie, die Musiktherapie, die Kunsttherapie, die Hypnose, die Meditation und die Akupunktur. Jeder Ansatz beruht auf einer grundsätzlich

---

[153] Deborah Marcontell Michel, Susan G. Willard: When Dieting Becomes Dangerous, S. 13

anderen Herangehensweise, und auch diese unterscheidet sich von Therapeut zu Therapeut. Therapeutische Techniken, Ernährungspläne und Medikationen variieren von Patient zu Patient.

Es gibt derzeit kein einfaches Heilmittel, das Patienten ihre Bulimie oder ihre Binge-Eating-Störung überwinden lässt. Meiner Meinung nach liegt das daran, dass die traditionellen Behandlungsansätze den Begriff Genesung nicht korrekt definieren und die Ursache von Essanfällen nicht richtig definieren. Da Genesung so definiert ist, dass sie Ziele beinhaltet wie die Aufarbeitung der Vergangenheit und die Entwicklung einer eigenen Identität (wie in der psychodynamischen Psychotherapie), den guten Umgang mit alltäglich auftretendem Stress und die Überwindung negativer Gedanken (wie in der kognitiven Verhaltenstherapie) sowie die Vermeidung bestimmter Lebensmittel (wie in der Suchttherapie), wird der Genesungsprozess komplex, zeitaufwendig und oft verwirrend. Hinzu kommt, dass die traditionellen Behandlungsansätze davon ausgehen, dass eine Vielzahl anderer Dinge (wie tiefer liegende Probleme, Auslöser und problematische Lebensmittel) die Essanfälle verursachen, weshalb bei diesen Herangehensweisen übersehen wird, wo das wahre Problem liegt – nämlich in dem Verlangen nach übermäßig viel Essen. Und manchmal verschlimmern diese Behandlungsansätze das Problem sogar noch.

Kurz nachdem ich meine Essstörung endgültig überwunden hatte, las ich ein Buch zum Thema Berufswahl, und obwohl es nichts mit Essstörungen zu tun hatte, fand ich darin eine gute Erklärung dafür, was es mit Gewohnheiten auf sich hat, und warum es uns so schwerfällt, sie zu ändern. Insbesondere zwei Sätze brachten mich dazu, darüber nachzudenken, wie meine Therapie manchmal nur dazu gedient hat, meine Gewohnheit noch zu verstärken: „Über einen langen Zeitraum vorsichtig und behutsam Dinge anzugehen, die du ändern willst, ist Unsinn. Es funktioniert nicht, weil du eine Menge deiner Energie darauf verwendest, um das alte Verhaltensmuster herumzutanzen und es dadurch stärkst."[154]

---

154 Nicholas Lore: The Pathfinder, S. 135

Während meiner Therapie habe ich in der Tat mein altes Verhaltensmuster gestärkt. Die Therapie sorgte dafür, dass ich mehr Zeit und Gedanken auf meine Essanfälle verwendete, obwohl ich doch eigentlich weniger Zeit und Gedanken darauf verwenden wollte. Die Therapie sorgte dafür, dass ich meiner Bulimie und ihren vermeintlichen Ursachen und Auslösern Aufmerksamkeit widmete, obwohl ich meine Aufmerksamkeit in Wahrheit auf andere Dinge richten wollte. Ich glaube, dass die Therapie die fehlerhaften Gehirnpfade, die meine Gewohnheit steuerten, auf diese Weise stärkte, obwohl ich sie doch eigentlich schwächen wollte. Indem ich häufig zu Therapiesitzungen ging, Tagebuch über mein Essverhalten führte und mein Verhalten analysierte, verfeinerte ich nur die neuronalen Verbindungen, die meine Essstörung aufrechterhielten und stärkten. Die Therapie hat meine fehlerhaften neuronalen Pfade stärker gemacht, obwohl ich sie in Wahrheit zerstören wollte.

In der Therapie wurde mir außerdem beigebracht, zwischen nahezu allem in meinem Leben und meinen Essanfällen eine Verbindung herzustellen: meiner Vergangenheit, meinen Gefühlen, meinen alltäglichen Stressfaktoren, meinen Problemen, meinen Beziehungen und meiner Persönlichkeit. Dies sorgte nur dafür, dass ich in vielen Situationen an meine Essstörung dachte, in denen es gar nicht erforderlich war. Ich ging dazu über, meine Essstörung als Ausdruck von fast allem zu sehen, das sich in meinem Leben abspielte. Jedes Mal, wenn ich zu dem Schluss kam, mich aufgrund eines bestimmten Auslösers – einer sozialen Situation, eines familiären Problems, einer negativen Empfindung –, einem Essanfall hingegeben zu haben, stellte ich in meinem Gehirn zwischen dem vermeintlichen Auslöser und dem Essanfall eine Verbindung her. Wenn ich erneut mit dem Auslöser konfrontiert wurde, überkam mich aufgrund des Assoziationsmusters (s. Kapitel 35) automatisch das Verlangen, mich einem Essanfall hinzugeben. Auf der Basis dessen, was ich heute über das Gehirn weiß, wäre es viel hilfreicher gewesen, wenn meine Therapeuten mir geraten hätten, meine Bulimie von allen anderen Dingen, die in meinem Leben eine Rolle spielten, zu trennen, und es mir so zu erlauben, weniger daran zu denken, mich mit Essen vollzustopfen, und meine Gewohnheit dadurch immer weiter zu schwächen.

Obwohl meine Therapeuten und die Selbsthilfebücher, die ich gelesen habe, es gut meinten, bezweifle ich, dass sie mich in die richtige Richtung geführt haben. Natürlich ist es denkbar, dass ich daran schuld bin, dass die Therapie bei mir gescheitert ist. Vielleicht habe ich einige Therapiekonzepte falsch verstanden und so meine Gewohnheit verstärkt, anstatt sie zu schwächen. Vielleicht habe ich die Therapie nicht richtig gemacht. Vielleicht war ich einfach nicht gut genug darin, Probleme aus meiner Vergangenheit aufzuarbeiten und zu bewältigen. Vielleicht war ich nicht ausreichend qualifiziert, eine Vielzahl von Auslösern zu entschlüsseln und mit ihnen umzugehen. Vielleicht war ich zu schwach, um ganz auf Zucker zu verzichten. Vielleicht habe ich den Therapiezielen nicht genug Zeit gewidmet, weil ich andere Dinge tun wollte und musste. Doch angesichts der relativ niedrigen Erfolgsquoten bei Patienten, die eine Therapie machen, um Essstörungen zu überwinden, war ich nicht die Einzige, der es so erging. Auch wenn eine Therapie manchen Menschen hilft, ihre Essstörung zu überwinden, war sie für mich nicht der richtige Weg.

23

Noch einmal zur Genesung:
Wie ich es geschafft habe

Bisher habe ich erläutert, warum ich mich Essanfällen hingegeben habe (wegen meines Verlangens, mich Essanfällen hinzugeben), warum ich das Verlangen verspürte, mich mit Essen vollzustopfen (wegen meiner Überlebensinstinkte und der Ausprägung der Gewohnheit), und warum ich diesem Verlangen erlag. Aber wie habe ich es geschafft, meine Essstörung zu überwinden? Wie ist es mir gelungen, ein für alle Mal damit aufzuhören, mich Essanfällen hinzugeben?

Da es für jeden einzelnen meiner Essanfälle nur einen einzigen Grund gab (mein Verlangen, mich vollzustopfen), musste ich, um zu genesen, nur aufhören, meinem Verlangen nachzugeben. Das war, wie ich im Nachfolgenden erklären werde, mein Mittel gegen die Bulimie.

Indem ich mich wiederholt Essanfällen hingab, schuf ich starke, organisierte neuronale Pfade, die unwillkürlich mein scheinbar unwiderstehliches Verlangen erzeugten. Ich habe dies mein „von meinen Essanfällen verursachtes Gehirnvernetzungsproblem" genannt. Dieses Problem war der physische Ausdruck meiner Gewohnheit in meinem Gehirn. Je häufiger ich Essanfällen erlag, desto stärker wurden die neuronalen Pfade, die meine Gewohnheit verfestigten und mich dazu trieben, mich noch öfter und mit noch mehr Essen vollzustopfen. Ob es sich nun um eine Gewohnheit des Exzesses, der Genussbefriedigung oder der Impulsivität handelte – oder um eine Kombination aller drei Gewohnheiten –, mein Gehirn

erledigte nur seinen Job, indem es die Gewohnheit aufrecht-
erhielt, die ihm beigebracht worden war.

Als ich den Entschluss fasste, ein für alle Mal damit aufzuhören, mich Essanfällen hinzugeben, stand ich vor einer Hürde.
Ich konnte nicht einfach sagen: *OK, Gehirn, mir reicht's mit den
Essanfällen, stell also dieses unwiderstehliche Verlangen ab.* So funktionierte das nicht. Nachdem die Gewohnheit sich erst einmal
verfestigt hatte, gab es keine andere Möglichkeit, mein Verlangen
abzustellen, als mein Gehirn umzutrainieren. Ich musste mein
durch meine Essanfälle verursachtes Gehirnvernetzungsproblem
lösen, damit mein Gehirn aufhörte, das Verlangen zu erzeugen,
mich Essanfällen hinzugeben. Es war ganz einfach, den Rück-
wärtsgang einzulegen, was mein Gehirnvernetzungsproblem
anging:

**Wie habe ich mein Gehirnvernetzungsproblem über-
haupt erzeugt?**
Indem ich meinem Verlangen, mich mit Essen vollzustopfen, viele Male nachgegeben habe.
Wie habe ich mein Gehirnvernetzungsproblem gelöst?
Indem ich meinem Verlangen, mich mit Essen vollzustopfen, *nicht* nachgegeben habe.

Es war unkompliziert: Um mein Gehirnvernetzungsproblem zu
lösen und meine schädliche Angewohnheit abzulegen, musste ich
aufhören, meinem Verlangen nachzugeben. Das war die einfache
Wahrheit, die mir in der Therapie entgangen war, in der ich mich
auf die tiefere emotionale Bedeutung konzentrierte, die meinen
Essanfällen angeblich zugrunde lag. Während meiner Therapie
hegte ich noch die Hoffnung, dass mein Verlangen, mich Essanfällen hinzugeben, einfach irgendwann verschwinden würde.
Da ich mein Verlangen durch Einsatz meiner Willenskraft offenbar nicht niederringen konnte, hoffte ich, dass es von alleine
verschwinden würde, wenn ich in der Therapie an mir arbeitete,
die tiefer liegenden Probleme erkundete, die meiner Essstörung
angeblich zugrunde lagen, und lernte, mit Auslösern umzugehen.
Doch das Verlangen verschwand nicht.

Egal welche Fortschritte ich bei der Verarbeitung meiner emotionalen und seelischen Probleme in der Therapie auch machte – mein Verlangen, mich mit Essen vollzustopfen, ließ nicht nach, solange ich diesem Verlangen immer wieder nachgab. Solange ich dem Verlangen nachgab, stärkte mein Gehirn immer weiter die neuronalen Verbindungen und Pfade, die das Verlangen erzeugten und die Gewohnheit verstärkten.

Die gute Nachricht war für mich, dass im Hinblick auf die Funktionen des Gehirns gilt: Was du nicht mehr nutzt, geht verloren[155] – und zwar nicht im übertragenen, sondern im realen physischen Sinn. Das Gehirn ist ein extrem effizientes Organ. Es baut feuernde neuronale Verbindungen und Pfade auf, die oft genutzt werden, und schwächt und reduziert die, die nicht genutzt werden. Wenn eine Person aufhört, ein bestimmtes Verhalten an den Tag zu legen, schwinden die neuronalen Verbindungen und Pfade, die dieses Verhalten aufrechterhalten haben, einfach. Mit anderen Worten: „Wenn du deine Gehirnschaltungen nicht benutzt, werden die Verbindungen nicht beansprucht, allmählich immer schwächer und können verloren gehen."[156] Dies war bei meiner Gewohnheit, dem Binge Eating, der Fall.

Schon beim ersten Mal, als das Verlangen, mich mit Essen vollzustopfen, in mir aufstieg und ich dem Verlangen nicht nachgab, begann ich meinem Gehirn beizubringen, dass das Aufrechterhalten meiner Gewohnheit nicht länger erforderlich war. Im Gegenzug begann mein Gehirn, eine Korrektur meines durch Essanfälle verursachten Gehirnvernetzungsproblems vorzunehmen, indem es die neuronalen Verbindungen und Pfade – an welchem exakten Ort sich diese Pfade auch immer befunden haben mochten – schwächte, die die Gewohnheit aufrechterhielten und stärkten. Als ich dem Verlangen, mich einem Essanfall hinzugeben, auch weitere Male einfach nicht nachgab, verstand mein Gehirn, dass ich die Gewohnheit nicht mehr brauchte. Die fehlerhaft programmierten neuronalen Pfade, die mich dazu getrieben hatten, den Kühlschrank anzu-

155 Elkhonon Goldberg: The Executive Brain, S. 209
156 John Ratey: A User's Guide to the Brain, S. 31

steuern, wurden immer schwächer, weil sie nicht mehr benutzt wurden, „bis sie Signale nicht mehr besser übertragen konnten als eine ausgefranste Schnur zwischen den Konservendosen eines als Spielzeug benutzten Dosentelefons."[157]

Ich konnte meinem Gehirn diese Lektion nicht erteilen, indem ich versuchte, mit ihm zu diskutieren oder mein Anliegen vernünftig zu begründen. Ich konnte meinem Gehirn die Lektion nur durch meine eigenen wiederholten Handlungen beibringen. Anders ausgedrückt konnte ich meinem Gehirn nicht ausreden, meine Gewohnheit aufrechtzuerhalten, ich musste es durch aktives Handeln dazu bringen. Indem ich nicht auf mein Verlangen reagierte, korrigierte ich auf physischer Ebene mein Gehirnvernetzungsproblem. Ich musste als Erstes diese bewussten Verhaltensänderungen vornehmen. Erst danach passte sich mein Gehirn an und stellte das Verlangen ab, das mich dazu getrieben hatte, mich Essanfällen hinzugeben. Als ich erst einmal beschlossen hatte, dass ich einen anderen Weg gehen wollte als den, den mein Gehirn für mich gemeißelt hatte, musste ich, also mein wahres Ich, diesen anderen Verhaltenspfad nehmen, und zwar *bevor* mein Gehirn dies tat. Danach folgte mir mein Gehirn, nicht andersherum.

Die Lektüre von *Rational Recovery* stellte mir eine einfache Denktechnik zur Verfügung, die, wie sich herausstellte, eine ungeheure Kraft hatte: die Kraft, mein Gehirn neu zu verdrahten und meine Bulimie komplett zu überwinden. Zu dem Zeitpunkt war mir dies noch nicht bewusst, aber ich bediente mich tatsächlich der Formbarkeit meines Gehirns, um meiner Gewohnheit ein Ende zu setzen. Die gleiche Fähigkeit des Gehirns – die neuronale Plastizität, die Fähigkeit des Gehirns, sich neu zu vernetzen –, die meine Gewohnheit hatte entstehen lassen, löschte sie auch vollständig wieder aus. Dies war nur aufgrund der Fähigkeiten einer besonderen Region meines Gehirns möglich: dem präfrontalen Cortex.

---

157 Jeffrey M. Schwartz, Sharon Begley: The Mind and the Brain, S. 366

Der Schlüssel für die Genesung: mein präfrontaler Cortex

Ob es sich bei meiner Gewohnheit, mich Essanfällen hinzugeben, um eine Gewohnheit des Exzesses, der Genussbefriedigung oder der Impulsivität handelte – oder, wie ich glaube, einer Kombination dieser drei Gewohnheiten –, ein Teil von mir verblieb auf einer bestimmten Ebene immer noch losgelöst von meiner Gewohnheit. Andernfalls wäre es mir nicht möglich gewesen, meiner Gewohnheit ein Ende zu setzen. Der Teil von mir, der von meiner Gewohnheit unberührt blieb und meinen Genesungsprozess steuerte, war mein präfrontaler Cortex – ein Teil des Gehirns, auf den ich kurz in Kapitel 17 eingegangen bin, als ich die Funktionsweise des Gehirns eines Teenagers erläutert habe.

Der präfrontale Cortex, der evolutionär am höchsten entwickelte Teil des Gehirns, der uns unser Identitätsbewusstsein und unsere Fähigkeit zu bewusstem Handeln verleiht, macht den größten Teil des Frontallappens aus (s. Abbildung 3).[158] Verglichen mit unseren animalischen Vorfahren verfügen wir über einen sehr großen Frontallappen, der einen viel größeren Teil unseres gesamten Gehirns einnimmt, als dies bei irgendeiner anderen Spezies der Fall ist.[159] Der Frontallappen ist mit anderen Bereichen des Gehirns verbunden und kann diese Bereiche hemmen, wodurch uns Menschen die Fähigkeit gegeben ist, primitive Reaktionen zu stoppen, zu überdenken und umzuleiten.[160] Menschen müssen nicht jedem Impuls ihres Gehirns folgen, und dem präfrontalen Cortex kommt für diese Fähigkeit eine äußerst wichtige Bedeutung zu. Der präfrontale Cortex spielt die größte Rolle bei der Unterbindung von Verhaltensweisen und der Unterdrückung unwillkürlicher Reaktionen.[161]

---

[158] Steven R. Pliszka: Neuroscience for the Mental Health Clinician, S. 107
[159] Jay Glass: The Animal Within Us, S. 70
[160] Jay Glass: The Animal Within Us, S. 70
[161] Steven R. Pliszka: Neuroscience for the Mental Health Clinician, S. 120

Abbildung 3:

Präfrontaler Cortex

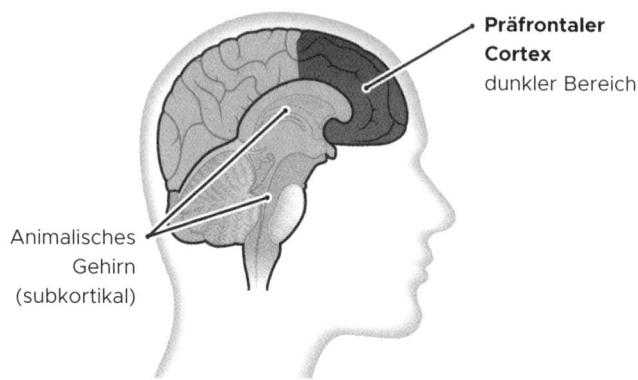

Präfrontaler
Cortex
dunkler Bereich

Animalisches
Gehirn
(subkortikal)

Der präfrontale Cortex ermöglicht es einer Bulimikerin, ihrem Verlangen, sich einem Essanfall hinzugeben, zu widerstehen.

Der präfrontale Cortex ist der Sitz unseres Willens – der Fähigkeit, bewusste, gewollte Handlungen durchzuführen.[162] Um mich einem Essanfall hinzugeben, musste ich bewusst gewollte Muskelbewegungen durchführen (Essen beschaffen, es in meinen Mund stecken, kauen und schlucken), und mein präfrontaler Cortex verfügte in jedem Moment voll und ganz über die Macht, mich davon abzuhalten, dies zu tun. Ganz egal, welche Gedanken, Gefühle und Gelüste mein animalisches Gehirn auch unwillkürlich erzeugte – dank meines präfrontalen Cortex konnte ich frei über meine Handlungen entscheiden. Ich konnte mich davon abhalten, „unangemessene motorische Handlungen" vorzunehmen.[163]

Mein präfrontaler Cortex verfügte über diese Macht, weil er im Gehirn das Kommando hat. Er ist der Oberkommandierende,

---

[162] Jeffrey M. Schwartz, Sharon Begley: The Mind and the Brain, S. 311
[163] Steven R. Pliszka: Neuroscience for the Mental Health Clinician, S. 82

oder sanfter ausgedrückt, er dirigiert das Orchester."[164] Der präfrontale Cortex ist der am besten vernetzte Teil des Gehirns, was bedeutet, dass er direkt mit allen funktionierenden Bereichen des Gehirns kommuniziert, auch mit dem animalischen Teil des Gehirns.[165] Als Kontrollstelle im Gehirn und im zentralen Nervensystem[166] ist es seine Aufgabe, diese neuronalen Strukturen „zu koordinieren, anzuleiten und zu bremsen".[167]

Der präfrontale Cortex gab mir die Möglichkeit, Nein zu sagen – beziehungsweise mein Veto gegen mein Verlangen einzulegen, mich einem Essanfall hinzugeben. Das Vetorecht ist eine Art Willenskraft, die der Psychologe Richard Gregory „freies Neinsagen" nannte.[168] Es ist einfach so, dass die Ausübung des freien Willens nicht unbedingt in der Weise funktioniert, dass man gewollte Handlungen initiiert, sondern eher dadurch, dass man diese gewollten Handlungen zulässt oder unterdrückt.[169] Mit anderen Worten: Es mag nicht in unserer Macht liegen, bestimmen zu können, welche unwillkürlichen Handlungsaufforderungen unser Gehirn erzeugt, aber dank unseres präfrontalen Cortex können wir entscheiden, welcher dieser unwillkürlich erzeugten Handlungsaufforderungen wir befolgen und welche wir ignorieren.

Als ich aufhörte, meinem Verlangen nachzugeben, bediente ich mich meines Vetorechts. Damals war ich noch nicht imstande, den Ablauf des Prozesses zu beschreiben, aber ich hatte die Fähigkeit meines präfrontalen Cortex entdeckt, die unwillkürlich von meinem niederen Gehirn ausgesandten Signale zu ignorieren. Mir wurde bewusst, dass mein präfrontaler Cortex trotz meiner wie von einem Eindringling auf mich einstürmenden Gedanken, meiner intensiven Gefühle und meines starken

---

164 Elkhonon Goldberg: The Executive Brain,S. 35-36.

165 W. J. Nauta: Neural Associations of the Frontal Cortex, in: Acta Neurobiologiae Experimentalis 32, Nr. 2 1972, S. 125-140, zitiert bei Elkhonon Goldberg: The Executive Brain, S. 35-36

166 Elkhonon Goldberg: The Executive Brain, S. 215

167 Elkhonon Goldberg: The Executive Brain, S. 218

168 Jeffrey M. Schwartz, Sharon Begley: The Mind and the Brain, S. 306

169 Jeffrey M. Schwartz, Sharon Begley: The Mind and the Brain, S. 306

Verlangens tatsächlich in der Lage war, nicht wünschenswerte Handlungen zu unterbinden. Ich entdeckte das „freie Neinsagen" – die Fähigkeit, nicht zu handeln – und indem ich wieder und wieder nicht handelte, korrigierte ich mein durch meine Essanfälle verursachtes Problem der Gehirnvernetzung.

Ich glaube, dass der präfrontale Cortex die spezifische Region ist, die in *Rational Recovery* als das „menschliche Gehirn" oder das „Ich" bezeichnet wird und die es mir ermöglichte zu genesen. Dafür war es sicher nicht zwingend erforderlich, all die Details über die Anatomie meines Gehirns zu kennen, aber da ich jetzt mehr darüber weiß, kann ich besser erklären, wie es mir gelungen ist, jedes Mal, wenn das Verlangen, mich einem Essanfall hinzugeben, in mir aufstieg, Nein zu sagen. Mit meinen Erklärungen hoffe ich anderen zu helfen, ebenfalls die Macht des präfrontalen Cortex zu entdecken.

Meine fünf Schritte zur Überwindung meiner Essanfälle

In den folgenden fünf Kapiteln beschreibe ich Schritt für Schritt meine Genesung. Als ich ein für alle Mal damit aufhörte, mich Essanfällen hinzugeben, habe ich nicht bewusst gedacht, dass ich einer Folge von Schritten folgte, aber kurz nach meiner Genesung konnte ich zurückblicken und genau verstehen, was ich getan hatte, um meine Essstörung unter Einsatz meines präfrontalen Cortex zu überwinden. Ein Teil meines Wissens stammt aus *Rational Recovery* und den dort erteilten Ratschlägen, einiges verdankte ich meinen eigenen Einsichten.

Dies sind die Schritte, die mein durch Essanfälle verursachtes Problem der Gehirnvernetzung korrigierten und meine Bulimie abrupt beendeten:

> **Schritt 1:** Ich betrachtete mein Verlangen, mich mit Essen vollzustopfen, als neurologischen Müll, den mein niederes Gehirn erzeugte.
> **Schritt 2:** Ich trennte meinen ausgeprägtesten menschlichen Gehirnbereich von meinem Verlangen.
> **Schritt 3:** Ich hörte auf, auf mein Verlangen zu reagieren.

Schritt 4: Ich hörte auf, Handlungen folgen zu lassen, wenn mein Verlangen in mir aufstieg.
Schritt 5: Ich freute mich.

Die ersten drei Schritte machten den vierten Schritt möglich. Und als ich den vierten Schritt lange genug praktiziert hatte, verschwand mein Verlangen, mich Essanfällen hinzugeben. Der fünfte Schritt war eine natürliche Folge meines erfolgreichen Widerstands gegen mein Verlangen, aber ich glaube, dass dieser Schritt sehr wichtig war, um die Veränderungen in meinem Gehirn, die meine Gewohnheit auslöschten, zu beschleunigen und zu verfestigen.

Das Gehirn ist stärker als das Verlangen

Alle fünf Schritte zusammen, die mir zur Überwindung meiner Essstörung verholfen haben, umfassen das, was ich mit damit meine, wenn ich sage, dass ich meine Bulimie durch die Veränderung meines Denkens erfolgreich selbst geheilt habe. Diese Herangehensweise ist definitiv ein Ableger des Konzepts „der Geist ist stärker als der Körper", denn es war mein Geist – mein wahres Ich, mein präfrontaler Cortex, mein am höchsten entwickeltes menschliches Gehirn – das über die Fähigkeit verfügte, den von meinem animalischen Gehirn erzeugten schädlichen Willen meines Körpers, also mein Verlangen, mich mit Essen vollzustopfen, zu überwinden. Der präfrontale Cortex liegt oberhalb und vor (über) dem animalischen Teil des Gehirns. Deshalb kann man sagen, dass meine Genesung nicht nur der Tatsache geschuldet war, dass der Geist dem Körper überlegen ist, sondern dass mein Gehirn im wahrsten Sinne des Wortes stärker war als meine Bulimie.

In den folgenden Kapiteln nenne ich das Programm der fünf Schritte zur Überwindung meiner Essstörung einfach „Das Gehirn ist stärker als das Verlangen". Zur Verdeutlichung und um zwischen den niederen und höheren Hirnfunktionen zu unterscheiden, werde ich das animalische Gehirn ab jetzt einfach nur noch als das „niedere Gehirn" bezeichnen und den präfrontalen Cortex beziehungsweise das wahre Ich als das „am höchsten entwickelte menschliche Gehirn". Auf diese Weise werden die beiden Hirnfunktionen, die bei Bulimikerinnen im Einsatz sind, auf ihre elementarsten Formen reduziert. Wenn ich auf den verbleibenden Seiten dieses Buches den Begriff *niederes Gehirn* verwende, beziehe ich mich auf die Teile des Gehirns und des Nervensystems, die, ungeachtet dessen, wo sie genau im Gehirn angesiedelt sind, unwillkürlich das Verlangen hervorrufen, sich Essanfällen hinzugeben.

Wie ich bereits erwähnte, weiß man noch nicht genug über das Gehirn und das Nervensystem, um die spezifischen Regionen exakt zu lokalisieren und die peripheren Funktionen genau zu benennen, die das Verlangen, sich Essanfällen hinzugeben, hervorrufen. Wenn ich also vom „animalischen Gehirn" spreche, ist das ziemlich weit gefasst. Ich kann jedoch mit Gewissheit feststellen, dass das Verlangen, sich Essanfällen hinzugeben, unwillkürlich in Regionen des Gehirns und des Nervensystems entsteht, die dem präfrontalen Cortex unterlegen sind – sprich in niederen Gehirnzentren. Ebenfalls kann ich mit Gewissheit feststellen, dass der präfrontale Cortex – der am höchsten entwickelte und höher gelegene Bereich des menschlichen Gehirns (sowohl im Hinblick auf seine Fähigkeit als auch auf seine Anatomie) – es uns ermöglicht, uns über die unwillkürlichen Impulse des niederen Gehirns hinwegzusetzen. Deshalb werde ich es einfach halten und nur vom niederen Gehirn versus dem am höchsten entwickelten menschlichen Gehirn sprechen.

24

Das Gehirn ist stärker als das Verlangen, Schritt 1:
Sieh das Verlangen, dich einem Essanfall hinzugeben, als Resultat neurologischen Mülls

Um auf mein Verlangen, mich mit Essen vollzustopfen, nicht mehr zu reagieren, musste ich dieses Verlangen als etwas sehen, das im Grunde genommen sinnlos war. Ich konnte nicht an der Idee festhalten, dass ich mich aus diesem oder jenem Grund einem Essanfall hingeben musste oder dass mein Verlangen Ausdruck irgendeines emotionalen Bedürfnisses war. Ich musste das Verlangen als Müll ansehen, als nichts anderes als Müll, der den Tiefen meines Gehirns entstammte und keiner weiteren Überlegung wert war.

Wie ich bereits dargelegt habe, gab ich dem Verlangen unter anderem aufgrund der Therapiekonzepte und der mit der Befriedigung des Verlangens verbundenen sekundären Vorzüge nach, und dieser Schritt bedeutete, all das zu verwerfen. Wenn ich an dem Glauben festgehalten hätte, dass ich mich Essanfällen hingab, um mit irgendeinem meiner Essstörung zugrunde liegenden Problem klarzukommen, wäre ich wahrscheinlich nicht in der Lage gewesen, so abrupt aufzuhören. Wenn ich weiterhin von der falschen Annahme ausgegangen wäre, dass ich mich aus irgendwelchen mysteriösen psychischen Gründen mit Essen vollstopfen musste, hätte mir das als Ausrede gedient, mein Verhalten ewig fortzusetzen.

Ich hatte das Glück, die Erfahrung mit Topamax gemacht zu haben, die mein Verlangen, mich Essanfällen hinzugeben, vorübergehend gemildert hatte. Nahezu zwei Jahre vor meiner Genesung hatte Topamax mir gezeigt, dass mein Problem nicht mein Leben war oder meine Unfähigkeit, mit meinem Leben klarzukommen. Meine Erfahrung mit Topamax hatte mir auch gezeigt, dass ich, wenn das Verlangen, mich vollzustopfen, gar nicht erst in mir aufstieg, auch nicht den Drang verspürte, die sekundären Vorzüge zu genießen, die mit der Befriedigung dieses Verlangens einhergingen. Ich wollte sie nicht einmal genießen. Als mein Verlangen, mich Essanfällen hinzugeben, während der Einnahme des Medikaments vorübergehend verschwand, verspürte ich nicht mehr das Bedürfnis, mich mit Zucker berauschen zu müssen. Ich verspürte nicht mehr das Bedürfnis, in einen Zustand benommener Gleichgültigkeit zu verfallen, der mich meine Probleme vorübergehend vergessen ließ. Ich verspürte nicht mehr das Bedürfnis, mich dem Genuss hingeben zu müssen, den das Vollstopfen mit Essen mir verschaffte.

Diese Erkenntnis war für mich von unschätzbarem Wert. Da ich wusste, dass mein Verlangen, mich vollzustopfen, kein Ausdruck dessen war, was ich wirklich wollte oder brauchte – sei es physisch oder sei es emotional –, und da ich wusste, dass ich problemlos ohne die sekundären Vorzüge klarkommen konnte, die mit den Essanfällen einhergingen, fiel es mir relativ leicht, mein Verlangen als neurologischen Müll zu sehen, der meinem niederen Gehirn entstammte. Ich konnte mein Verlangen ganz klar als bloßes Produkt meines durch meine Essanfälle verursachten Gehirnvernetzungsproblems sehen, als etwas, das komplett von meinem wahren Ich losgelöst war, was mich zum zweiten Schritt meiner Genesung führt.

25

Das Gehirn ist stärker als das Verlangen, Schritt 2:

Trenne das am höchsten entwickelte menschliche Gehirn von dem Verlangen, dich vollzustopfen

Mein Verlangen, mich Essanfällen hinzugeben, entstammte nicht wirklich mir – ich war nicht meine Gewohnheit. Ich wollte ein besseres Leben haben, als mir ständig gewaltige Mengen Essen in den Mund zu schaufeln und anschließend wie von Sinnen zu trainieren, um die Essanfälle zu kompensieren. Ich hatte Ziele, von denen ich wusste, dass sie mit meiner Essstörung unvereinbar waren. Ich wusste, dass ich ein richtiges Leben führen wollte, aber meine Gewohnheit sorgte dafür, dass ich in destruktiven Verhaltensmustern gefangen blieb.

Ein Teil von mir – der Sitz meines Bewusstseins und meiner Identität – wusste, dass es falsch war, sich mit Essen vollzustopfen, und dieser Teil von mir bereute jeden einzelnen Essanfall. Dieser Teil von mir war mein am höchsten entwickeltes menschliches Gehirn, mein präfrontaler Cortex, mein wahres Ich.

Ich-dystones Verlangen

Das Buch *Rational Recovery* hatte mich mit der Idee vertraut gemacht, dass bei Süchtigen zwei verschiedene Gehirne funktionieren. Im Fall meiner Bulimie war da zum einen mein niederes Gehirn, das unwillkürlich mein Verlangen generierte, mich Essanfällen hinzugeben (zuerst angetrieben von meinen Überlebensinstinkten und dann von meiner Gewohnheit), und zum anderen mein am höchsten entwickeltes menschliches Gehirn. Mein Verlangen, mich mit Essen vollzustopfen, war ich-dyston, das heißt, es schien „als ob ich es als nicht zu mir gehörend erlebte und als im Widerspruch zu meinem eigentlichen mir innewohnenden Selbst stehend empfand."[170] Mein wahres Ich wollte gesund leben, aber mein Verlangen, mich Essanfällen hinzugeben, verhinderte dies. Ich begegnete dem Begriff *Ich-dyston* zum ersten Mal etwa ein Jahr nach meiner Genesung in einer vom Neuropsychiater Jeffrey Schwartz durchgeführten Studie, an der Patienten teilnahmen, die unter Zwangsstörungen litten. Die Studie wies bemerkenswerte Ähnlichkeiten dazu auf, wie ich meine Bulimie überwunden hatte, und in ihr fand ich eine Erklärung dafür, wie es möglich war, dass ich es geschafft hatte und warum meine Genesung dauerhaft war. Genau wie Bulimie ist eine Zwangsstörung ich-dyston, das heißt, die Betroffenen werden immer wieder von einem wie ein Eindringling verspürten zwanghaften Drang befallen und fühlen sich dazu getrieben, diesem Drang nachzugeben. Sie haben wiederkehrende obsessive Gedanken und Gefühle, die sie dazu drängen, immer wieder ein bestimmtes zwanghaftes Verhalten zu wiederholen (zum Beispiel, sich die Hände zu waschen). Diese Gedanken und Gefühle ähneln denjenigen, die Bulimikerinnen dazu treiben, sich mit Essen vollzustopfen.

Wie Bulimikerinnen verspüren Zwangsgestörte den Drang, der sie antreibt, als etwas, das nicht ihrem wahren Ich entspringt, und sie wissen rational, dass sie diesem Drang nicht nachgeben sollten, können ihm jedoch offenbar nicht widerstehen. Zum Beispiel weiß ein Patient, der unter der Zwangsstörung leidet, sich ständig die Hände waschen zu müssen, dass seine Hände in Wahrheit nicht schmutzig sind. Zumindest weiß das ein Teil von ihm. Das liegt daran, dass die fehlerhaften Hirnverbindungen, die die Obsessionen und Zwänge generieren, nicht alle Bereiche des Gehirns des Patienten befallen. Die nicht befallenen Gehirnbereiche sind die am höchsten entwickelten evolutions-

---

[170] Jeffrey M. Schwartz, Sharon Begley: The Mind and the Brain, S. 55

geschichtlich jüngsten Bereiche des Gehirns, die im präfrontalen Cortex angesiedelt sind.[171] Mit anderen Worten: Das am
höchsten entwickelte menschliche Gehirn wird bei Betroffenen,
die unter einer Zwangsstörung leiden, verschont, genauso, wie es
meiner Überzeugung nach auch bei der Gewohnheit der Bulimie
der Fall ist.

Wo und wie in meinem niederen Gehirn mein Verlangen,
mich mit Essen vollzustopfen, auch immer entstand – es entsprang nicht meinem am höchsten entwickelten menschlichen
Gehirn. Es spielte keine Rolle, welche neuronalen Pfade meine
Gewohnheit antrieben – sie waren außerhalb meines am höchsten entwickelten menschlichen Gehirns angesiedelt, und dieses
blieb imstande, dem Verlangen zu widerstehen. Selbst wenn eine
Gewohnheit der Impulsivität (siehe Kapitel 20) der primäre für
meine Bulimie verantwortliche Mechanismus war – was also bedeutete, dass einige Schaltkreise in meinem präfrontalen Cortex
tatsächlich geschwächt waren, weil auf sie zu selten zugegriffen
wurde, um dem Verlangen zu widerstehen –, war mein präfrontaler Cortex immer noch losgelöst von der Quelle des Verlangens
und blieb in der Lage, Nein zu sagen und sich somit als stärker
zu erweisen und noch stärker zu werden.

Sowohl im Fall der zwangsgestörten Patienten von Schwartz
als auch in meinem Fall blieben „die Fähigkeiten der Vernunft
und das Identitätsgefühl im Kern weitgehend intakt".[172] Es gab
zwei miteinander konkurrierende Hirnschaltkreise: Ein System
erzeugte die falschen Botschaften, dem zwanghaften Drang einer
speziellen Zwangsstörung nachzugeben (oder in meinem Fall
dem unbändigen Verlangen, mich vollzustopfen), und das andere
war die – im präfrontalen Cortex angesiedelte – Vernunft des
Patienten, die in der Lage blieb, sich den falschen vom Gehirn
ausgesandten Botschaften zu widersetzen.[173] Anders ausgedrückt:
Bei meiner Bulimie konkurrierten mein niederes Hirn und mein
am höchsten entwickeltes menschliches Hirn miteinander um

171 Jeffrey M. Schwartz, Sharon Begley: The Mind and the Brain, S. 75
172 Jeffrey M. Schwartz, Sharon Begley: The Mind and the Brain, S. 75
173 Jeffrey M. Schwartz, Sharon Begley: The Mind and the Brain, S. 316

die Vorherrschaft. Als ich mir noch nicht dessen bewusst war, dass dieser Widerstreit das Resultat der Funktion zweier voneinander getrennter Hirnmechanismen war, war es mir nahezu unmöglich, meinem Verlangen zu widerstehen.

Das Verlangen in einer neuen Weise erleben

Erst als ich den am höchsten entwickelten und einzigartigsten menschlichen Teil meines Gehirns als etwas von meinem Verlangen Getrenntes sah und diese Trennung tatsächlich spürte, fühlte ich mich in der Lage, Nein zu sagen. Mein Verlangen, mich vollzustopfen, von meinem am höchsten entwickelten menschlichen Gehirn zu trennen, war deshalb so wichtig für mich, weil es mir ermöglichte, dieses Verlangen auf eine völlig neue Weise zu erleben. Es ermöglichte mir zu verstehen, dass das Verlangen nur ein unwillkürlich erzeugtes Gefühl war, dessen Ursache mein durch meine Essanfälle verursachtes Gehirnvernetzungsproblem war. Ich lernte, jeden Gedanken und jedes Gefühl, das mich dazu anhielt, mich einem Essanfall hinzugeben, als etwas zu begreifen, das von meinem wahren Ich völlig losgelöst war, als etwas, das einzig und allein das Resultat einer Gewohnheit war. Diese Erkenntnis ließ mein Verlangen auf der Stelle als nicht mehr so bedrohlich erscheinen und verlieh mir das Gefühl, stärker zu sein als mein Drang, mich vollzustopfen.

Ich war sozusagen in der Lage, mein niederes Gehirn aus der Ferne zu betrachten. Jedes Mal, wenn ich das Verlangen verspürte, mich einem Essanfall hinzugeben, war ich in der Lage, wie eine außenstehende Beobachterin zu betrachten, was in meinem Gehirn vor sich ging und was ich dachte und fühlte. Ich hatte das Gefühl, über meinem niederen Gehirn zu schweben und auf all die Gedanken und Gefühle hinabzublicken, die mich dazu anhielten, mich einem Essanfall hinzugeben, und diese Gedanken und Gefühle, während ich sie betrachtete, als neurologischen Müll anzusehen. Ich war in der Lage, klar und deutlich zu sehen, dass mein Verlangen, mich mit Essen vollzustopfen, keinem wirklichen Bedürfnis entsprang, sondern nur ein Hinweis darauf war, dass mein Gehirn auf Autopilot war und versuchte, meine Gewohnheit aufrechtzuerhalten. Ich war in der Lage, mich von diesen Gedanken und Gefühlen zu lösen und mich nicht so stark von ihnen einnehmen zu lassen.

Eine Nebenbemerkung über Magersucht

Die Fähigkeit, sich selbst von seinem Verlangen zu lösen, ist nicht so einfach in die Tat umzusetzen, wenn es um Magersucht geht, was meiner Meinung nach der Grund dafür ist, dass es schwieriger sein kann, Magersucht zu behandeln. Im Fall von Magersucht beruht die Abneigung gegen Essen nicht auf Ich-Dystonie, sondern auf Ich-Syntonie.[174] Das bedeutet, dass die Betroffene das Gefühlte und Gedachte als zu ihrem Ich gehörend erlebt und somit glaubt, dass das, was sie spürt, das ist, was ihr wahres Ich will. Magersüchtige verlieren zumindest in einem frühen Stadium der Essstörung nur selten ihren Appetit. Vielmehr weigern sie sich bewusst, zu essen[175] und fühlen sich dabei erfolgreich und mächtig. Tatsächlich fiel es mir, als ich selber eine strikte Diät befolgte, schwer zu erkennen, dass das, was ich tat, falsch war. Ich wollte abnehmen, und das tat ich, also konnte ich nicht erkennen, was daran ein Problem sein sollte. Doch was meinen extremen Appetit anging, konnte ich ganz klar sehen, dass er ein großes Problem darstellte, weil er so sehr meinem eigentlichen Ziel entgegenstand, auf das ich hinauswollte: Gewicht zu verlieren.

Ich denke, das ist der Grund dafür, weshalb Magersüchtige normalerweise nicht so stark motiviert sind, ihre Essstörung zu überwinden wie Betroffene, die unter Essanfällen leiden, weil ein Überwinden ihres Problems mit einer Gewichtszunahme einhergehen würde, oft sogar mit einer beträchtlichen. Diese Zurückweisung jeglicher Gewichtszunahme und die mangelnde Motivation, was die Überwindung der Essstörung angeht, sorgen dafür, dass Magersucht gefährlicher und tödlicher ist als Bulimie. Und wenn das freiwillige Hungern lange genug anhält, verlieren Magersüchtige darüber hinaus irgendwann tatsächlich ihren

---

174 Dennis S. Charney; Eric J. Nestler: Neurobiology of Mental Illness, S. 1349
175 Dennis S. Charney; Eric J. Nestler: Neurobiology of Mental Illness, S. 1349

Appetit.[176] Die Gewohnheit zu hungern – man könnte auch sagen ein durch Hungern verursachtes Gehirnvernetzungsproblem – verfestigt sich, sodass der Verzehr normaler oder sogar kleiner Rationen sich ganz und gar falsch anfühlt. Magersüchtige können an ihrer Gewohnheit des Hungerns festhalten, bis sie im Krankenhaus und leider sogar im Grab landen. Tatsächlich ist die Todesrate bei Magersucht höher als bei jeder anderen psychischen Störung.[177] Trotz der negativen Folgen für die Gesundheit verleitet der ich-syntone Drang, dünn zu sein, Magersüchtige dazu, das Gefühl zu haben, das Richtige zu tun. Einer Betroffenen, die unter Essanfällen leidet, fällt es hingegen leichter, zu sehen, dass das, was sie tut, unnormal ist, wodurch es ihr auch leichter fällt, sich von diesem Verhalten zu lösen.

Achtsamkeit und die Macht der Aufmerksamkeit

Ich entdeckte bemerkenswerte Ähnlichkeiten zwischen der Art und Weise, in der ich mich von meinem Verlangen, mich Essanfällen hinzugeben, gelöst hatte, und der Methode, der sich Schwartz bei seiner Studie bedient hat. Schwartz lehrte seine Patienten, die unter einer Zwangsstörung litten, eine Technik, die er „Achtsamkeit" nennt und die im Wesentlichen darin besteht, „die inneren Erfahrungen in einer voll bewussten, jedoch unvoreingenommenen, nicht wertenden Weise zu betrachten. Du stehst außerhalb deines eigenen Geistes und beobachtest die spontanen Gedanken und Gefühle, die dein Gehirn erzeugt, als ob sie diejenigen von jemand anderem wären."[178] Schwartz glaubte, dass das Erlebnis, einem vom Gehirn erzeugten Drang, eine bestimmte Zwangshandlung durchzuführen, mit Achtsamkeit zu begegnen – ihn also mit der ruhigen Abgeklärtheit eines außenstehenden Zeugen zu beobachten –, die Fähigkeit des Patienten stärken könne, diesem Drang zu widerstehen. Ohne den Namen dieser Denktechnik zu kennen, bediente ich mich der

---

176 Jim Kirkpatrick, Paul Caldwell: Eating Disorders, S. 25

177 Deborah Marcontell Michel, Susan G. Willard: When Dieting Becomes Dangerous, S. 8-9

178 Sharon Begley: Train Your Mind, Change Your Brain, S. 139

Achtsamkeit, um mein Verlangen, mich mit Essen vollzustopfen, losgelöst von diesem Verlangen zu erleben.

Schwartz glaubte, die Technik der Achtsamkeit könne seinen Patienten helfen, weil sie dadurch in die Lage versetzt würden, den gesunden Teil ihres Gehirns, den präfrontalen Cortex, einzusetzen, um ihre eigenen Symptome zu beobachten, was ihnen „eine unvoreingenommene, losgelöste Sicht auf ihre Gedanken" ermöglichen würde.[179] Er stellte die Hypothese auf, dass Achtsamkeit „einen mentalen Raum zwischen dem Willen und dem ungewollten Drang erzeugt, der den Willen einfach überwältigt, wenn dieser mentale Zwischenraum nicht vorhanden ist"[180] und den präfrontalen Cortex dadurch in die Lage versetzt, dem Drang zu widerstehen.

Tatsächlich ist der präfrontale Cortex in der Lage, dem Verlangen, sich mit Essen vollzustopfen, zu widerstehen, was mich dazu bringt, auf einen sehr wichtigen Punkt hinzuweisen, der dem hier beschriebenen Schritt beim Genesungsprozess zukommt. Ich musste meinen präfrontalen Cortex – mein am höchsten entwickeltes menschliches Gehirn – als extrem mächtig ansehen, als voll und ganz in der Lage, sich von dem Verlangen zu lösen und ihm zu widerstehen. Wenn ich das Ganze so gesehen hätte, als ob mein am höchsten entwickeltes menschliches Gehirn sich auf dem gleichen Spielfeld befände wie mein niederes Gehirn, wäre es mir unmöglich gewesen, mich von meinem Verlangen, mich Essanfällen hinzugeben, zu lösen. Doch indem ich mein Verlangen als neurologischen Müll betrachtete und mein am höchsten entwickeltes menschliches Gehirn als den mächtigen Sitz meines wahren Ichs, war es mir möglich, die Macht meines Gehirns über die Macht meines Verlangens zu stellen.

Dank dieser mithilfe der Technik der Achtsamkeit erzeugten Trennung und Distanz zwischen meinem am höchsten entwickelten menschlichen Gehirn und meinem Verlangen war ich in der Lage, meinem Verlangen keine Aufmerksamkeit mehr zu schenken. Und Aufmerksamkeit ist entscheidend für neuronale Plastizi-

---

179 Jeffrey M. Schwartz, Sharon Begley: The Mind and the Brain, S. 13
180 Jeffrey M. Schwartz, Sharon Begley: The Mind and the Brain, S. 82

tät.[181] Wenn wir unsere Aufmerksamkeit auf eine spezielle Aufgabe, auf einen Aspekt der äußeren Umgebung oder auf einen inneren Zustand oder eine Empfindung richten, verstärkt sich die Hirnaktivität im Hinblick auf das, worauf wir uns konzentrieren, worum auch immer es sich handelt.[182] Als ich meine Aufmerksamkeit auf mein Verlangen richtete, mich Essanfällen hinzugeben, führte dies dazu, dass das neuronale Feuern, das dieses Verlangen erzeugte, verstärkt wurde. Und als ich aufhörte, meine Aufmerksamkeit auf mein Verlangen zu richten, wurde das neuronale Feuern schwächer.

Da neuronale Plastizität auf dem wiederholten Feuern von Neuronen beruht, verstärkte die Tatsache, dass ich meine Aufmerksamkeit auf mein Verlangen richtete, die neuronalen Verbindungen und stärkte meine Gewohnheit dadurch noch. Und als ich meinem Verlangen keine Aufmerksamkeit mehr schenkte, schwächte dies die neuronalen Verbindungen, die mein durch meine Essanfälle verursachtes Gehirnvernetzungsproblem erzeugte. Tatsächlich „hat Aufmerksamkeit reale physische Auswirkungen auf die Dynamik des Gehirns"[183] und kann neuronale Plastizität steuern.[184] Im Gegensatz zu meinem unwillkürlich in meinem niederen Gehirn aufsteigenden Verlangen konnte ich meine Aufmerksamkeit kontrollieren und steuern. Gehirnscans haben gezeigt, dass Menschen „willentlich ändern können, wie viel Aufmerksamkeit sie auf eine bestimmte Sache richten und wie intensiv sie sich auf eine bestimmte Sache konzentrieren" und dass dies wiederum Änderungen in ihrem Gehirn bewirkt.[185]

Ich konnte meine Aufmerksamkeit willentlich von meinem Verlangen weglenken – auf irgendetwas anderes oder auf gar nichts –, und dies bewirkte in meinem Gehirn, dass das Verlangen nach und nach verschwand. Das heißt nicht, dass ich in der Lage war, mir meines Verlangens gar nicht mehr bewusst zu sein, aber sich einer Sache bewusst zu sein, ist etwas anderes, als Aufmerksamkeit darauf zu richten. Ich kann mir zum Beispiel vieler Dinge

---

181 Jeffrey M. Schwartz, Sharon Begley: The Mind and the Brain, S. 339
182 Jeffrey M. Schwartz, Sharon Begley: The Mind and the Brain, S. 333-334
183 Jeffrey M. Schwartz, Sharon Begley: The Mind and the Brain, S. 361
184 Jeffrey M. Schwartz, Sharon Begley: The Mind and the Brain, S. 339
185 Jeffrey M. Schwartz, Sharon Begley: The Mind and the Brain, S. 368

bewusst sein, die genau in diesem Moment, während ich tippe, um mich herum passieren – Musik im Babyphon, das Summen meines Kühlschranks, das gelegentliche Tropfen meines defekten Wasserhahns in der Küche –, und ich kann mir aller möglicher Gedanken *bewusst* sein, die mir ungeordnet durch den Kopf gehen und mich an Dinge erinnern, die ich erledigen muss. Aber ich konzentriere mich nicht bewusst darauf, über diese Dinge nachzudenken, ich schenke diesen Ablenkungen keine *Aufmerksamkeit*. Mit meinem Verlangen, mich mit Essen vollzustopfen, verhielt es sich genauso. Es war mir anfangs auf jeden Fall bewusst, als ich beschlossen hatte, ein für alle Mal damit aufzuhören, mich Essanfällen hinzugeben, aber ich habe meine Gedanken nicht auf das Verlangen gerichtet. Das meine ich damit, wenn ich sage, ich habe „aufgehört", meinem Verlangen „Aufmerksamkeit zu schenken".

Denktechniken, die auf mentaler Trennung beruhen, sind nicht neu

Die in diesem Buch vorgestellte Anwendung von Denktechniken, die auf mentaler Trennung beruhen, um Essstörungen zu behandeln, ist nicht neu. Das Konzept, das wahre Ich von der Essstörung loszulösen, ist bei denen, die von Essstörungen betroffen sind und sich mit deren Behandlung befassen, ziemlich verbreitet und findet in einigen traditionellen Therapien Anwendung. Frauen, die unter Essstörungen leiden, versehen ihre Störung oft mit einem Namen und einer eigenen erdachten Gestalt. Magersüchtige nennen ihre Störung in Anspielung auf den medizinischen Fachbegriff *Anorexie* häufig „Ana", Bulimikerinnen nennen ihr Problem in Anlehnung an den englischen Begriff *bulimia* „Mia", und Frauen, die unter allen möglichen Essstörungen leiden, nennen ihr Problem in Anlehnung an die Abkürzung des englischen Begriffs *Eating Disorder* einfach „Ed".

Der Name „Ed" ist vor allem nach der Veröffentlichung des Buchs *Life without Ed* von der genesenen Magersüchtigen und Bulimikerin Jenni Schaefer im Jahr 2004 bekannter geworden. In diesem Buch beschreibt Jenni Schaefer, wie sie sich ihre Essstörung als einen sie misshandelnden Ehemann namens Ed vorgestellt hat, der in ihrem Kopf lebte und von dem sie sich scheiden lassen musste, um ihre Essstörung überwinden zu können.[186] Andere nennen ihre Bulimie „das Monster" und stellen es sich als ein böses Ungeheuer vor, das in ihnen haust.

Egal ob die Betroffene ihre Essstörung Ed, Ana, Mia oder das Monster nennt, sie stellt sie sich als eine Kreatur/ein Etwas vor, das von ihrem wahren Ich losgelöst ist. Die Kreatur/das Etwas hat eine eigene Persönlichkeit. Es hat Gedanken, Gefühle und Wünsche, die weder normal noch gesund sind und das essgestörte Verhalten der betroffenen Frau mutmaßlich verursachen. Um die Essstörung zu überwinden, muss die Frau die Kreatur/das Etwas bezwingen.

Im Fall von Bulimie und einer Binge-Eating-Störung eine Trennung zwischen dem wahren Ich und den gestörten Gedanken und Gefühlen zu vollziehen, ist zwar in der Tat wünschenswert, aber bei den heute gängigen Denktechniken, die auf mentaler Trennung beruhen, gibt es fünf wichtige zu bedenkende Probleme.

1. Gängige Denktechniken, die auf einer mentalen Trennung beruhen, sind unrealistisch

Es kann sehr schwer sein, sich selbst davon zu überzeugen, dass ein Monster, eine böse Frau namens Mia oder ein dich misshandelnder Mann namens Ed in deinem Kopf lebt. Diese Charaktere sind zwar nur Metaphern, und sie sich vorzustellen, mag für einige Menschen hilfreich sein, aber es wird auch viele geben, die sich mit einer solchen Idee kaum anfreunden können. Für einige Menschen kann es ziemlich schwer sein, sich vorzustellen, dass ihr Verlangen, sich Essanfällen hinzugeben, Manifestationen einer fremden Persönlichkeit sind, die ihren Untergang herbeiführen will.

Andererseits ist es ziemlich leicht, Bulimie oder eine Binge-Eating-Störung als das zu sehen, was sie wirklich ist: eine Gewohnheit – der physische Ausdruck eines durch Essanfälle verursachten Vernetzungsproblems des Gehirns. Es ist kein Monster. Es sind nur Neuronen, die infolge wiederholter Essanfälle unwillkürlich feuern. Es ist kein misshandelnder Ehemann. Es ist

---

186 Jenni Schaefer: Life Without Ed

das niedere Gehirn, das seinen Job erledigt, eine Gewohnheit aufrechtzuhalten.

Aber für diejenigen, denen die Idee gefällt, ihrer Bulimie oder Binge-Eating-Störung einen anderen Namen zu geben, spricht nichts dagegen, dies zu tun, wenn es ihnen dabei hilft, sich die Tatsache begreiflich zu machen, dass das Verlangen, sich mit Essen vollzustopfen, nicht dem wahren Ich entspringt – solange die Betroffenen, die unter einer Essstörung leiden, sich jederzeit daran erinnern, dass Ed ein durch Essanfälle verursachtes Gehirnvernetzungsproblem ist. Nicht das „Ich", aber auch kein Etwas mit bösen Absichten, kein bösartiges oder misshandelndes Ungeheuer, das ihren Untergang herbeiführen will. Ed erledigt nur seinen Job: die Bulimikerin dazu anzuhalten, die Gewohnheit, die sie selber generiert hat, aufrechtzuhalten. Sie hat Ed das alles gut beigebracht, und nun tut Ed automatisch, was ihm beigebracht wurde.

2. Gängige Denktechniken, die auf einer mentalen Trennung beruhen, befreien von der Verantwortung

„Ed hat mich dazu gebracht, mich so zu verhalten." Das kann das Motto einer Betroffenen werden, die sich der gängigen Denktechniken bedient, die auf einer mentalen Trennung beruhen. Wenn eine Frau ihr wahres Ich von Ed trennt, könnte sie das Gefühl entwickeln, von Ed abhängig zu sein, sodass sie ihn für ihre Handlungen verantwortlich machen kann. Das hilft aber nicht dabei, das Problem in den Griff zu bekommen. Es hilft ihr nur dabei, die Schuld für ihr Problem jemand anderem als ihr selbst in die Schuhe zu schieben. Kurz gefasst: Es kann ihr helfen, Verantwortung zu vermeiden. Ich behaupte nicht, dass Jenni Schaefer dies mit ihrem Buch *Life Without Ed* tut, denn es erzählt in der Tat eine starke Geschichte über eine Frau, die sich aufgebäumt, sich ihrer Essstörung entgegengestellt und ihr Leben wieder in die eigenen Hände genommen hat. Dennoch ist es denkbar, dass eine Frau die vorgestellte Gestalt Ed/Mia/das Monster verwendet, um sich der Verantwortung für ihr eigenes Verhalten zu entziehen.

Das durch Essanfälle verursachte Gehirnvernetzungsproblem – oder welchen Begriff auch immer man für die Gewohnheit verwendet – ist nicht in der Lage, die unter Essanfällen Leidende zu steuern. Ihre Fähigkeit, bewusste, gewollte Entscheidungen zu treffen und die gewollten Muskelbewegungen zu kontrollieren, wird durch Bulimie oder eine Binge-Eating-Störung nicht beeinträchtigt. Die Gewohnheit kann sie nicht dazu bringen, zum Kühlschrank zu gehen und sich etwas zu Essen in den Mund zu stecken. Sie kann nur das Verlangen in ihr erzeugen, dies zu tun.

3. Gängige Denktechniken, die auf einer mentalen Trennung beruhen, führen zu unnötigen Kämpfen

Sich eine Essstörung als einen misshandelnden Mann, eine böse Kreatur oder ein Monster vorzustellen, das in deinem Kopf haust, bedeutet zu glauben, dass du es bezwingen musst. Wenn eine Bulimikerin glaubt, dass Ed/Mia/das Monster es auf sie abgesehen hat, folgt daraus, dass sie die Aufgabe hat, die Attacken auf sie abzuwehren und zurückzuschlagen. Wie bereits dargelegt, ist es sinnlos, gegen das Verlangen anzukämpfen, sich einem Essanfall hinzugeben, und es trotzdem zu tun, kann nur dazu beitragen, dass die Bulimikerin noch frustrierter, noch wütender und noch erschöpfter wird. Langfristig ist dies die falsche Strategie.

Und nicht nur das. Eine solche Kampfstrategie führt wahrscheinlich dazu, dass das Verlangen noch stärker wird und die Bulimikerin ihm infolgedessen noch eher nachgibt. Warum das so ist? Weil man die Aufmerksamkeit auf das Verlangen richtet, wenn man es frontal zu bekämpfen versucht, und das wiederum verstärkt das Verlangen. Wie ich weiter oben dargelegt habe, verstärkt das Richten von Aufmerksamkeit auf das Verlangen das Feuern der Neuronen, die dieses Verlangen erzeugen. Und das stärkt wiederum die neuronalen Verbindungen, die das Verlangen generieren. Indem du gegen das Verlangen ankämpfst, dich einem Essanfall hinzugeben, weist du dein Gehirn an, sein Bewusstsein zu schärfen, was dieses Verlangen angeht, also Aufmerksamkeit auf das Verlangen zu richten. Und das führt nur dazu, das Verlangen noch stärker werden zu lassen, wodurch es langfristig noch schwieriger wird, gegen das Verlangen anzukämpfen.

Es ist ein vergeblicher Krieg. Du kannst dein Verlangen nicht bezwingen, indem du argumentativ dagegen ankämpfst. Die Gedanken und Gefühle, die dieses Verlangen erzeugen, stellen sich so unwillkürlich und automatisch ein, dass es ganz egal ist, wie stark vernunftgeleitete Gründe auch dafür sprechen mögen, sich keinem Essanfall hinzugeben. Das Gehirn wird zwingende Gegenargumente produzieren. Außerdem ist es nahezu unmöglich, Ed mit einem überzeugenden Argument beizukommen, wenn ein Teil der Bulimikerin voll und ganz mit Ed einer Meinung ist.

Ich glaube, es ist viel sinnvoller, den scheinbar logischen Gründen des niederen Gehirns zuzuhören, die dich davon überzeugen wollen, dass es gut ist, dich einem Essanfall hinzugeben, diesen Gedanken jedoch keinerlei mentalen Raum zu gewähren. Das heißt, nicht gegen diese Gedanken und Gefühle anzukämpfen, sich nicht im Ringen mit ihnen zu verausgaben, nicht mit einer vorgestellten, ausgedachten mentalen Gestalt herumzudiskutieren. Das bedeutet, dem Verlangen keinerlei Aufmerksamkeit zu widmen, sondern es einfach kommen und wieder gehen zu lassen, anstatt ihm zu gestatten, dass es dich in seinen Bann zieht. Das bedeutet, eine möglichst breite Kluft zwischen dem am höchsten entwickelten menschlichen Gehirn und dem Verlangen aufzubauen.

4. Gängige Denktechniken, die auf einer mentalen Trennung beruhen, ziehen keine klare Trennlinie zwischen dem wahren Ich und der Essstörung

Eine weitere Gefahr, die mit den gängigen Denktechniken, die auf einer mentalen Trennung beruhen, einhergeht, besteht darin, dass die Betroffenen dem vorgestellten Charakter/der vorgestellten Gestalt oft zu viele Probleme, Gedanken und Gefühle zuschreiben. Eine betroffene Frau könnte versucht sein, all ihre negativen Gedanken und Gefühle im Hinblick auf ihren Körper und all ihre Probleme im Zusammenhang mit ihrem Essverhalten, Ed/Mia/dem Monster zuzuschreiben. Zum Beispiel könnte sie sich einbilden, dass das Monster hinter jedem Heißhunger auf etwas Süßes steckt, unabhängig davon, ob es sich um das Verlangen, sich einem Essanfall hinzugeben, handelt oder nicht. Sie könnte all ihre Ängste und depressiven Gefühle auf Mia schieben und all ihre negativen Körperwahrnehmungen auf Ed.

Das kann zu einer ständigen Verwirrung darüber führen, wer in deinem Kopf gerade redet. Und das wiederum macht es sehr wahrscheinlich, dass du die Fähigkeit verlierst, deinen eigenen Gedanken zu trauen und deine eigene innere Stimme zu erkennen. Deshalb möchte ich in diesem Buch eine sehr klare Trennlinie ziehen: Dein Verlangen, dich einem Essanfall hinzugeben, befindet sich auf der einen Seite dieser Linie und du – dein wahres Ich, dein am höchsten entwickeltes menschliches Gehirn – befindest dich auf der anderen Seite. Auf der „Ich"-Seite kann es natürlich ein paar Probleme geben, wie zum Beispiel ein schwaches Selbstwertgefühl, Perfektionismus, Ängste, Probleme im Hinblick auf die Körperwahrnehmung oder andere Essprobleme, und es mag wünschenswert sein, einige dieser Dinge zu ändern. Aber um mit der Überwindung der Essstörung zu beginnen, muss eine Bulimikerin auf das eine Problem konzentriert bleiben, das sie zu lösen versucht, und eine ganz klare Linie zwischen ihrem Verlangen, sich mit Essen vollzustopfen, und ihrem wahren Ich ziehen.

5. Gängige Denktechniken, die auf einer mentalen Trennung beruhen, können zu spielerisch sein

Bulimie und eine Binge-Eating-Störung sind gefährliche und potenziell tödliche Erkrankungen, und dem Problem einen spielerischen Namen zu geben oder es einer ausgedachten Gestalt zuzuschreiben, wird seiner Ernsthaftigkeit nicht gerecht. Einige Frauen, die sich Essanfällen hingeben, sagen, dass ihre Essstörung ihre Freundin wird oder zu etwas wie einem Kind oder einem Haustier, das sie nähren müssen. Der Gewohnheit einen spielerischen Namen zu geben, kann manchmal dazu beitragen, sich mit Bulimie oder einer Binge-Eating-Störung anzufreunden oder das Gefühl zu entwickeln, sie nähren zu müssen. In Wahrheit verfügen Bulimie oder eine Binge-Eating-Störung nicht über eine eigene Persönlichkeit, sondern diese Störungen sind Resultate einer unwillkürlichen Funktion des niederen Gehirns. Sie sind keine Freundin der Bulimikerin. Sie legen ihr Steine in den Weg und gefährden ihr Leben.

26

Das Gehirn ist stärker als das Verlangen, Schritt 3:
Höre auf, auf dein Verlangen zu reagieren

Als ich mein am höchsten entwickeltes menschliches Gehirn von dem Verlangen, mich mit Essen vollzustopfen, getrennt hatte, wurde es mir möglich aufzuhören, auf mein Verlangen zu reagieren. Ich ließ nicht mehr zu, dass mein Verlangen mich emotional berührte. Bis zu dem Moment, in dem ich mein wahres Ich von meinem Verlangen trennte, wurde ich emotional von meinem Verlangen überwältigt. Ich ließ zu, dass mein Verlangen mich auf hundertachtzig brachte („Ich hasse diese Gelüste!"), frustrierte („Ich mache in der Therapie alles richtig – ich kann es einfach nicht fassen, dass dieses Verlangen einfach nicht verschwindet!"), deprimierte („Ich Ärmste, ich möchte so gerne viel essen, aber ich weiß, dass ich das nicht darf"), besorgte („Ich habe Angst, dass ich mich heute Abend einem Essanfall hingebe"), verzweifeln ließ („Ich muss mich vollstopfen – sofort!") oder – wenn ich kurz davor war nachzugeben – mich in einen enthusiastischen Zustand versetzte („Ich kann es nicht abwarten zu essen").

Indem ich emotional reagierte, verlieh ich meinen Gedanken Macht, Kraft und die Fähigkeit, mich zu beeinflussen. Wenn ich zuließ, dass meine Gedanken und mein Verlangen mich wütend, frustriert, deprimiert, ängstlich oder aufgeregt machten, erlaubte ich ihnen, die Macht über meinen ganzen Körper und mein Denken zu übernehmen, was gewöhnlich dazu führte, dass ich direkt den Kühlschrank oder den nächsten Imbiss oder

Laden ansteuerte. Nachdem ich mein am höchsten entwickeltes menschliches Gehirn jedoch von meinem Verlangen, mich mit Essen vollzustopfen, getrennt hatte, widmete ich diesen Gedanken und Gefühlen keine Aufmerksamkeit mehr, sodass ich ihnen gegenüber emotional unempfänglich wurde.

Durch den Abstand zwischen mir und meinem Verlangen erlebte ich diese Gedanken und Gefühle, als ob sie auf einem Kassettenrecorder abgespielt würden und gar nicht meine eigenen wären. Sie waren nur das Ergebnis von entlang den ausgetretenen Pfaden in meinem niederen Gehirn feuernden Neuronen, und sie verfügten nicht über die Macht, mich zu beeinflussen. Als ich keine Beziehung mehr zu diesen Gedanken und Gefühlen hatte, brachte mein Verlangen, mich vollzustopfen, mich nicht mehr aus der Fassung.

Solange ich mein Verlangen als etwas von mir Getrenntes betrachtete, hatte es keine Macht über meine Gefühle, und ich musste keine Angst mehr vor ihm haben. Ich konnte erleben, dass das Verlangen in mir aufstieg, ohne dass es eine große Sache war. Ich konnte mein Leben weiterleben, tun, was ich zu tun hatte, obwohl diese kleinen Gedanken und Gefühle durch meinen Kopf schwirrten und mich ermunterten, mich einem Essanfall hinzugeben. Es musste mich nicht aufregen, dass mein Verlangen noch in mir aufstieg, denn ich wusste, dass es nicht lange dauern würde, bis es wieder erlosch.

Wenn ich sage, dass ich aufhörte, emotional zu reagieren, meine ich damit nicht, dass ich immer imstande war, meine Gefühle zu kontrollieren, und das habe ich auch gar nicht versucht. Gefühle, die ihren Ursprung in den niederen, primitiveren Teilen des Gehirns haben[187], können nicht immer kontrolliert werden und sind gegen höher angesiedelte, rationale Denkprozesse häufig resistent.[188] Ich habe nicht versucht, meinen Gefühlen mit vernünftigen Argumenten zu begegnen oder sie durch Willenskraft zu bekämpfen. Ich habe einfach die Perspektive gewechselt, sodass die schädlichen Emotionen sich auf natürliche

---

187 Steven R. Pliszka: Neuroscience for the Mental Health Clinician, S. 83
188 Rowland Folensbee: The Neuroscience of Psychological Therapies, S. 23

Weise beruhigten. Ich habe mir nicht gesagt, *Werde nicht wütend auf das Verlangen*, weil ich Gefühle der Wut manchmal nicht beherrschen konnte. Stattdessen vergegenwärtigte ich mir den Abstand zwischen mir und meinem Verlangen, und daraufhin verfügte es nicht mehr über die Macht, mich wütend zu machen. Ich sagte mir auch nicht, *Sei nicht deprimiert, weil du dich nicht mit Essen vollstopfen darfst*, denn Gefühle der Niedergeschlagenheit überkamen mich manchmal einfach so. Stattdessen sorgte der neue Abstand zwischen mir und meinem Verlangen dafür, dass es nicht mehr über die Macht verfügte, mich zu deprimieren.

Dieser Schritt bedeutete auch, dass ich die Vorstellung aufgab, irgendetwas aufarbeiten zu müssen. Ich versuchte nicht länger, die tieferen psychischen Gründe zu eruieren, die meinem Verlangen angeblich zugrunde lagen. Ich versuchte nicht mehr zu ergründen, was meine unwillkürlichen Gedanken und Gefühle auslöste. Ich versuchte nicht mehr, irgendeines meiner anderen Probleme zu lösen, damit das Verlangen verschwand. Und ich versuchte nicht mehr, mir auf andere Art emotionale Befriedigung zu verschaffen, um das Verlangen zu unterdrücken. Ich ließ das Verlangen einfach zu, ohne in seinen Sog zu geraten.

Die Fähigkeit, aufzuhören, emotional auf mein Verlangen zu reagieren, resultierte automatisch aus meinem neu gewonnenen Wissen, dass mein Verlangen nicht von meinem am höchsten entwickelten menschlichen Gehirn herrührte, sondern von diesem getrennt war. Mit anderen Worten: Schritt 3 war eine natürliche Folge von Schritt 2. Schritt 4 war wiederum eine natürliche Folge von Schritt 3, und Schritt 4 bedeutete die Heilung von meiner Bulimie.

27

Das Gehirn ist stärker als das Verlangen, Schritt 4:
Höre auf, Handlungen folgen zu lassen, wenn dein Verlangen in dir aufstieg.

Die Trennung meines wahren Ichs von meinem Verlangen gab mir nicht nur die Macht aufzuhören, emotional auf mein Verlangen zu reagieren. Noch wichtiger war, dass sie mir die Fähigkeit verlieh, keine Taten folgen zu lassen, wenn das Verlangen in mir aufstieg. Dieser vierte Schritt war der entscheidende Schritt für meine Genesung, denn wenn ich meinem Verlangen, mich einem Essanfall hinzugeben, nicht folgte, indem ich mich mit Essen vollstopfte, war ich keine Bulimikerin mehr. Ich war geheilt.

Ich begriff schließlich, dass ich über die Fähigkeit verfügte, damit aufzuhören, mir viel zu viel Essen in den Mund zu stopfen. Und das Wissen, meine Handlungen kontrollieren zu können, verlieh mir ein Gefühl der Stärke. Mein Gehirn, meine Neuronen und meine Gewohnheit konnten mich nicht dazu bringen, irgendwelche Handlungen zu vollziehen. Ich konnte meine fehlerhaft programmierte Hirnaktivität schließlich als das identifizieren, was sie schon immer gewesen war: eine Farce. Und indem mir das klar war, fiel es mir relativ leicht, nicht auf mein Verlangen zu reagieren. Meine Genesung war eigentlich nichts weiter, als zu lernen, Nein zu sagen.

Ich musste nicht mehr versuchen, diese unerwünschten, schädlichen motorischen Handlungen, zu denen mein niederes Gehirn mich in der Vergangenheit getrieben hatte, durch andere Aktivitäten zu ersetzen. Unerwünschte motorische Handlungen wie vor einem geöffneten Kühlschrank zu stehen und mir zu viel Essen in den Mund zu Mund stopfen oder zu Fastfood-Restaurants und Tankstellen zu fahren und mein Geld für Nahrungsnachschub zu verschwenden, um meine Essanfälle zu befriedigen. Ich musste mich auch nicht mit einem Hobby, körperlicher Arbeit, Telefonaten oder dem Schreiben eines Tagebuchs ablenken. Ich musste nicht irgendetwas Produktives machen. Ich musste keine Möglichkeit finden, meine emotionalen Bedürfnisse zu befriedigen. Ich ging einfach weiter meinen normalen Tagesaktivitäten nach, als hätte ich kein Verlangen verspürt, mich einem Essanfall hinzugeben, und manchmal – wenn ich gerade nichts anderes zu tun hatte – setzte oder legte ich mich einfach nur hin und lauschte mit Abstand dem, was mein Gehirn zu sagen hatte.

Ich fing sogar an, es zu genießen, wenn sich Gedanken und Gefühle bemerkbar machten, die mich ermunterten, mich mit Essen vollzustopfen, ich jedoch keine Taten folgen ließ, weil mir dies ein herrliches Gefühl der Macht verlieh. Ich mochte es, diesem Verlangen, völlig losgelöst von ihm, zu lauschen. Ich dachte oft an die Tage zurück, in denen dieses Verlangen mich kontrolliert hatte, und dann war ich stolz darauf, dass ich wieder auf dem Fahrersitz saß und die Kontrolle über das Steuer übernommen hatte. Ich liebte das Gefühl, mir selber wieder vertrauen zu können.

Es war kein Kampf für mich, nicht durch Handlungen auf mein Verlangen zu reagieren. Es war manchmal nicht unbedingt eine erfreuliche Erfahrung, aber es war nie ein richtiger Kampf. Ganz am Anfang, als ich mich noch daran gewöhnen musste, mein Verlangen als etwas zu betrachten, das „nicht wirklich ich" war, kam es ein paar Mal vor, dass es mir vorübergehend nicht gelang, mein höher entwickeltes menschliches Gehirn von meinem Verlangen zu trennen, und in diesen Momenten zweifelte ich an meiner Fähigkeit, ihm einfach nicht nachzugeben, indem ich ihm keine Taten folgen ließ. Wenn ich anfing zu denken, dass es doch mein wahres Ich war, das sich einem Essanfall hingeben wollte, konnte ich von meinen Gelüsten völlig eingenommen werden, und das ist der Grund, aus dem ich mich doch noch ein einziges Mal vollstopfte, nachdem ich mir geschworen hatte, mich keinem Essanfall mehr hinzugeben. Nach meinem Ausrutscher war ich in der Lage, zurückzublicken und genau zu sehen, wann ich aufgehört hatte, meinem niederen Gehirn wie ein losgelöster Beobachter zuzuhören, und angefangen hatte, eine Beziehung zu meinem Verlangen aufzubauen. Ich erkannte, dass ich einfach darin versagt hatte, mein Gehirn über mein Verlangen zu stellen und folglich von einer Welle fehlerhafter neuronaler Aktivität erfasst und weggerissen worden war. Danach war ich noch entschlossener, das nie wieder zuzulassen.

Warum das Verlangen verschwand

Mein Verlangen, mich einem Essanfall hinzugeben, ließ ziemlich schnell nach, nachdem ich aufgehört hatte, dem Verlangen Taten folgen zu lassen. In *Rational Recovery* sagt Jack Trimpey voraus, dass genau dies passieren würde. Er schreibt, dass die Stimme, die dich animiert, das Suchtmittel zu konsumieren, verstummt, wenn du sie ignorierst. Doch ich fragte mich: *Warum passierte das? Wie konnte mein Verlangen einfach verschwinden? Versteckt sich meine Bulimie irgendwo in meinem Gehirn und lauert darauf, die Kontrolle wieder zu übernehmen?*

Jeffrey Schwartz' Zwangsstörungsstudie, auf die ich bereits eingegangen bin, gab mir schließlich eine Antwort auf diese Fragen. Schwartz' Arbeit lieferte Erklärungen dafür, warum mein Verlangen, mich mit Essen vollzustopfen, sich verflüchtigt hatte, und gab mir die Gewissheit, dass meine Bulimie nicht darauf wartete, die Kontrolle wieder zu übernehmen. Indem ich es vermieden hatte, auf mein Verlangen zu reagieren, indem ich Taten folgen ließ, hatte ich in meinem Gehirn eine physische Veränderung bewirkt, sodass meine Bulimie nicht mehr existierte.

Indem Schwartz seinen Patienten beibrachte, sich der Technik der Achtsamkeit zu bedienen und anders über ihr Verlangen zu denken, verlieh er ihnen die Macht, ihre Aufmerksamkeit von dem Verlangen wegzulenken, aufzuhören, dem Verlangen Taten folgen zu lassen, und ihre zwanghaften Verhaltensweisen besser in den Griff zu bekommen. Doch darüber hinaus fand er

Hinweise darauf, dass diese Verbesserungen im Hinblick auf die zwanghaften Verhaltensweisen mit realen, messbaren physischen Veränderungen im Gehirn seiner Patienten einhergingen.

Zu Beginn der Behandlung dominierten im Gehirn der Patienten, die unter einer Zwangsstörung litten, die pathologischen Erregungskreisläufe, und die Patienten unterwarfen sich ihren inneren Zwängen und ihrem Drang. Als sie jedoch im Laufe mehrerer Wochen die Art und Weise veränderten, in der sie „über ihre Gedanken dachten"[189], waren sie imstande, „in den neuronalen Systemen selbst, die diese pathologischen Botschaften generierten, systematische Veränderungen zu bewirken."[190]

Das Ergebnis war nicht nur eine Veränderung in ihrer Verhaltensweise, sondern auch eine Dämpfung der Stoffwechselaktivität in den Regionen des Gehirns, deren bisherige Überaktivität die Symptome der Zwangsstörung verursacht hatte.[191] Schwartz gibt seinen Patienten etwas an die Hand, das er „einen Weg zur selbstgesteuerten neuronalen Plastizität"[192] nennt. Neuronale Plastizität ist, wie bereits erwähnt, die Fähigkeit des Gehirns, sich durch Gedanken, Erfahrungen und Handlungen physisch zu verändern.

Die bewussten Entscheidungen der Patienten, ihrem zwanghaften Verlangen keine Taten folgen zu lassen, gaben somit Rückmeldungen an ihr Gehirn und bewirkten die physischen Veränderungen, die wiederum dafür sorgten, ihnen die Entscheidung, nicht auf den Drang zu reagieren, immer einfacher fallen zu lassen. Schwartz sagt: „Die Symptome der Zwangsstörung mögen zwar passiv durch das Gehirn generiert werden, aber die Entscheidung, ob ich diese Symptome als ‚mein wahres Ich' oder als ‚die Zwangsstörung' betrachte, ob ich mich also von ihnen vereinnahmen lasse oder mich auf ein nicht-pathologisches Verhalten konzentriere, ist eine aktive, von mir selber getroffene

---

189 Jeffrey M. Schwartz, Sharon Begley: The Mind and the Brain, S. 90
190 Jeffrey M. Schwartz, Sharon Begley: The Mind and the Brain, S. 317
191 Jeffrey M. Schwartz, Sharon Begley: The Mind and the Brain, S. 360
192 Jeffrey M. Schwartz, Sharon Begley: The Mind and the Brain, S. 94

Entscheidung. Die Entscheidung trifft der Patient in seinem Kopf, und sie verändert das Gehirn."[193]

Die Studie von Schwartz war die erste dieser Art, die zeigte, dass eine Therapie fehlerhafte Gehirnchemie ohne den Einsatz von Medikamenten verändern kann.[194] Die Veränderungen, die Schwartz auf den Aufnahmen der PET (Positronen-Emissions-Tomografie) – Untersuchungen der Patienten mit Zwangsstörungen erkennen konnte, „waren von der Art, wie Neuropsychologen sie vielleicht bei Patienten sehen, die mit starken bewusstseinsverändernden Psychopharmaka behandelt wurden."[195]

Ich glaube, dass es bei mir genauso war, wie bei Schwartz' Patienten, die unter einer Zwangsstörung litten: Meine Art zu denken, (mein wahres Ich zu erkennen) veränderte mein Gehirn. Mein am höchsten entwickeltes menschliches Gehirn legte jedes Mal, wenn das Verlangen in mir aufstieg, mich einem Essanfall hinzugeben, sein Veto ein, und indem es dies tat, vernetzte ich mein niederes Gehirn neu. Mein niederes Gehirn lernte, dass ich mich keinen Essanfällen mehr hingab, und infolgedessen hörte es auf, mich dazu zu drängen, dies zu tun. Wieder gilt also im Hinblick auf das Gehirn: Was du nicht mehr nutzt, geht verloren.[196] Als die neuronalen Verbindungen, die mein durch meine Essanfälle verursachtes Gehirnvernetzungsproblem befeuert hatten, nicht nicht mehr beansprucht wurden, schwächte und reduzierte mein Gehirn diese Verbindungen. Anders ausgedrückt: Als ich mein Gehirn über meine Essanfälle stellte, war meine Bulimie besiegt.

---

193 Jeffrey M. Schwartz, Sharon Begley: The Mind and the Brain, S. 368
194 Jeffrey M. Schwartz, Sharon Begley: The Mind and the Brain, S. 90
195 Jeffrey M. Schwartz, Sharon Begley: The Mind and the Brain, S. 90
196 Elkhonon Goldberg: The Executive Brain, S. 209

28

Nie wieder Essanfälle, Schritt 5:
Freu dich

Schritt 5 war ein Bonus. Er war eine natürliche Folge dessen, dass ich meinem Verlangen, mich mit Essen vollzustopfen, widerstanden hatte, aber mir war nicht klar,
dass dieser Schritt tatsächlich dazu diente, die Veränderungen
in meinem Gehirn zu beschleunigen. Lob von anderen oder
Eigenlob und die Begeisterung darüber, etwas Neues gelernt zu
haben, festigen das Gelernte auf physischer Ebene im Gehirn.[197]
Aus diesem Grund loben wir ganz selbstverständlich Babys und
Kinder für ihre kleinen Leistungen. Das gibt ihnen nicht nur ein
gutes Gefühl, sondern hat auch physische Wirkungen in ihrem
Gehirn, sodass das Kind die gleiche Leistung zukünftig einfacher
wiederholen kann. Das Gleiche gilt für Erwachsene. Kurz gesagt:
„Eine neue Erkenntnis zu feiern, erhöht die Wahrscheinlichkeit,
dass man sich an sie erinnert."[198]

Ich habe mich jedes Mal gefreut, wenn Gedanken und Gefühle in mir hochkamen, die mich ermunterten, mich einem
Essanfall hinzugeben, ich dies jedoch nicht tat. Ich freute mich
jedes Mal, wenn ich das Verlangen verspürte, und mich nicht
dazu verleiten ließ, den Kühlschrank anzusteuern. Ich freute
mich jedes Mal, wenn dieses unbändige Verlangen in mir aufstieg, mich mit Essen vollzustopfen, und ich es schaffte, dieses
Verlangen losgelöst von mir zu sehen und mich nicht von ihm

---

197 Thomas B. Czerner: What Makes You Tick, S. 144-145
198 Thomas B. Czerner: What Makes You Tick, S. 145

berühren zu lassen. Ich war *wirklich* in Hochstimmung. Mein Verlangen hatte mich über Jahre hinweg verzehrt, und auf einmal hatte ich das Zepter in der Hand und Macht über mein Verlangen. Es fühlte sich so an, als hätte man mir ein neues Leben geschenkt, obwohl sich abgesehen davon, dass ich nicht mehr unter Essanfällen litt, nichts geändert hatte.

Eines wusste ich damals noch nicht: Jedes Mal, wenn ich mich freute, schenkte ich der Leistung, die mein am höchsten entwickeltes menschliches Gehirn vollbrachte, positive Aufmerksamkeit. Da Hirnfunktionen, denen Aufmerksamkeit und Bedeutung beigemessen wird, gestärkt werden, und Hirnfunktionen, denen keine Aufmerksamkeit und Bedeutung beigemessen wird, geschwächt werden, folgt daraus, dass die Veränderungen in meinem Gehirn beschleunigt wurden. Indem ich mich auf die Macht meines am höchsten entwickelten menschlichen Gehirns konzentrierte und mich selber dafür beglückwünschte, stärkte ich neue Verbindungen in den präfrontalen Regionen meines Gehirns und schwächte die alten Verbindungen in den unwillkürlich funktionierenden niederen Bereichen meines Gehirns.

Ich habe keine wissenschaftlichen Beweise für die Veränderungen, die in meinem Gehirn stattfanden, wie Schwartz sie für seine Patienten mit Zwangsstörungen hatte. Ich habe auch keine Aufnahmen von PET-Untersuchungen meines Gehirns vor und nach meiner Genesung, auf denen genau zu sehen ist, wo und wie diese physischen Veränderungen stattgefunden haben. Der Beweis, über den ich verfüge, ist meine Erfahrung: Ich verspüre kein Verlangen mehr, mich mit Essen vollzustopfen. Gedanken, Gefühle und Verlangen entstehen nicht aus dem Nichts. Jede Erfahrung, die wir machen, ist das Resultat neuronaler Aktivität[199], und wenn nicht Neuronen elektrische Signale über die Synapsen weiterleiten, empfinden wir nichts.[200] Da all meine Empfindungen, die mich zu Essanfällen drängten – all die Gedanken, Gefühle und das Verlangen –, vollkommen verschwunden sind, kann ich daraus nur schließen, dass die Neuro-

---

199 Thomas B. Czerner: What Makes You Tick, S. 60
200 Thomas B. Czerner: What Makes You Tick, S. 58

nen, die einst ihre elektrischen Signale gefeuert haben, um diese Gedanken, Gefühle und das Verlangen zu generieren, aufgehört haben zu feuern.

Meine „selbstgesteuerte neuronale Plastizität", wie Schwartz diesen Prozess bei seinen Patienten mit Zwangsstörungen nannte, war eine echte biologische Heilung meiner Bulimie. Meine Essstörung ist nicht mehr in meinem Gehirn vernetzt. Das heißt nicht, dass ich in Zukunft nie wieder das Verlangen verspüren werde, mich mit Essen vollzustopfen, denn wie ich im nächsten Kapitel darlegen werde, können Neuronen sich an alte Aktivitätsmuster erinnern. Doch wenn mein niederes Gehirn in Zukunft ein Verlangen aussendet, werde ich genau wissen, was ich zu tun habe: Ich werde ihm zuhören, es als etwas von mir Losgelöstes betrachten, nicht emotional darauf reagieren und keine Taten folgen lassen. Dann kann meine Gewohnheit sich nie wieder entwickeln.

29

Kann es zu einem Rückfall kommen?

Mein Verlangen, mich mit Essen vollzustopfen, war die einzige Ursache meiner Essanfälle. Heute verspüre ich kein Verlangen mehr, mich mit Essen vollzustopfen, somit werde ich mich keinen Essanfällen mehr hingeben. Aufgrund der Veränderungen, die sich in meinem Gehirn vollzogen haben, ist es unwahrscheinlich, dass ich dieses Verlangen jemals wieder verspüren werde, allerdings ist es natürlich keinesfalls ausgeschlossen. Ich bin sicher, dass sich mein niederes Gehirn auf irgendeiner Ebene an meine Vergangenheit erinnert und imstande bleibt, das Verlangen, mich einem Essanfall hinzugeben, zu erzeugen. Das heißt aber nicht, dass ich Gefahr laufe, rückfällig zu werden.

Um rückfällig zu werden, müsste ich nicht nur erneut das Verlangen verspüren, mich mit Essen vollzustopfen, sondern ich müsste mich auch bewusst entscheiden, dem Verlangen nachzugeben und mich einem Essanfall hinzugeben. Der Grund für einen Rückfall ist der gleiche, aus dem jeder einzelne Essanfall entsteht: das Verlangen, sich mit Essen vollzustopfen. Da ich jetzt weiß, dass mein Verlangen das wahre Problem darstellt, und da ich jetzt auch weiß, wie ich mit diesem Verlangen umzugehen habe, verfüge ich über einen narrensicheren Schutz gegen etwaige Rückfälle. Um einen Rückfall zu vermeiden, muss ich nichts weiter tun, als auf ein möglicherweise in mir aufsteigendes Verlangen, mich mit Essen vollzustopfen, nicht zu reagieren und diesem keine Taten folgen zu lassen. Niemals.

Zugegeben: Sollte ich doch eines Tages meinem Verlangen erliegen und mich erneut einem Essanfall hingeben, könnte ich
die Gewohnheit der Bulimie vermutlich ziemlich schnell wieder
entwickeln. Genauso wie ein Musiker, der eine Weile aus der
Übung war, mit größerer Leichtigkeit wieder anfangen kann,
sein Instrument zu spielen, als jemand, der dieses Instrument
noch nie gespielt hat, könnte mein durch meine Essanfälle verursachtes Gehirnvernetzungsproblem wahrscheinlich einfacher
wieder entstehen, als dies bei jemandem der Fall wäre, der nie
unter Bulimie gelitten hat. Aber um meiner Gewohnheit erneut
zu verfallen, müsste ich mich bewusst entscheiden, dies zuzulassen. Mein Gehirn kann keine alten neuronalen Aktivitätsmuster
wieder aufnehmen, ohne dass ich mich bewusst entscheide, entsprechend zu handeln.

Aber warum sollte ich das tun? Jetzt, da ich das Gefühl ge-
schmeckt habe, wie es ist, von meinem Verlangen und meinem
Drang befreit zu sein, ist es einfach undenkbar, dass ich mich je
wieder einem Essanfall hingebe. Jetzt, da ich weiß, dass meine
Essanfälle nie dazu dienten, irgendwelche Probleme in meinem
Leben zu bewältigen, werde ich schwierige Ereignisse in meinem
Leben nie wieder als Entschuldigung dafür heranziehen, mich
erneut einem Essanfall hinzugeben. Da ich außerdem weiß, dass
meine Essanfälle kein Ausdruck irgendwelcher nicht befriedigter
emotionaler Bedürfnisse waren, werde ich mir nicht einreden,
mich mit Essanfällen über irgendetwas hinwegtrösten zu können.

Rückfall bei der konventionellen Therapie
„Rückfälle nach der Behandlung kommen relativ oft vor."[201]
Eine Studie kam zu dem Ergebnis, dass die Rückfallquote
bei Bulimie 35 Prozent beträgt.[202] Bei konventionellen Therapien wird häufig das Versagen des Patienten verantwortlich
gemacht, „Probleme, die der Essstörung zugrunde liegen, zu erkennen und anzugehen".[203] Der vermeintliche Grund für einen

---

201 Anthony Roth, Peter Fonagy: What Works for Whom?, S. 255
202 P. K. Keel et al.: Postremission Predictors of Relapse
203 Loreta M. Medina: Bulimia, S. 45

Rückfall hängt oft davon ab, welche Art Therapie angewendet wird. Bei der psychodynamischen Psychotherapie könnte ein Rückfall zum Beispiel dadurch verursacht werden, dass eine Patientin ihre Schamgefühle infolge eines zurückliegenden sexuellen Missbrauchs nicht ausreichend verarbeitet hat, und erneut Essanfällen erliegt, um die Schamgefühle, mit denen sie nicht fertig wird, zu unterdrücken. Aus der Perspektive der kognitiven Verhaltenstherapie könnte ein Rückfall vorkommen, wenn das Selbstwertgefühl der Patientin noch immer angeschlagen ist. Wenn sie in irgendeiner Weise scheitert, also zum Beispiel ihren Job verliert oder bei einem Date einen Korb bekommt, könnte sie in Selbstmitleid verfallen und sich einem Essanfall hingeben, um ihrem Gefühl der Wertlosigkeit zu entkommen. Aus Sicht der Suchttherapie könnte ein Rückfall auftreten, wenn die Patientin etwas zu sich nimmt, das sie schwach werden lässt, wie etwa ein Stück Kuchen oder etwas anderes, das weißen Zucker enthält.

Bei all diesen Beispielen erleiden die Patientinnen den Rückfall mutmaßlich aufgrund eines Ereignisses, das von außen auf sie einwirkt, oder aufgrund eines inneren Konflikts. Bei der konventionellen Therapie ist ein Rückfall etwas, das einem passiert, und nichts, für das man selber verantwortlich ist oder für das man sich entscheidet. Diese Art des Denkens fördert nur die Rückfallhäufigkeit. In Wahrheit sind Rückfälle keine Folge irgendeines emotionalen Aufruhrs, eines stressigen Erlebnisses oder des Verzehrs eines Stücks Kuchen. Rückfällig wird man, weil man sich selbst dazu entscheidet.

Ich habe seit meiner Genesung viele harte Zeiten durchgemacht und kein einziges Mal in Erwägung gezogen, mich einem Essanfall hinzugeben. Ich habe seit meiner Genesung auch viele glückliche Momente erlebt und kein einziges Mal in Erwägung gezogen, mich einem Essanfall hinzugeben. Da ich meine Bulimie von meinen anderen Problemen und sämtlichen Ereignissen meines Lebens getrennt habe, kann mich nichts dazu veranlassen, zu erwägen, mich einem Essanfall hinzugeben. Meine Essstörung wird weder je wieder in mir erwachen, noch wird sie mich überraschen, und sie wird mich nie mehr in den

Abgrund unkontrollierter Essanfälle und kompensatorischen exzessiven Trainings stürzen.

Wenn sich eines Tages ein alter Gedanke oder ein altbekanntes Gefühl bei mir melden sollte und mich ermuntern will, mich einem Essanfall hinzugeben, kann ich sagen: *Nein danke, liebes Gehirn, ich stopfe mich nicht mehr mit Essen voll.* Und dann gehe ich meinen normalen Tagesgeschäften nach. Es spielt keine Rolle, wann das Verlangen mich überkommt, wie ich mich zu dem Zeitpunkt fühle oder welche Problemen ich vielleicht gerade bewältigen muss – ich werde dem Verlangen einfach keine Taten folgen lassen.

Eine weitere Versicherung, die mich vor einem Rückfall schützt, ist die Tatsache, dass die Faktoren, die mein Verlangen, mich Essanfällen hinzugeben, während meiner Teenagerjahre ursprünglich ausgelöst haben – das Befolgen einer strikten Diät, starke Überlebensinstinkte und mein noch nicht vollständig entwickelter präfrontaler Cortex –, nicht mehr vorhanden sind. Ich mache keine Diät mehr, und selbst wenn ich es täte, wären meine Überlebensinstinkte nicht mehr so stark wie damals, als ich jünger war. Außerdem wäre mein präfrontaler Cortex für den Fall, dass ich doch noch mal eine Diät machen würde, besser imstande, sich über die Überlebensinstinkte hinwegzusetzen, weil er heute vollständig entwickelt ist. Eine Diät würde einfach nicht mehr das gleiche biologische Chaos in mir verursachen wie damals, als ich 16 war. In den Kapiteln 31 und 32 gehe ich ausführlicher auf das Befolgen einer Diät und normales Essverhalten ein. Das Fazit lautet: Nichts kann mich dazu bringen, rückfällig zu werden, außer meine eigene freie Entscheidung. Keine Überlebensinstinkte, keine neurologischen Überbleibsel meiner alten Gewohnheit, kein Stress, keine charakterlichen Mängel und keine emotionalen Probleme.

Da ich jetzt weiß, was es mit meiner Bulimie auf sich hatte und wie ich es geschafft habe zu genesen, bin ich frei, mein Leben normal weiterzuleben. Denn ich weiß, dass ich nie wieder eine Bulimikerin sein werde.

30

Wo ich heute stehe

Während meiner Therapie habe ich meine Genesung oft gefürchtet, weil ich mir Sorgen gemacht habe, was nach der Überwindung meiner Bulimie kommen würde. Ich dachte, dass ich danach irgendwie ein großartiger Mensch sein müsste – ausgefüllt, zuversichtlich, erfolgreich, spirituell und imstande, mit allem fertig zu werden, was das Leben für mich bereithielte. Mein niederes Gehirn bediente sich oft dieser Vorstellung, um Ausreden bereitzustellen, damit ich mich wieder vollstopfte. An Tagen, an denen ich keinem Essanfall erlag, es mir aber trotzdem aus Gründen, die absolut nichts mit Essen zu tun hatten, schlecht ging, hörte ich Gedanken wie diese: *Ich habe mich nicht mit Essen vollgestopft, aber mein Tag war um nichts besser, als wenn ich es getan hätte – was soll das Ganze also? … Ich werde es nie zu etwas bringen, also kann ich mich auch genauso gut weiter vollstopfen … Das Leben ist einfach zu schwer, es gibt also keinen Grund zu genesen.*

Wenn ich mir meine alten Tagebuchaufzeichnungen ansehe, finde ich viele Listen mit „Gründen für eine Genesung", in denen ich meine ehrgeizigen Ziele benenne, zum Beispiel: „Ich kann mich voll jemand anderem hingeben (verliebt sein)", „Ich kann in einem erfüllenden Beruf aufgehen", „Ich kann friedlich für den Moment leben", „Ich kann selbstbewusst sein und mich und meinen Körper voll akzeptieren." Doch so sehr ich mir meine Transformation auch schönredete und vorstellte – ich konnte mein niederes Gehirn nicht davon überzeugen, dass eine Genesung wirklich besser war, als mich weiter meinen Essanfällen hinzugeben. Letzten Endes musste ich akzeptieren, dass ich unabhängig davon genesen musste, ob ich danach besser dran wäre oder nicht. Ich musste das tun, was mir in *Rational Recovery* nahegelegt wurde, nämlich „(meine) Abhängigkeit einfach loswerden, sofort und endgültig, und die Dinge einfach laufen lassen."[204]

Wie sich herausgestellt hat, *ist* mein Leben nach meiner Genesung besser, aber nicht, weil ich immer glücklich oder erfüllt bin, und auch nicht, weil ich spektakuläre Dinge erreicht habe. Mein Leben ist einfach deshalb besser, weil ich aufgehört habe, einer beschämenden, zeitraubenden, teuren, gesundheitsschädigenden, mir das Leben aussaugenden Gewohnheit zu erliegen. Ich habe mich seit mehr als fünf Jahren keinem Essanfall mehr hingegeben, und mein Leben ist bei Weitem nicht perfekt – jedenfalls ist es ganz bestimmt nicht so, wie ich es mir in meinen Aufzeichnungen immer vorgestellt hatte, wenn ich meine Essstörung einmal überwunden haben würde. Ich kann nicht sagen, dass ich emotional und spirituell erfüllt oder in jeder Hinsicht vollkommen glücklich bin. Ich kann nicht behaupten, dass ich mich absolut gesund und ausgewogen ernähre, kontinuierlich Sport treibe und meinen Körper liebe, denn das wäre wirklich übertrieben.

Meine Genesung entsprach nicht der Schmetterlingsgeschichte, von der ich zu Beginn dieses Buches gesprochen habe. Aber ich kann sagen, dass die Überwindung meiner Bulimie mich auf dem Weg, der Mensch zu werden, der ich sein möchte, ein weites Stück in die richtige Richtung gebracht hat. Meine Gewohnheit überwunden zu haben, hat mir mehr Selbstvertrauen, mehr Kraft und vor allem mehr Kontrolle über mein Leben gegeben, als ich es mir vor nur wenigen Jahren je hätte vorstellen können. Ich bin jeden Tag dankbar dafür, dass ich mich nicht mehr mit Essen vollstopfe und meine Tage nicht mehr im Fitnessstudio verbringen muss. Außerdem bin ich froh, dass ich nicht mehr Tag für Tag daran arbeiten muss, meine Bulimie zu überwinden. Meine Genesung ist abgeschlossen, und ich muss nichts weiter dafür tun, um diesen Zustand aufrechtzuerhalten.

---

204 Jack Trimpey: Rational Recovery, S. 225

Um mich davon abzuhalten, erneut Essanfällen zu erliegen, muss ich keine Speisepläne befolgen, keine Selbsthilfegruppen besuchen und keinen Rat in Therapien suchen, um mit dem Leben fertigzuwerden.

Damit aufzuhören, mich Essanfällen hinzugeben, hat es mir ermöglicht, ein richtiges Leben zu leben. Ich habe einen wunderbaren Mann und wunderbare liebe Kinder, die mich zum Lachen bringen, mich ganz schön auf Trab halten und oft ziemlich schaffen. Die Möglichkeit, Mutter zu werden, erschien mir während meiner Jahre als Bulimikerin völlig undenkbar, weil ich so mit meinen eigenen Problemen beschäftigt war, dass ich anderen kaum etwas hätte geben können. Heute habe ich zwar mit dem ganz normalen Alltagsstress meines Mutterdaseins zu kämpfen, bin jedoch imstande, mich um meine Familie zu kümmern, ohne dass meine Essstörung mir sämtliche Zeit und sämtliche physische und seelische Energie raubt. Ich bin imstande, Ziele zu verfolgen, Beziehungen zu pflegen und meinen täglichen Aufgaben als Hausfrau und Mutter nachzugehen, ohne mir ständig Gedanken darüber machen zu müssen, ob ich einem Essanfall erliege oder nicht.

Das Leben ist nicht einfach, und wenn ich immer noch glauben würde, dass ich mich mit Essen vollgestopft habe, um mit meinem Leben klarzukommen, könnte ich jede Menge Ausreden finden, um es wieder zu tun. Ich fühle mich mit der Kindererziehung die meiste Zeit allein gelassen, da meine Familie und Gregs Familie weit entfernt von uns leben und Greg von seiner Arbeit zeitlich stark beansprucht wird. Ich vermisse meine Eltern, meine Schwester – der ich wieder sehr nahestehe, seitdem wir beide Mütter sind – und deren Kinder, aber momentan ist es nicht möglich, in ihrer Nähe zu wohnen. Ich fühle mich in der Gegend, in der wir wohnen, ziemlich unsicher, da es dort eine hohe Kriminalitätsrate gibt, und ich habe in der näheren Umgebung nicht viele Freunde. Natürlich sind dies eher alltägliche Probleme, aber wenn ich immer noch Bulimikerin wäre, könnte mein niederes Gehirn mit Sicherheit viele „Ach-du-Ärmste-Geschichten" hervorzaubern, um mich in Versuchung zu führen, mich einem Essanfall hinzugeben.

Nur wenige Monate, nachdem ich meine Essstörung überwunden hatte, passierte etwas, das mir sehr zu schaffen machte. Das Zuhause meiner Kindheit, in dem meine Eltern zu dem Zeitpunkt noch lebten, wurde durch den Hurrikan Katrina zerstört. Das Wichtigste war natürlich, dass meinen Eltern nichts passiert war, denn materielle Dinge können letztendlich ersetzt werden. Trotzdem war es für uns und viele meiner Familienangehörigen und Freunde, die in New Orleans und der Umgebung der Stadt lebten und so viel verloren haben, eine schwere Zeit. Es war allerdings auch eine ganz neue Erfahrung für mich, mit einem größeren Zwischenfall in meinen Leben klarkommen zu müssen, ohne dass dies irgendwelche Auswirkungen im Hinblick auf meine gerade überwundene Bulimie hatte. Ich musste nichts Spezielles tun, um die Krise zu bewältigen und zu verhindern, erneut einem Essanfall zu erliegen, denn meine Essanfälle waren Geschichte.

Ich versuchte einfach, so gut wie möglich damit klarzukommen und das zu tun, was mir am besten erschien. Eine Woche nach dem Hurrikan baten Greg und ich unsere Arbeitgeber, eine Weile frei zu bekommen, bepackten unser Auto mit Vorräten und fuhren 2400 Kilometer durchs Land, um meinen Eltern zu helfen. Während meiner Zeit als Bulimikerin wäre dies eine sehr „gefährliche" Situation gewesen, denn in Louisiana wussten wir nicht, woher wir unsere nächste Mahlzeit bekommen würden und hatten auch kaum irgendeine Kontrolle darüber, was wir aßen. Eine lokale Wohltätigkeitsorganisation versorgte das Wohnviertel meiner Eltern mit Essen und Getränken, und man musste nehmen, was es gab und genau dann, wenn die Lieferung stattfand. Bevor ich meine Essstörung überwunden hatte, hätte mich so eine Situation extrem gestresst, doch nach meiner Genesung war ich imstande, jegliche Nahrung zu akzeptieren und dafür einfach nur dankbar zu sein.

Das einstöckige Haus meiner Eltern stand bis zu einer Höhe von fast zwei Metern im Wasser, sodass wir sozusagen alles rausschmeißen mussten. Es war ein surreales Gefühl, all die Dinge, mit denen ich aufgewachsen war, aufgetürmt zu einem großen, nassen schmutzigen Haufen, in unserem Vorgarten zu sehen. Während wir arbeiteten, sah ich den Schmerz in den Gesichtern meiner Eltern. Ich wusste ja, wie viel Mühe und Liebe sie im Laufe der Jahre in dieses Haus gesteckt hatten. Da ich nicht recht wusste, was ich sagen sollte, schleppte ich stumm eine Schubkarrenladung schimmeliger Trockenbauwandteile nach der anderen nach draußen und kippte sie auf den Haufen.

Irgendwann mussten mein Vater und Greg ein Loch in die Küchenwand schlagen, um den Kühlschrank aus dem Haus zu bekommen – den Kühlschrank, den ich während meiner Essanfälle unzählige Male geplündert hatte. Als sie ihn in der Garage herunterließen, begann er auszulaufen, und ich finde keine Worte, um den ekelerregenden Gestank zu beschreiben, der ihm entstieg. Sie stellten ihn schnell ab, und wir rannten alle so weit wie möglich vom Haus weg, um dem Gestank zu entkommen. Beim Anblick des Kühlschranks in der Garage ging mir durch den Kopf, dass ich mal geglaubt hatte, dass das Essen darin mit einer symbolischen Bedeutung für mein Leben befrachtet gewesen war. Ich hatte geglaubt, dass dieser Kühlschrank meine Emotionen, meinen Kummer, meine Unzulänglichkeiten und unsere familiären Konflikte enthalten hatte. Und jetzt sah ich, wie sein Inhalt sich als eine faulige Schweinerei auf dem Boden ausbreitete. Endlich konnte ich Essen als das ansehen, was es war: eben nur Essen, nicht mehr und nicht weniger.

Vielleicht habe ich während der Aufräumarbeiten in Louisiana irgendwann das Verlangen verspürt, mich mit Essen vollzustopfen, aber ehrlich gesagt erinnere ich mich gar nicht richtig daran, weil andere Erinnerungen an diese Zeit viel stärker im Vordergrund stehen. Falls ich irgendwelche Überbleibsel meines durch meine Essanfälle verursachten Gehirnvernetzungsproblems verspürt haben sollte, war ich imstande gewesen, diese zu ignorieren und mich auf die anstehende Arbeit zu konzentrieren. Als Greg und ich nach Phoenix zurückfuhren, nahmen wir den gleichen Weg, den mein Vater und ich eineinhalb Jahre zuvor genommen hatten, als ich umgezogen war. Ich erinnerte mich daran, wie mich während der Fahrt mit meinem Vater die Sorge umgetrieben hatte, einem Essanfall zu erliegen, und dass ich mich gefragt hatte, ob ich die Essstörung je würde überwinden können.

Jetzt fuhr ich die gleiche Strecke und war vollständig geheilt, auch wenn das Verlangen, mich mit Essen vollzustopfen, noch nicht völlig verschwunden war. Dieses Mal erinnerte mich die Fahrt viel mehr an meine Fahrt zu Greg während der Phase, in der ich Topamax genommen hatte. Wie damals hatte ich zwar alle möglichen anderen Probleme und war das Leben alles andere als einfach, aber wie während meiner Einnahme von Topamax fühlte ich mich auf einmal frei, andere Möglichkeiten zu sehen. Dieses Mal verdankte ich meine Freiheit ganz allein mir selber. Zu jenem Zeitpunkt war es mir noch nicht im vollen Ausmaß bewusst, doch indem ich die Kontrolle über mich selbst in die Hand nahm und mein Verhalten änderte, bewirkte ich physische Veränderungen in meinem Gehirn. Ich löschte genau die neuronalen Pfade, die mich so lange gefangen gehalten hatten. Ich wurde wieder normal, mit allen Makeln und Schwächen, die zum Normalsein dazugehören.

Im nächsten Teil gehe ich etwas ausführlicher darauf ein, wie mein Leben heute aussieht. Außerdem befasse ich mich mit Themen, die im Rahmen traditioneller Therapien oft eine Rolle spielen – Themen wie Selbstwertgefühl, schlechte Körperwahrnehmung, Problembewältigung und Auslöser. Mit meinen Darlegungen zu diesen Themen und einigen anderen Aspekten wie Kompensationsverhalten, Medikation und Vorbeugung hoffe ich, einen neuen Blick auf diese Themen zu ermöglichen, der eher dazu angetan ist, eine Überwindung von Essstörungen zu begünstigen, als die Art und Weise, in der diese Dinge im Rahmen der Konzepte der traditionellen Therapien gesehen werden.

TEIL III

Therapiekonzepte neu durchdacht

31

Normales Essen

D as Komplizierte bei der Überwindung der Bulimie war, dass ich zwar aufhören konnte, mich Essanfällen hinzugeben, aber ich konnte nicht aufhören zu essen. Ich konnte nicht einfach mit meiner Gewohnheit brechen, wie es Drogen- oder Alkoholabhängige tun, die eine bestimmte Substanz, von der sie abhängig geworden sind, einfach meiden können. Ich musste essen, um zu leben, aber ich musste lernen, „normal" zu essen. Und leider gibt es keine einfache Antwort auf die Frage, was darunter zu verstehen ist, „normal" zu essen. Alle Menschen haben unterschiedliche Bedürfnisse, Geschmäcker, Vorlieben, Abneigungen, Stoffwechsel und Aktivitätslevel. Einige müssten abnehmen, andere zunehmen. Und die Frage, was darunter zu verstehen ist, normal zu essen, stellt sich nicht nur denjenigen, die unter Essstörungen gelitten haben. Jeder steht ständig vor der Herausforderung, die richtige Nahrungsauswahl zu treffen, auf die Bedürfnisse seines Körpers zu hören und zu versuchen, sich auf der Basis der Ziele, die man sich gesetzt hat, optimal zu ernähren.

Nachdem meine Essstörung überwunden war, habe ich „normal essen" für mich zunächst ganz allgemein definiert: *Normal zu essen heißt, dass ich mich weder mit Essen vollstopfe noch eine strikte Diät befolge und meinem Körper Nahrung vorenthalte.* Ich wusste natürlich, dass meine Essgewohnheiten idealerweise meinen Nährstoffbedarf vollständig decken sollten, mir das Gefühl geben sollten, gesund zu sein und es mir ermöglichen sollten, ein gesundes Körpergewicht aufrechtzuhalten. Und dabei sollte es mir auch noch schmecken und möglich sein, mir hin und wieder mal was zu gönnen. Doch zu jenem Zeitpunkt war mein einziges wirkliches Ziel, keinen Essanfällen mehr zu erliegen, nicht, mich perfekt zu ernähren. Ich nahm mir vor, meine Ernährungsweise zu perfektionieren, wenn ich meine Gewohnheit erst einmal überwunden hätte. Allerdings ernähre ich mich bis zum heutigen Tag immer noch nicht so, dass ich es als perfekt bezeichnen würde.

Ich esse, wenn ich hungrig bin, und höre auf, wenn ich satt bin, allerdings auch nicht immer. Manchmal esse ich bei einer Mahlzeit zu viel und manchmal zu wenig, weil ich zu beschäftigt bin, um mich zum Essen hinzusetzen. Ich liebe Desserts und nehme wahrscheinlich ein wenig zu viel zuckerhaltige und industriell verarbeitete Nahrungsmittel zu mir. Meine nicht perfekte Ernährungsweise ist jedoch kein Anzeichen dafür, dass ich meine Essstörung nicht überwunden habe. Ich habe über die Jahre hinweg gelernt, dass sich niemand perfekt ernährt. Das Einzige, was zählt, ist, dass ich grundsätzlich mit meinen Essgewohnheiten zufrieden bin, weil ich jetzt die Freiheit habe zu essen, was ich will und wann ich will. Dabei übertreibe ich es allerdings nie mit dem Essen, das heißt: Ich überesse mich nie, und ich mache keine Diät. Ich genieße es, mich gesund zu ernähren und Sport zu treiben und bemühe mich, auf gute Ernährungsgewohnheiten zu achten.

Ich unterscheide mich nicht so sehr von anderen

Zu meiner Genesung gehörte nicht, mich an einen gesunden Speiseplan zu halten und diesen strikt zu befolgen, mein Idealgewicht zu erreichen und zu halten oder jede Art von Essen zu mir nehmen zu können, ohne mir Sorgen zu machen, möglicherweise zuzunehmen. Es gehörte nicht einmal dazu, unbedingt zu vermeiden, jemals zu viel zu essen. Denn all diese Dinge sind nicht spezifisch für Bulimie. Meine Genesung lehrte mich im Hinblick auf meine Ernährung (und viele andere Dinge, um die es in meinen Therapien ging) eine einfache Tatsache: Ich unterscheide mich nicht so sehr von anderen. Es war Pech, dass ich in der Therapie lernte, mich als anders zu sehen als den Rest der Bevölkerung. Mir wurde vermittelt, dass ich nicht so essen konnte wie alle anderen.

Bulimikerinnen, die mithilfe konventioneller Therapien genesen, halten oft ihr Leben lang an bestimmten Essplänen fest, weil sie glauben, dass diese Pläne irgendwie dafür sorgen, dass sie nicht rückfällig werden. Doch ich habe die Erfahrung gemacht, dass ich nach der Überwindung der Bulimie ganz normal essen konnte wie alle anderen. Das heißt nicht, dass ich seit meiner Genesung nicht mit schwierigen Ess-Situationen konfrontiert war. Es heißt nur, dass die schwierigen Ess-Situationen, denen ich mich gegenübersah, denen ähneln, die jeder andere aus seinem Alltagsleben kennt. Jeder – nicht nur Menschen mit Essstörungen – muss entscheiden, was er zu seinen jeweiligen Mahlzeiten zu sich nimmt und was für Zwischenimbisse er sich genehmigt. Jeder muss auf die Hunger- und Sättigungsgefühle seines Körpers achten und entscheiden, ob er es mit seinen Lieblingsspeisen übertreibt oder nicht. Viele Menschen machen sich Sorgen, dass der Verzehr bestimmter Lebensmittel dafür sorgt, dass sie zunehmen. Offenbar haben die meisten US-Bürger irgendein Problem hinsichtlich ihrer Ernährung. Damit sage ich nicht, dass die Tatsache, dass das Thema Ernährung und Essen mit so vielen Marotten und Komplexen belastet ist, in unserer Kultur als etwas Hinnehmbares zu gelten hat. Was ich damit sagen will, ist, dass ungesunde Essgewohnheiten und Einstellungen zur Ernährung allein noch keine Essstörung definieren.

Während meiner Therapie habe ich mich mit Blick auf einige meiner Freunde, Kollegen und Familienangehörigen oft gefragt, warum sie nicht unter Essstörungen litten, obwohl für mich auf der Hand lag, dass sie jede Menge Probleme mit ihrer Ernährung hatten. Einige meiner Kolleginnen redeten endlos über ihre Diäten – was sie zum Mittag gegessen, wie viele Kalorien sie bei ihrem letzten Workout verbrannt und wie viele Pfunde sie zugenommen oder abgenommen hatten. Einige meiner Freundinnen lehnten häufig Desserts, Fastfood und kohlenhydratreiche Nahrungsmittel ab, weil sie versuchten abzunehmen. Andere jammerten herum, dass sie bei einer Mahlzeit oder einem besonderen Anlass zu viel gegessen hatten. Einige Mitglieder meiner

Familie waren, was ihr Lauftraining anging, viel besessener, als ich es selbst während meiner Magersucht je gewesen war.

Es hat mich oft wütend gemacht, dass andere, die nach meinem Dafürhalten „Essstörungssymptome" aufwiesen, dennoch als normal durchgingen. Warum wurde ausgerechnet ich als diejenige herausgegriffen, die unter einer Essstörung litt, während andere – wohin ich auch blickte – ebenfalls unter allen möglichen Essproblemen zu leiden schienen? Nachdem ich meine Essstörung überwunden hatte und in die Welt der normalen Esser zurückgekehrt war, erkannte ich, dass das Spektrum, das als „normal" gilt, so breit ist, dass es dumm von mir war zu glauben, dass viele meiner Bekannten unter Essstörungen litten. Sie mögen gewisse Fimmel gehabt haben, aber sie waren trotzdem normal. Einige Menschen legen einfach großen Wert auf ihr Aussehen und verwenden viel Zeit darauf, ideale Körpermaße zu erreichen oder beizubehalten, ohne dass dies für sie ein Problem darstellt. Das ist kein Lebensstil, den ich unbedingt gut finde, aber ich werde niemanden, der so tickt, verurteilen oder als „essgestört" bezeichnen.

Die Therapie maß dem, was ich aß, wann ich aß, wie ich aß und den Gefühlen im Zusammenhang mit Essen zu viel Bedeutung bei. Während meiner Therapie kam es mir so vor, als ob ich jedes Essproblem, das ich hatte, in eine Schachtel packte und BULIMIE darauf schrieb, obwohl meine Essanfälle und mein anschließendes Kompensationsverhalten in Wahrheit meine einzigen Probleme im Zusammenhang mit Essen darstellten und somit nur diese beiden Dinge in die Schachtel gehört hätten. Den Rat, den ich mir selber gegeben habe, nachdem ich damit aufgehört hatte, mich Essanfällen hinzugeben, würde ich jedem geben, der irgendein Essproblem hat: Wenn das Essproblem keine negativen Auswirkungen auf dein Leben hat, musst du das Problem nicht angehen. Aber wenn dein Essproblem dein Leben negativ beeinflusst, solltest du es angehen.

Ich habe mein Essverhalten in mancherlei Hinsicht zum Guten verändert. Da mir keine Essanfälle mehr im Weg stehen, bin ich imstande, die erstaunlichen gesundheitlichen Vorzüge bestimmter Nahrungsmittel zu erkennen. Zum Beispiel habe ich etliche künstlich gesüßte „kalorienarme" Produkte von meinem Speiseplan gestrichen, von denen ich viel zu viele zu mir genommen hatte. Während ich unter meiner Essstörung litt, hielt ich kalorienreduzierte Limonaden, Cookies, Joghurts und Bonbons jahrelang für gesund, und zwar einfach nur aus dem Grund, weil es sich um sogenannte „Diät"-Nahrungsmittel handelte. Ich habe mich oft für diese Varianten entschieden, weil ich andere Nahrungsmittel als „zu dick machend" erachtete, wie zum Beispiel Avocados und Nüsse, die zwar tatsächlich viele Kalorien haben, aber sehr gesund sind. Heute würde ich als Zwischenmahlzeit lieber eine große Portion Mandeln wegknabbern als ein paar künstlich gesüßte Cookies zu verputzen. Es ist nicht so, dass ich grundsätzlich nie mehr ein kalorienreduziertes sogenanntes „Diät"-Produkt zu mir nehme, aber wenn ich mir hin und wieder mal eins genehmige, mache ich mir nicht mehr vor, dass es unbedingt gesund ist.

Und ich habe noch eine Essgewohnheit geändert: Früher habe ich fast immer Ja gesagt, wenn mir ein Nachtisch angeboten wurde, auch wenn ich ihn gar nicht wirklich wollte. Heute sage ich einfach Nein, wenn ich keinen Appetit auf einen Nachtisch habe. Außerdem habe ich aufgehört, das, was ich esse, mit dem zu vergleichen, was andere – insbesondere andere Frauen – essen. Ich habe einen schnellen Stoffwechsel, deshalb kann und muss ich mehr essen als die durchschnittliche Frau. Außerdem bin ich sehr entscheidungsfreudig geworden, was ich essen möchte. Früher habe ich immer ewig hin und her überlegt, wenn ich eine Speisekarte studiert oder darüber nachgedacht habe, was ich mir zubereiten wollte. Heute entscheide ich mich schnell, halte mir dabei vor Augen, dass es nur um eine einzige Mahlzeit geht, die nicht unbedingt perfekt sein muss, und widme mich wieder den anderen Dingen des Lebens. Diese einfachen Verbesserungen haben meine Lebensqualität erhöht, ohne dass sie etwas mit meiner Genesung oder Rückfallprävention zu tun hatten.

Ich hoffe, meine Essgewohnheiten zukünftig noch weiter zu verbessern. Ich wünsche mir, mich irgendwann vorwiegend von Vollwert- und Biokost zu ernähren, gerne zu kochen und mit dem Ziel zu essen, jede Zelle meines Körpers optimal zu versorgen und in die Lage zu versetzen, Krankheiten abzuwehren. Es ist wirklich faszinierend, was eine optimale Ernährung für die Gesundheit bewirken kann. Momentan komme ich diesem Ideal aufgrund meines Zeitmangels, begrenzter finanzieller Möglichkeiten und mangelnder Kochkünste noch nicht besonders nahe. Aber bis die Umstände es mir ermöglichen, bemühe ich mich nach Kräften, meinem Ideal möglichst nahezukommen. Bis dahin nehme ich einige Nahrungsergänzungsmittel, um meinem Körper auch die gesundheitlichen Vorzüge der Nährstoffe zu bieten, die womöglich auf meinem täglichen Speiseplan fehlen.

Überraschung: ich habe mein Gespür für Appetit nicht verloren

Als ich in dem elenden Teufelskreis meiner Essanfälle und meines anschließenden extremen Kompensationstrainings gefangen war, konnte ich mir kaum vorstellen, einfach ganz normal zu essen. Ich hatte das Gefühl, nicht mehr empfinden zu können, wann ich satt war oder ob ich Hunger hatte, weil ich während meiner Essanfälle so oft mein Sättigungsgefühl und während meines Kompensationstrainings so oft mein Hungergefühl ignoriert hatte. Ich dachte, dass ich mich, was Essen anbelangt, nie wieder unter Kontrolle haben würde. Dass ich nie wieder imstande sein würde, einfach nur ganz normal zu essen, ohne mir Gedanken darüber machen zu müssen. Doch nachdem ich meine Essstörung überwunden hatte, stellte ich fest, dass ich mein Hunger- und Sättigungsgefühl doch nicht verloren hatte.

Ich wusste ja bereits, wie es war, normal zu essen, auch wenn ich es lange Zeit nicht getan hatte. Ich wusste auch, wie es aussah, normal zu essen, weil ich jahrelang andere beim Essen beobachtet und sie oft wegen ihrer Essgewohnheiten kritisiert hatte. Außerdem wusste ich viel über gesunde Ernährung und hatte im Laufe der Jahre viele von Ernährungswissenschaftlern empfohlene Speisepläne befolgt. Sehr wahrscheinlich veränderte meine Bulimie meine Hunger- und Sättigungsmechanismen zu einem gewissen Grad, aber es dauerte nicht lange, bis diese Signale sich wieder von ganz alleine neu regulierten. In den Wochen und Monaten nach der Überwindung meiner Essstörung aß ich einfach jeden Tag so, wie ich es für normal hielt, und mein Körper und mein Gehirn passten sich schnell an die neue Situation an. Schon bald konnte ich mühelos normal essen und mich dabei an meinem Hunger- und Sättigungsgefühl zu orientieren.

Die Macht des Gehirns

In den Wochen und Monaten nach der Überwindung der Essanfälle war es wenig hilfreich für mich, mir viele Gedanken über meine Ernährung zu machen. Ich aß, was für mich in Frage kam und was ich mochte und hörte einfach nicht mehr auf mein niederes Gehirn, wenn es mich drängte, mich mit Essen vollzustopfen. Ich glaube, dass es während dieser Phase sehr hilfreich war, dass ich mich nicht so intensiv damit befasste, was ich aß, denn dadurch wurde meine Aufmerksamkeit vom Essen abgelenkt. Ich widmete dem Thema Ernährung und Essen weniger Gehirnleistung, und die Tatsache, dass meine Gedanken nicht ständig um dieses Thema kreisten, vermittelte meinem niederen Gehirn, dass es diesen Dingen nicht so viel Bedeutung beimessen musste. Wie ich in Kapitel 25 bereits erläutert habe, führte dieser Mangel an Aufmerksamkeit dazu, dass mein Gehirn die neuronalen Verbindungen schwächte, die weiter dafür sorgten, dass meine Gedanken ums Essen kreisten.

Auch wenn ich versuchte, mir nach der Überwindung meiner Bulimie nicht mehr so viele Gedanken um das Thema Essen zu machen, veranlasste das, was ich aß und wieviel ich aß, mein Gehirn manchmal zu unwillkürlichen Reaktionen. Mein niederes Gehirn spielte manchmal verrückt, wenn ich zu viel oder zu wenig aß oder bestimmte Arten von Lebensmitteln zu mir nahm. Wie ich herausfand, verursachten insbesondere drei Esssituationen diese Reaktionen:

1. Das Verlangen, mich einem Essanfall hinzugeben, stieg in mir auf, wenn ich zu viel aß

Kurz nachdem ich aufgehört hatte, mich Essanfällen hinzugeben, spielte mein niederes Gehirn definitiv jedes Mal verrückt, wenn ich zu viel aß. Das ergab auch Sinn. In der Vergangenheit hatten Situationen, in denen ich zu viel gegessen hatte, dazu geführt, dass ich Essanfällen erlegen war, und mein niederes Gehirn hatte eine Assoziation oder ein Muster gelernt. Da dieses Muster zu jenem Zeitpunkt noch in mein Gehirn einprogrammiert war, musste ich damit leben, bis es etwas anderes lernte. Wenn ich zum Beispiel in einem Restaurant ein bisschen zu viel aß, überkam mich manchmal eine konditionierte Reaktion. Unwillkürliche Gedanken meldeten sich und flüsterten mir zu: *Du hast es übertrieben. Das beweist, dass du dich, was das Essen angeht, nicht unter Kontrolle hast. Also kannst du dich jetzt auch genauso gut richtig vollstopfen und morgen damit anfangen, deine Essstörung zu überwinden.* Manchmal stieg in solchen Momenten tatsächlich in mir das Verlangen auf, mich einem Essanfall hinzugeben.

Ich bemühte mich, mich von solchen Momenten nicht überraschen zu lassen. Ich lernte vorauszusehen, dass mein niederes Gehirn verrücktspielen würde, wenn ich etwas zu viel aß und rief mir in solchen Situationen in Erinnerung, dass das Zuvielessen nicht das Problem war – es war nie die Ursache meiner Essanfälle gewesen. Außerdem war es unrealistisch zu glauben, dass ich es mir mein ganzes Leben lang verkneifen können würde, mir jemals von irgendwelchen leckeren Speisen ein bisschen zu viel zu gönnen. Jeder isst hin und wieder mal zu viel. Es dauerte nicht lange, bis mein niederes Gehirn kein Verlangen mehr generierte, wenn ich satt war. Ab dem Zeitpunkt konnte ich mir auch mal ein Extrastück Kuchen oder einen Nachschlag eines köstlichen Abendessens gönnen und mich in Sicherheit wiegen, dass mir die Situation nicht außer Kontrolle geraten würde.

Natürlich will ich damit nicht sagen, dass ich es anstrebe, hin und wieder zu viel zu essen, aber auch wenn ich es darauf anlege, so oft wie möglich normale, gesunde Portionen zu mir nehmen, genieße ich es, mir gelegentlich auch mal die Freiheit nehmen zu können, etwas mehr zu essen. Ich liebe es, ein großes Festmahl genießen zu können, ohne mir Sorgen darüber machen zu müssen, womöglich sämtliche Reste zu verputzen, sobald die Gäste aus der Tür sind. Genau genommen ist es ein angenehmes Gefühl, hin und wieder mal ein bisschen übersatt zu sein.

2. Das Verlangen, mich einem Essanfall hinzugeben, stieg in mir auf, wenn ich zu wenig aß

Wie ich feststellte, generierte mein niederes Gehirn auch dann das Verlangen, mich einem Essanfall hinzugeben, wenn ich zu wenig aß oder kalorienreduzierte Produkte zu mir nahm. Auch dies war eine Folge der unwillkürlichen, konditionierten Reaktion meines Gehirns. Durch meine Diät hatte ich mein niederes Gehirn dazu gebracht, auf Nahrungsknappheit hypersensibel zu reagieren, sodass es sich insbesondere gegen jede Art von Diät zur Wehr setzte. Obwohl ich schon seit Langem keine Diät mehr gemacht hatte, waren meine Überlebensinstinkte immer noch in erhöhter Alarmbereitschaft. Hinzu kam, dass ich oft gerade dann einem Essanfall erlegen war, wenn ich davor zu wenig gegessen hatte, sodass mein niederes Gehirn gelernt hatte, dass eine Unterversorgung mit Nahrung einen Essanfall zur Folge hat. Also erzeugte es ganz automatisch das Verlangen in mir, mich mit Essen vollzustopfen, sobald es auch nur einen Hauch von reduzierter Nahrungszufuhr verspürte.

Ich war mir sehr wohl dessen bewusst, dass eine Nahrungsrestriktion diese Hirnreaktion hervorrief. Bis eine gewisse Zeit vergangen war und mein niederes Gehirn begriffen hatte, dass keine Gefahr des Verhungerns mehr bestand und ich mich nicht mehr vollstopfen musste, nachdem ich zu wenig gegessen hatte, musste ich diesen Umstand berücksichtigen. Um meinem Körper nicht das Gefühl zu geben, es würde ihm Nahrung vorenthalten, habe ich trotzdem nicht alles gegessen. Das wäre weder gesund gewesen, noch wäre ich das wahre Problem angegangen – mein Verlangen, mich mit Essen vollzustopfen.

Ein Beispiel: Ich ging in ein Restaurant und hatte großen Appetit auf einen Hamburger, bestellte mir jedoch stattdessen einen Salat, weil ich mittags schon so viel gegessen hatte. Während ich den Salat aß, spürte ich das Verlangen in mir aufsteigen, mich einem Essanfall hinzugeben, und mein niederes Gehirn generierte Gedanken an all das Essen, das ich in mich hineinstopfen könnte, sobald ich zu Hause wäre. Daraufhin verspürte ich automatisch eine Abneigung gegenüber meinem Salat und lechzte nach fetthaltigerem Essen. Dass das Verlangen, mich vollzustopfen, in mir aufstieg, lag aber nicht an dem Salat, und ich war auch nicht schuld, weil ich den Salat bestellt hatte, denn ich hatte ihn wirklich für die beste Wahl gehalten. Doch meine Entscheidung, mir einen Salat zu bestellen, bedeutete nicht, dass ich dazu verdammt war, einem Essanfall zu erliegen, denn was ich aß oder nicht aß war nie der Auslöser meiner Essanfälle gewesen.

In den Wochen und Monaten, nachdem ich meine Bulimie überwunden hatte, konnte das, was ich aß beziehungsweise nicht aß, durchaus das Verlangen in mir auslösen, mich einem Essanfall hinzugeben. Während all der Jahre, in denen ich meine Therapie gemacht hatte, musste ich mich jedes Mal, wenn ich mich zu einer Mahlzeit niederließ, auf etwas gefasst machen. Weil ich in der Therapie gelernt hatte, dass das, was ich aß oder nicht aß, das Problem darstellte, musste ich mich ständig fragen: *Welche Nahrungsmittel lösen mit der geringsten Wahrscheinlichkeit Essanfälle aus?* Ich war immer darauf bedacht, mir Speisen und Gerichte auszusuchen, die nicht zu üppig, aber auch nicht zu wenig gehaltvoll waren. Außerdem durfte es nichts stark Zuckerhaltiges sein und auch nichts, was ich während meiner Essanfälle gern in mich hineinstopfte. Und selbst wenn ich all das berücksichtigte, gab es keine Garantie, dass ich nicht doch einem Essanfall erlag.

Doch nachdem mir klargeworden war, dass das Verlangen, mich mit Essen vollzustopfen, das wirkliche Problem war, und ich gelernt hatte, mit diesem Verlangen umzugehen, stellte ich fest, dass es gar nicht erforderlich war, dass ich mir ständig den Kopf darüber zerbrach, was ich aß. Ich hörte auf, mir darüber Gedanken zu machen, was ich in einem Restaurant bestellen sollte. Ich konnte bestellen, was ich wollte oder auch, was ich glaubte, essen zu *sollen,* wie zum Beispiel den Salat. Und wenn das dazu führte, dass ich das Verlangen verspürte, mich vollzustopfen, war das auch keine große Sache. Ich stellte einfach mein am höchsten entwickeltes menschliches Gehirn über mein Verlangen, aß, was ich bestellt hatte, und weigerte mich, mich von den nervtötenden Reaktionen meines niederen Gehirns piesacken zu lassen.

So wie fast jeder gelegentlich mal zu viel isst, isst fast jeder gelegentlich auch mal zu wenig. Als ich noch in der Therapie war, wunderte ich mich immer über normale Menschen, die Sprüche fallen ließen wie: „Ich komme um vor Hunger, ich habe den ganzen Tag noch nichts gegessen", oder „Ich hatte heute keine Zeit, zu Mittag zu essen", oder „Ich musste heute Morgen ganz schnell los und hatte keine Zeit zu frühstücken." So etwas war mir völlig unverständlich, denn ich war daran gewöhnt, mich möglichst immer an meine Speisepläne zu halten und sicherzustellen, dass ich nie zu hungrig und nie zu satt war. Heute finde ich mich manchmal dabei wieder, auch solche mir damals unverständlichen Sprüche von mir zu geben. Natürlich versuche ich niemals, Mahlzeiten auszulassen; aber wenn es doch mal passiert, ist das kein Problem. Wenn ich gelegentlich zu wenig esse, führt das nicht mehr automatisch zu einem in mir aufsteigenden Verlangen, mich vollzustopfen.

In der ersten Zeit nach der Überwindung meiner Essstörung kam ich manchmal zu dem Schluss, dass ich nicht genug gegessen hatte und genehmigte mir noch eine normale Portion Nachschlag. In der Situation, in der ich einen Salat bestellt hatte und mich das Verlangen überkam, mich vollzustopfen, wurde ich mir zum Beispiel dessen bewusst, dass der Salat die Bedürfnisse meines Körpers in dem Moment nicht befriedigte. Das Verlangen zu ignorieren, mich einem Essanfall hinzugeben, bedeutete nicht, dass ich auch die normalen Hungersignale meines Gehirns ignorierte. Nachdem ich den Salat gegessen hatte, wusste ich, dass ich bei meinem nächsten Restaurantbesuch besser etwas Sättigenderes essen sollte – und zwar nicht, um einem Essanfall vorzubeugen, sondern um die physische Bedürfnisse meines Körpers zu befriedigen. Aber was sollte ich tun, nachdem ich den Salat gegessen und das Restaurant verlassen hatte?

Vor meiner Genesung hätte ich mich wahrscheinlich physisch und emotional von meinem Verlangen, mich vollzustopfen, mitreißen lassen. Ich wäre nach Hause oder zum nächsten Fastfood-Restaurant geeilt und hätte mich einem Essanfall hingegeben. Nach meiner Genesung war das keine Option mehr, weil ich mein Verlangen, wenn es mich überkam, nicht mehr befriedigte, indem ich darauf reagierte und Taten folgen ließ. Außerdem wusste ich, dass ich mich nicht vollstopfen *musste*. Anstatt also irrational auf die unwillkürlich von meinem niederen Gehirn ausgesandten Botschaften zu reagieren, verließ ich einfach das Restaurant und aß noch ein wenig. Allerdings reagierte ich rational, da mein am höchsten entwickeltes menschliches Gehirn die Kontrolle innehatte. Zum Beispiel genehmigte ich mir zu Hause vielleicht noch eine Schale Zerealien, auch wenn mein niederes Gehirn mich drängte, viele weitere Schalen zu verputzen.

Auf rationale Weise zu essen, um die physischen Bedürfnisse meines Körpers zu befriedigen, ließ mein Verlangen, mich mit Essen vollzustopfen, nicht auf magische Weise verschwinden. Aber es half, meinem Gehirn die Botschaft zu übermitteln, dass keine Gefahr einer Nahrungsknappheit bestand. Ich glaube, dass mein Bemühen in den Monaten nach der Überwindung meiner Essstörung, nicht zu wenig zu essen, meinem Gehirn geholfen hat, meine Überlebensinstinkte zu zügeln, und mein Verlangen, mich Essanfällen hinzugeben, sich daraufhin schneller verflüchtigt hat.

3. Das Verlangen, mich einem Essanfall hinzugeben, stieg in mir auf, wenn ich meine Lieblingsspeisen aß oder das, womit ich mich früher bevorzugt während meiner Essanfälle vollgestopft hatte

Es ist nachvollziehbar, dass der Verzehr von Dingen, die ich während meiner Essanfälle verschlang, manchmal das Verlangen in mir aufsteigen ließ, mich vollzustopfen. Während eines Essanfalls schaufelte ich normalerweise Dutzende von Cookies in mich hinein. Nach meiner Genesung entfachte der Verzehr einiger weniger Cookies manchmal das Verlangen in mir, es wieder zu tun. Cookies sind sehr zucker- und fetthaltig und schmecken sehr gut. Somit wurden sie zu einem der von mir bevorzugten Produkte, mit denen ich mich während meiner von meinen Überlebensinstinkten getriebenen Essanfälle vollstopfte. Infolgedessen wurde das Vollstopfen mit Cookies zu einer Gewohnheit. Wenn ich mir – wie vor meiner Genesung – nicht darüber im Klaren gewesen wäre, wie mein niederes Gehirn funktionierte, wäre es einfach gewesen zu glauben, dass die Cookies schuld daran waren, dass das Verlangen mich bei ihrem Verzehr überkam und ich also die Kontrolle verlor, sobald ich meine Lieblingsprodukte zu mir nahm, mit denen ich mich einst bei meinen Essanfällen vollgestopft hatte. Doch da mir inzwischen klar ist, dass das Verlangen das wahre Problem darstellte und ich weiß, wie ich damit umzugehen habe, kann ich alles zu mir nehmen, worüber ich früher während meiner Essanfälle hergefallen bin.

Indem ich damals während meiner Essanfälle oft auf süße und fetthaltige Produkte zurückgegriffen hatte, hatte ich in meinem Gehirn ein Muster erschaffen, das unter dem Begriff „Reiz-Reaktions-Muster" bekannt ist (auf das ich in Kapitel 35 näher eingehe). Wann immer ich den Reiz auslöste – in diesem Beispiel den Verzehr von Cookies –, generierte mein niederes Gehirn automatisch eine Reaktion: das Verlangen, mich vollzustopfen. Dies geschah nur, weil ich meinem niederen Gehirn beigebracht hatte, dass der Verzehr von Cookies einem Essanfall gleichkam. Nach meiner Genesung musste ich vorübergehend damit klarkommen, dass mich jedes Mal, wenn ich etwas aß, womit ich mich bevorzugt während meiner Essanfälle vollgestopft hatte, unwillkürlich das Verlangen überkam, mich vollzustopfen. Doch ich wusste ja, dass kein Nahrungsmittel dieser Welt mich mehr dazu verleiten konnte, mich gegen meinen Willen einem Essanfall hinzugeben.

Es sprach nichts dagegen, mir gelegentlich ein wenig von den Dingen zu gönnen, die ich früher während meiner Essanfälle in mich hineingeschaufelt hatte. Wenn bestimmte Speisen das Verlangen in mir aufsteigen ließen, trennte ich mich einfach davon, indem ich nicht emotional darauf reagierte und keine Taten folgen ließ. Indem ich die Dinge, mit denen ich mich früher während meiner Essanfälle vollgestopft hatte, immer wieder zu mir nahm, ohne einen Essanfall folgen zu lassen, durchbrach ich das von meinem Gehirn generierte Reiz-Reaktions-Muster. Indem ich es mir gestattete, die Produkte, mit denen ich mich während meiner Essanfälle bevorzugt vollgestopft hatte, in Maßen zu essen, war ich in der Lage, diese Muster schnell zu durchbrechen. Während der Therapie hatte ich oft versucht, die Produkte, mit denen ich mich während meiner Essanfälle bevorzugt vollgestopft hatte, in Maßen zu essen, allerdings mit wenig Erfolg. Ich glaube, dass es mir deshalb schwerfiel, weil ich falsche Erwartungen hatte. Ich erwartete, dass mein Verlangen, mich mit diesen Nahrungsmitteln vollzustopfen, verschwinden würde, wenn ich sie in Maßen aß, und genau diese Erwartungshaltung wurde durch meine Therapeuten aufrechterhalten. Da ich damals nicht wusste, wie ich mit meinem Verlangen umgehen sollte, stopfte ich mich während meiner Essanfälle weiter mit diesen Produkten voll. Heute kann ich die Produkte, mit denen ich mich während meiner Essanfälle bevorzugt vollgestopft hatte, problemlos in Maßen zu mir nehmen, weil mein Verlangen, mich vollzustopfen, vollkommen verschwunden ist. Kein zucker- oder fetthaltiges Produkt kann mich dazu verleiten, die Kontrolle zu verlieren und Dutzende Cookies in mich hineinzuschaufeln, und das war auch nie so. Es war die ganze Zeit meine eigene Entscheidung. Ich wusste nur einfach nicht, wie ich Nein sagen sollte.

Auch wenn ich mir gestattete, die Produkte, mit denen ich mich während meiner Essanfälle bevorzugt vollgestopft hatte und die ich mochte, weiterhin zu essen, gab es einige, die ich nicht einmal mehr in kleinen Mengen zu mir nehmen wollte, zum Beispiel klebrige süße Brötchen oder kleine Kuchen mit Cremefüllung. Viele der Produkte, mit denen ich mich während meiner Essanfälle bevorzugt vollgestopft hatte, wollte ich definitiv nicht mehr essen. Nur als mein niederes Gehirn die Kontrolle übernommen hatte, verspürte ich die irrationalen Gelüste auf die ungesündesten Speisen. Nachdem ich meine Essstörung überwunden hatte, hatte ich kein Bedürfnis mehr, solche Speisen zu mir zu nehmen.

Als ich noch Bulimikerin war, glaubte ich, dass fast jeder Heißhunger auf leckere Speisen ein verschleiertes Verlangen war, das mich drängte, mich einem Essanfall hinzugeben. Doch nach meiner Genesung wurde mir klar, dass es einen Riesenunterschied zwischen dem Verlangen, sich einem Essanfall hinzugeben, und Heißhunger auf etwas Leckeres gibt. Jeder hat bestimmte Essgelüste und möchte sich hin und wieder mal was Leckeres gönnen. Und ich bin da nicht anders. Nach meiner Genesung wurde mir klar, dass ich vor der gleichen Wahl stand wie alle anderen, wenn mir danach war, mir eine Leckerei zu gönnen: Ich konnte mich dafür oder dagegen entscheiden. Ich konnte mir eine kleine oder eine mittlere Portion genehmigen oder es ein wenig übertreiben. Doch wie auch immer ich mich entschied, wenn ich mir etwas Besonderes gönnte – ich erlag keinem Essanfall.

Es dauerte nicht lange, bis ich mir absolut sicher war, mir kleine Leckereien genehmigen zu dürfen – einen kleinen Cookie oder auch fünf, ein Stück Geburtstagskuchen oder auch zwei, eine kleine Kugel Eis oder einen riesigen Becher, eine kleine Portion Pommes oder eine Riesenportion –, ohne die Kontrolle zu verlieren. Gleichermaßen war ich mir absolut sicher, manchmal auch problemlos Nein zu diesen zucker- und fetthaltigen Produkten sagen zu können, ohne Gefahr zu laufen, später zu Hause eine ganze Schachtel Cookies zu verputzen. Das lag daran, dass ich eines wusste: Wann auch immer mein Verlangen, mich einem Essanfall hinzugeben, sich meldete – ob beim Verzehr eines Cookies oder eines Salates –, war ich in der Lage, die Situation mühelos zu erkennen und mich bewusst zu entscheiden, nicht zu reagieren und dem Verlangen keine Taten folgen zu lassen.

Essanfall-Lieblingsspeisen erlauben

Traditionelle Therapieansätze und Selbsthilfebücher für Menschen, die unter Essanfällen leiden, empfehlen häufig, dass Patienten die Produkte, mit denen sie sich während ihrer Essanfälle bevorzugt vollgestopft haben, nach ihrer Genesung in Maßen zu sich nehmen dürfen (eine Ausnahme bildet die Suchttherapie, die den absoluten Verzicht auf problematische Nahrungsmittel empfiehlt). Bei der kognitiven Verhaltenstherapie spielt das Erlauben der für die Patienten problematischen Nahrungsmittel eine besonders wichtige Rolle. Wie bereits dargelegt, glaube ich, dass das Erlauben der für die Betroffenen problematischen Nahrungsmittel sogar dazu beitragen kann, dass das Verlangen nach der Überwindung der Essstörung schneller abklingt, weil das Gehirn auf diese Weise dekonditioniert wird und der Genuss der Produkte, mit denen sich die Betroffenen während ihrer Essanfälle bevorzugt vollgestopft haben, kein Verlangen mehr verursacht.

Manchmal finden Betroffene, die unter Essstörungen leiden, es aber gar nicht gut, wenn die Produkte, mit denen sie sich während ihrer Essanfälle bevorzugt vollgestopft haben, erlaubt sind, da paradoxerweise gerade Essgestörte häufig extrem gesundheitsbewusst sind. Genauer gesagt ist ihr am höchsten entwickeltes menschliches Gehirn gesundheitsbewusst, während ihr niederes Gehirn auf Gesundheitssabotage programmiert ist. Betroffene, die unter einer Essstörung gelitten haben, können nach ihrer Genesung tatsächlich eine generelle Abneigung gegen die Produkte haben, mit denen sie sich während ihrer Essanfälle bevorzugt vollgestopft haben, weil sie wissen, dass diese zucker- und fetthaltigen Produkte schlecht für ihre Gesundheit sind. Wenn du zu dieser Art von Genesenen gehörst, musst du aus meinen weiter oben gemachten Ausführungen nicht den Schluss ziehen, deinem Körper diese zucker- und fetthaltigen und oft auch mit chemischen Zusatzstoffen angereicherten Produkte im Namen der Genesung zuführen zu müssen. Ebenso wie es nicht erforderlich ist, die Produkte, mit denen man sich während seiner Essanfälle bevorzugt vollgestopft hat, zu meiden, muss man sie auch nicht unbedingt zu sich nehmen.

Wenn du beschließt, jegliche Nahrungsmittel zu meiden, mit denen du dich während deiner Essanfälle vollgestopft hast, musst du nur eines im Hinterkopf behalten: Wenn du doch mal wieder eines der Produkte isst, die du während deiner Essanfälle in dich hineingeschaufelt hast – was ziemlich sicher irgendwann in deinem Leben passieren wird –, musst du darauf gefasst sein, dass dein niederes Gehirn möglicherweise erneut das Verlangen erzeugt, das dich dazu drängt, dich einem Essanfall hinzugeben. Dein niederes Gehirn könnte ein paar alte neuronale Muster aktivieren. Aber solange du weißt, wie du dein am höchsten entwickeltes menschliches Gehirn über dein Verlangen stellst, sollte dich das nicht bekümmern.

Speisepläne

Ich selber habe mich nach meiner Genesung dagegen entschieden, einen Speiseplan zu befolgen, aber das heißt nicht, dass Speisepläne für andere nicht sinnvoll sein können. Wenn eine Bulimikerin, die ihre Essanfälle überwunden hat, das Gefühl hat, nicht normal essen zu können, ohne sich von einem Speiseplan leiten zu lassen, sollte sie unbedingt einen benutzen. Es gibt keine spezielle Formel für einen korrekten Speiseplan, Hauptsache dem Körper werden ausreichend Nährstoffe zur Verfügung gestellt. Du kannst dir selber Speisepläne zusammenstellen, nachdem du ein wenig über gesunde Ernährung recherchiert hast, oder einen Ernährungs- oder Diätberater zu Rate ziehen und dich schulen und dir dabei helfen lassen, einen Plan zu entwickeln, der deinen speziellen Bedürfnissen entspricht. Auch Menschen, die nicht unter Essstörungen leiden, verwenden gelegentlich Speisepläne, um sicherzustellen, dass sie ihren Körper ausreichend mit den richtigen Nährstoffen versorgen. All dies vorausgeschickt, muss man einige Dinge im Hinterkopf behalten, um einen Speiseplan effektiv einsetzen zu können. Vor allem muss eins klar sein: Ein Speiseplan sorgt nicht dafür, dass das Verlangen, sich mit Essen vollzustopfen, verschwindet. Speisepläne sorgen eher dafür, dass Betroffene *trotz* ihres Verlangens, sich Essanfällen hinzugeben, normal essen. Das Verlangen, das sich unvermeidlich einstellen wird, signalisiert nur unwillkürlich generierte fehlerhafte Hirnaktivität und nicht die Ineffektivität eines Speiseplans. Natürlich ist das Ziel, eines Tages keinen Speiseplan mehr befolgen zu müssen und frei zu sein, essen zu können, was und wann man will, solange man keinem Essanfall erliegt.

Umgekehrt kann es auch von Vorteil sein, sich nach der Genesung keinem Speiseplan zu unterwerfen. Das niedere Gehirn könnte auf einen Speiseplan in der gleichen Weise reagieren wie auf eine Diät – also in einen extremen Schutzmodus verfallen und ein intensives Verlangen nach immer mehr Essen aussenden. Der Einsatz von Speiseplänen erfordert zudem eine gründliche Vorausplanung und bringt somit unnötigen Stress mit sich. Außerdem schenkt man dem Thema Ernährung und Essen durch die Befolgung eines Speiseplans wieder zu viel Aufmerksamkeit, die man besser auf etwas anderes richten würde. Wenn Speisepläne also nicht dein Ding sind, vertrau dir einfach selbst und mach dir nicht so viele Gedanken darüber, was du wann isst. Solange du das in dir aufsteigende Verlangen erkennst, diesem jedoch nicht erliegst und dich keinem Essanfall hingibst, ist alles gut.

32

Körperwahrnehmung, Gewicht und Diäten

Ich kann mich nicht erinnern, meinen Körper je gemocht zu haben. Meiner Meinung nach stimmte immer irgendwas nicht mit ihm. Und auch jetzt, nach meiner Genesung, mag ich ihn nicht unbedingt, wobei es unendlich viel einfacher ist, in ihm zu leben, seitdem er von all den Essanfällen nicht mehr so aufgebläht ist. Während meiner Therapie glaubte ich, an meiner gestörten Körperwahrnehmung arbeiten zu müssen, um überhaupt genesen zu können. Doch wohin ich auch blickte, sah ich Frauen, die ihren Körper auch nicht mochten, jedoch angeblich nicht unter einer Essstörung litten. Genauso wie ich glaubte, dass all meine Freundinnen, Kolleginnen und die Mitglieder meiner Familie, die irgendeinen Essfimmel hatten, unter einer Essstörung litten, glaubte ich, dass auch jeder, der ein schlechtes Bild vom eigenen Körper hatte, potenziell essgestört war. Aber das stimmte nicht. Ein schlechtes Bild vom eigenen Körper zu haben, ist keinesfalls nur unter Frauen mit Essstörungen verbreitet. Ein schlechtes Körperbild verursacht keine Bulimie und sorgt auch nicht dafür, dass sie fortbesteht. Und ein gutes Körperbild zu entwickeln, ist kein Heilmittel für Bulimie.

Eine verzerrte Körperwahrnehmung ist vorwiegend ein kulturelles Problem. Die Mehrheit der US-amerikanischen Frauen – und auch viele Männer – haben irgendein Problem mit ihrem Körper und würden gerne irgendetwas an ihrem Körper verändern. Die US-amerikanische Gesellschaft für Essstörungen berichtete, dass 80 Prozent der US-amerikanischen Frauen mit ihrem Körper unzufrieden sind.[205] Eine Studie kam zu dem Ergebnis, dass 74,5 Prozent der Frauen im Alter zwischen 25 und 45 „Bedenken wegen ihrer Figur und ihres Gewichts haben, die ihre Zufriedenheit beeinträchtigen".[206] Allerdings leidet nur ein kleiner Teil der US-amerikanischen Frauen unter Essstörungen, nämlich etwa ein bis drei Prozent.[207]

Unzufriedenheit mit dem eigenen Körper kann bei manchen Menschen dazu führen, dass sie anfangen, eine Diät zu machen. Und bei einigen wenigen werden Diäten – abhängig von vielen Faktoren, unter anderem den biologischen und genetischen Anlagen und der Persönlichkeit – zum Problem. Das Befolgen einer Diät und die damit einhergehenden Veränderungen im Gehirn können Essstörungen verursachen, und zwar ungeachtet dessen, ob das Motiv für die Diät ein schlechtes Körperbild ist oder irgendetwas anderes.

In meinem Fall hat mein schlechtes Körperbild mit Sicherheit dazu beigetragen, dass ich beschlossen habe, eine Diät zu machen. Wenn ich meinen Körper als Teenager gemocht hätte, hätte mich das vielleicht davon abgehalten, überhaupt mit einer Diät zu beginnen und mich somit auch davor bewahrt, eine Bulimie zu entwickeln. Doch nachdem meine Diät meine Überlebensinstinkte auf den Plan gerufen und zu Essanfällen geführt hatte, sorgten nicht mehr meine Bedenken im Hinblick auf mein Aussehen oder mein Gewicht für die Aufrechterhaltung meiner Gewohnheit. Diesen Part übernahm mein niederes Gehirn. Es spielte keine Rolle, ob ich schlank, füllig, groß, klein, stämmig, muskulös oder kurvenreich sein wollte – mein Verlangen, mich mit Essen vollzustopfen, war davon völlig unberührt.

Gegen Ende meines zweiten Studienjahres (etwa vier Jahre vor meiner Genesung) gab ich die Vorstellung mehr oder weniger auf, einen perfekten Körper haben zu wollen. Ich versuchte, meinen Körper so zu akzeptieren, wie er war, was angesichts der Tatsache, dass ich aufgrund meiner Essanfälle etliche Pfunde zugelegt hatte,

---

205 Cynthia M. Bulik, Nadine Taylor: Runaway Eating
206 L. Reba-Harrelson et al.: Patterns and Prevalence
207 Loreta M. Medina: Bulimia, S. 12

allerdings extrem schwierig war. Oft hatte ich das Gefühl, dass nicht mal sämtliche auf der Welt vorhandene Selbstbestätigung reichen würde, um mich davon zu überzeugen, meinen Körper zu mögen, während ich diesen durch meine Bulimie zerstörte. Und selbst wenn ich mal mit meinem Körper und mit meinem Gewicht zufrieden war, hatte ich trotzdem noch das Verlangen, mich mit Essen vollzustopfen und tat dies auch. So sehr ich mich auch bemühte, meinen Körper zu akzeptieren oder zu mögen – ich konnte meine Gewohnheit nicht aufgeben.

Nachdem ich meine Essanfälle endgültig überwunden hatte, lernte ich, dass es – zumindest für meine Genesung – gar nicht nötig war, mich vor den Spiegel stellen zu können und das, was ich sah, zu mögen. Tatsächlich muss ich meinen Körper nicht mal mögen, um ein erfülltes Leben führen zu können. Natürlich kann es in mancherlei Hinsicht von Vorteil sein, mit dem eigenen Äußeren zufrieden zu sein. Aber der Körper altert und verändert sich ständig. Gutes Aussehen ist vergänglich, und es ergibt keinen Sinn, sich auf solche Dinge zu versteifen. Schließlich gibt es so viel Wichtigeres im Leben.

Nach meiner Genesung verspürte ich keinen Wunsch mehr, eine Diät zu machen oder abzunehmen. Nahezu alle meine schädlichen Gedanken, die ich mir im Hinblick auf mein Gewicht zu schaffen gemacht und die mich dazu gebracht hatten, eine Diät zu machen, verflüchtigten sich. Offenbar wurden meine Sorgen im Hinblick auf mein Gewicht verstärkt, solange ich mich Essanfällen hingab. Nachdem ich fünf oder sechs Monate lang keinen Essanfall mehr gehabt hatte, stabilisierte sich mein Gewicht auf einem für meinen speziellen Körpertyp normalen und gesunden Level. Inzwischen habe ich kein Problem mehr damit, wenn ich ein wenig zulege, was nach meinen drei Schwangerschaften definitiv der Fall war. Und wenn ich ein paar Pfunde verliere, was ebenfalls vorkommt, weil ich ständig bemüht bin, mit meinen kleinen Kindern mitzuhalten, ist das auch okay, solange ich mich dabei weiter gesund fühle.

Ich empfinde es als ein bisschen paradox, dass ich heute etwa genauso viel wiege wie zu Highschool-Zeiten, bevor ich anfing, mich auf Diät zu setzen. Wenn das kein Beweis dafür ist, wie unwirksam und schädlich es ist, eine Diät zu machen! Anstatt meinen Körper in Ruhe zu lassen und mein gesundes Gewicht beizubehalten, habe ich durch meine Diät 13,6 Kilogramm abgenommen, durch meine Essanfälle 23,7 Kilogramm wieder zugenommen und nach der Überwindung meiner Essstörung wieder 9 Kilogramm abgenommen. Das waren insgesamt 46 Kilogramm unnötiger Gewichtsfluktuation – und das alles, um wieder bei dem Gewicht zu landen, das ich hatte, als ich anfing zu hungern. Ich hoffe, einige junge Menschen mit meiner Geschichte davon abbringen zu können, eine strikte Diät zu befolgen, denn auf lange Sicht funktioniert das nicht.

Keine Diäten mehr

Inzwischen weiß ich, dass es sich nicht lohnt, sich ständig mit dem Thema Essen und mit seinem Körpergewicht zu befassen. Vielleicht ist diese Erkenntnis darauf zurückzuführen, dass ich inzwischen ein bisschen älter und somit weiser bin, vielleicht liegt es auch daran, dass ich am eigenen Leib gespürt habe, was für einen Schaden meine strikte Diät in meinem Körper und meinem Gehirn angerichtet hat. Manche mögen meinen, dass meine neue Einstellung zum Essen und zu meinem Körpergewicht das wahre Heilmittel für meine Bulimie war, aber das wäre nicht ganz korrekt. Während der meisten Jahre, in denen ich unter Bulimie litt (außer dem ersten Jahr), wollte ich mich wirklich gesund ernähren, moderat Sport treiben, und war darauf bedacht, dass mein Gewicht sich auf einem gesunden, natürlichen Level einpendelt. Doch dann kamen mir die Essanfälle in die Quere. Obwohl ich während all dieser Jahre nie mehr irgendeine Diät befolgte, trug dies in keiner Weise dazu bei, das ständig wiederkehrende, in meinem Gehirn programmierte Verlangen, mich Essanfällen hinzugeben, loszuwerden.

Manche mögen sagen, dass meine neuen Überzeugungen und Einstellungen in Sachen Essen und Körpergewicht – auch wenn sie nicht das Heilmittel für meine Bulimie waren – mich zumindest davon abhalten, rückfällig zu werden. Doch auch das entspräche nicht der Wahrheit. Ungeachtet meiner Essgewohnheiten und meiner Trainingsroutine oder meines Körperbildes werde ich niemals rückfällig werden, weil ein Rückfall, wie bereits erwähnt, das Resultat einer bewussten Entscheidung ist. Kein negativer Gedanke über meinen Körper und kein anormaler Gedanke über Essen könnte mich je dazu bringen, rückfällig zu werden. Der einzige Grund, sich einem Essanfall hinzugeben, ist das unbändige Verlangen, sich mit Essen vollzustopfen, und weil ich immer wissen werde, wie ich mit diesem Verlangen umzugehen habe, werde ich nie wieder einem Essanfall erliegen.

Auch wenn der Verzicht auf Diäten weder ein Heilmittel für Essstörungen ist noch eine Methode, um Rückfällen vorzubeugen, so war es doch sehr hilfreich, keine Diät mehr zu machen. Ich glaube, dass die Tatsache, dass ich nicht mehr hungerte, dabei half, das Verlangen, mich mit Essen vollzustopfen, schneller verschwinden zu lassen und dafür zu sorgen, dass es auch nicht zurückkam. Zur Erinnerung: Mein Verlangen, mich mit Essen vollzustopfen, war ja ursprünglich dadurch entstanden, dass meine Überlebensinstinkte auf den Plan gerufen worden waren. Ich hätte meinen Überlebensinstinkten nicht nachgeben und mich nicht vollstopfen dürfen, aber ich hätte sie genauso wenig ignorieren dürfen, wie ich es zu Highschool-Zeiten oft getan habe, als ich eine strikte Diät befolgt und meine Kalorienaufnahme stark eingeschränkt hatte. Meine Überlebensinstinkte versuchten, mir etwas mitzuteilen, nämlich dass ich durch meine Diät meinen Körper und mein Gehirn aus dem Gleichgewicht gebracht hatte.

Bevor ich mit meiner Diät angefangen hatte, hatten mein Körper und mein Gehirn sich an eine gewisse Nahrungszufuhr gewöhnt und befanden sich im Gleichgewicht, beziehungsweise im Zustand der Homöostase. Durch meine Diät habe ich diesen Zustand ins Ungleichgewicht gebracht, was dazu geführt hat, dass mein Körper und mein Gehirn alles daransetzten, mehr Nahrung zu bekommen, insbesondere deshalb, weil ich noch so jung war und meine Überlebensinstinkte deshalb sehr stark ausgeprägt waren. Während meiner letzten beiden Jahre an der Highschool hatte ich einen echten physiologischen Bedarf an mehr Nahrung. Doch ich ignorierte die Botschaften meines Körpers und meines Gehirns – bis mein niederes Gehirn die Kontrolle ganz übernahm und mich dazu brachte, dass ich mich

Essanfällen hingab. Natürlich hätte ich den Warnungen schon vorher Beachtung schenken und häufiger normale Mengen essen sollen. Das hätte mein Verlangen, mich mit Essen vollzustopfen, nicht auf magische Weise verschwinden lassen, aber wenn ich angemessen gegessen und das Verlangen ignoriert hätte, hätte es sich nach und nach verflüchtigt.

Was wäre passiert, wenn ich nach meiner Genesung sofort wieder angefangen hätte, eine Diät zu machen und meine Nahrungsaufnahme zu reduzieren? Wäre mein Verlangen, mich Essanfällen hinzugeben, dennoch verschwunden? Ich glaube nicht – jedenfalls nicht so leicht, schnell und vollständig. Und zwar deshalb, weil meine Essanfälle zum Zeitpunkt meiner Genesung ein rein konditioniertes Bedürfnis waren – ich stopfte mich ja nicht voll, um ein reales Bedürfnis zu befriedigen, denn ich ernährte mich ja adäquat. Natürlich besteht nie ein reales Bedürfnis, sich Essanfällen hinzugeben, aber das Verlangen, sich mit Essen vollzustopfen, *kann* ein echtes Bedürfnis nach mehr Nahrung in normalen Mengen signalisieren. Ich glaube, ich konnte mein Verlangen nach einer Befriedigung meines konditionierten Bedürfnisses relativ einfach und schnell überwinden, weil dies nicht damit einherging, dass ich meine Gesundheit aufs Spiel setzte.

Die Anpassung an die ausbleibenden Essanfälle war eine gesunde Veränderung, die mein Körper und mein Gehirn schon bald begrüßten, und sie reagierten, indem sie das Verlangen nach der Befriedigung von Essanfällen abstellten. Wenn ich jedoch sofort wieder dazu übergegangen wäre, meine Nahrungszufuhr zu reduzieren, hätte es sein können, dass mein Verlangen, mich Essanfällen hinzugeben, fortbestanden hätte, da mein Körper mir möglicherweise signalisiert hätte, dass er ein echtes Bedürfnis hatte: nach mehr Kalorien auf meinem Speiseplan. Und wenn ich diese Warnhinweise nicht beachtet hätte, wäre mein Verlangen, mich Essanfällen hinzugeben, wahrscheinlich nicht so schnell verschwunden.

Um dies zu erklären, komme ich auf das Beispiel des neugeborenen Babys zurück, das jede Nacht um drei Uhr aufwacht und schreit, weil es Nahrung haben will. Sobald das Baby sechs bis zwölf Monate alt ist, wird es sich ganz einfach umstellen und anpassen, wenn die nächtliche Nahrungsgabe eingestellt wird, da diese ab dem Zeitpunkt nur noch ein konditioniertes Bedürfnis ist und kein echtes, das Überleben sicherndes. Vielleicht sträubt sich das Baby zunächst gegen die Umstellung, aber der Widerstand wird nicht lange anhalten. Das liegt daran, dass die fehlende nächtliche Nahrungsgabe kein Gesundheitsrisiko für das Baby darstellt, sondern seiner Gesundheit sogar zuträglich ist, weil es ein gesunderes Schlafverhalten entwickelt.

Doch wenn das Baby während seiner ersten Lebenswochen auf einmal nicht mehr mitten in der Nacht gestillt oder mit Ersatznahrung gefüttert werden würde, wenn nächtliche Nahrungsgaben noch überlebenswichtig sind, würde es mit Sicherheit weiter aufwachen und schreien. Es würde verzweifelt versuchen, sein echtes Bedürfnis befriedigt zu bekommen. Wenn es viele Nächte hintereinander vergeblich lange und heftig schreien würde, gäbe es vielleicht schließlich auf, weil sein Gehirn akzeptieren würde, dass sein Bedürfnis nicht befriedigt werden wird und weitere Versuche daher sinnlos wären. Sein Stoffwechsel würde sich verlangsamen, um Energie zu sparen, und seine biologischen Funktionen würden sich allmählich anpassen, um den Nahrungsentzug zu verkraften. Allerdings würde das Baby unter gravierenden gesundheitlichen Folgen dieser Misshandlung leiden.

Genauso wäre mein Verlangen, mich Essanfällen hinzugeben, nicht so einfach verschwunden, wenn mein Körper ein echtes Bedürfnis nach mehr Nahrung gehabt hätte, nachdem ich mit dem Binge Eating aufgehört hatte. Und wenn ich den physiologischen Bedarf nach mehr Nahrung über einen längeren Zeitraum hinweg stur ignoriert hätte, hätten mein Körper und mein Gehirn vielleicht gelernt, mit der Entbehrung klarzukommen, genau wie das unter Nahrungsentzug leidende Baby in meinem Beispiel und wie der Körper von Langzeitmagersüchtigen. Aber ein solches Verhalten hätte auch bei mir schwerwiegende Gesundheitsschäden zur Folge gehabt.

Wenn ich heute eine strenge Diät machen würde, könnten meine Überlebensinstinkte wieder in Alarmbereitschaft versetzt werden und erneut das Verlangen in mir aufkommen lassen, mich

Essanfällen hinzugeben. Dass das passieren würde, ist aufgrund meines Alters und der Tatsache, dass meine Überlebensinstinkte nicht mehr so stark entwickelt sind wie vor einigen Jahren, allerdings unwahrscheinlich. Ich werde dies anhand zweier Erfahrungen verdeutlichen, die ich nach meiner Genesung gemacht habe, als ich meine Nahrungsaufnahme reduziert habe. Beide Erfahrungen haben gezeigt, dass mein niederes Gehirn nicht mehr genauso funktioniert wie zu der Zeit, als ich ein Teenager war.

Während zwei jeweils acht Monate dauernden Phasen, in denen ich gestillt habe, musste ich viele Produkte von meinem Speiseplan streichen. Beide Babys reagierten auf meine Brustmilch mit schmerzhaften gastrointestinalen Beschwerden, wenn ich bestimmte allergene Lebensmittel zu mir nahm – vor allem Milch- und Weizenprodukte. Deshalb musste ich während der ersten acht Lebensmonate der beiden Babys auf den Verzehr von Milch- und Weizenprodukten verzichten, und zu gewissen Zeiten musste ich mich, was die von mir verzehrten Lebensmittel anging, sogar noch mehr einschränken. Durch den Verzicht auf Milch- und Weizenprodukte waren jede Menge Speisen ausgeschlossen, was zur Folge hatte, dass ich aufgrund meiner restriktiven Ernährung während beider Stillperioden abnahm. Dennoch überkam mich nie das Verlangen, mich einem Essanfall hinzugeben.

Natürlich hätte ich die Dinge, die ich mied, gerne zu mir genommen, aber ich stellte sicher, dass ich genügend Kalorien zu mir nahm, um gut ernährt zu bleiben und eine gute Qualität meiner Brustmilch zu gewährleisten. Ich ging das Thema Essen aber nicht so versessen an wie während meiner Highschool-Zeit, als ich mich auf Diät gesetzt habe, und litt auch nicht unter Heißhungerattacken. Die beiden Stillphasen, in denen ich die Auswahl der von mir verzehrten Lebensmittel stark reduzieren musste, waren sehr stressige Zeiten für mich. Ich litt beide Male unter Schlafentzug und musste mich um ein an Koliken leidendes Baby kümmern, das nicht viel schlief. Und beim zweiten Mal musste ich mich um ein an Koliken leidendes Baby und um ein Kleinkind kümmern. Wenn emotionale Probleme und Stress also tendenziell einen Rückfall auslösen können, wie meine Therapeuten sagten, hätte das Rückfallrisiko während dieser beiden Phasen meines Lebens ziemlich hoch sein müssen. Dennoch habe ich nicht ein einziges Mal in Erwägung gezogen, mich einem Essanfall hinzugeben.

Ich glaube, dass dies auf zwei wichtige Gründe zurückzuführen ist: Zum einen habe ich nicht zu wenig Kalorien zu mir genommen, und zum anderen verursacht eine Reduktion der Nahrungszufuhr bei Erwachsenen nicht so viele Probleme wie bei Heranwachsenden. Als ich meine ersten beiden Kinder bekam, war ich Mitte zwanzig, somit waren meine Überlebensinstinkte einfach nicht mehr so stark ausgeprägt wie damals, als ich 16 war, und reagierten auf die reduzierte Nahrungszufuhr deshalb nicht mehr so heftig. Die Lehre aus dieser Geschichte ist: Ich muss mir wirklich keine Sorgen mehr machen, dass mein niederes Gehirn das Verlangen in mir auslöst, mich einem Essanfall hinzugeben, und zwar auch dann nicht, wenn ich aus irgendeinem Grund meine Nahrungsaufnahme einschränken muss oder stressige Zeiten durchmache.

Kann eine Verbesserung der Essgewohnheiten zu Essanfällen führen?

Als ich ein Teenager war, signalisierten meine Überlebensinstinkte ein echtes Bedürfnis nach mehr Nahrung, da ich nicht einmal annähernd genug aß, um die Bedürfnisse meines sportlich aktiven Körpers zu befriedigen. Einige Menschen können aber ein von ihren Überlebensinstinkten generiertes Verlangen entwickeln, sich mit Essen vollzustopfen, wenn sie eine „Diät" machen, bei der sie ihre Nahrungsaufnahme nicht wirklich reduzieren, sondern sich einfach nur bewusst für gesündere Essgewohnheiten entscheiden. Auf viele Leserinnen dieses Buches trifft das vielleicht zu.

Was ist, wenn eine Frau, die einfach nur ein paar Pfund abnehmen will, um sich besser zu fühlen, auf einmal von Essanfällen heimgesucht wird? Oder wenn sie ihre Essgewohnheiten verändert hat und aktiver geworden ist, um ein gesünderes Leben zu führen? Dieses Buch spricht sich nicht – wie die meisten Bücher, in denen es um Essstörungen geht – gegen jede Art von Gewichtsreduzierung aus. Es gibt viele Menschen, deren Lebensqualität sich verbessern würde, wenn sie ihr Gewicht reduzierten. Wenn du zu denjenigen gehörst, die eine Diät machen, um gesünder zu leben, und die Diät im Wesentlichen aus einer Ernährungsumstellung besteht, die in keiner Weise deine Gesundheit gefährdet, gibt es keinen Grund, diese Diät aufzugeben. Dabei ist jedoch zu beachten, dass das Wort „Diät" in diesem Kontext bedeutet, Veränderungen am Speiseplan vornehmen, die zu einer gesünderen, weniger exzessiven Ernährung führen sollen. Nicht gemeint sind Kalorienentzug, die Vermeidung ganzer Nahrungsmittel-Gruppen oder gerade angesagte Diätpläne. Es hat sich immer wieder gezeigt, dass restriktive Diäten und Mode-Diäten auf lange Sicht nicht funktionieren.[208]

Selbst wenn ein Gewichtsverlust vorteilhaft wäre, können der Körper und das niedere Gehirn auf eine Weise reagieren, als ob eine Diät für denjenigen, der die Diät macht, eine Bedrohung für das Überleben darstellte. Da die veränderten Essgewohnheiten die Ausgewogenheit (den Zustand der Homöostase), an den der Körper und das niedere Gehirn gewöhnt sind, aus dem Gleichgewicht bringen, kann der Diäthaltende von heftigen Essgelüsten, Gedanken an Essen und dem Verlangen, sich mit Essen vollzustopfen, überwältigt werden. Solange derjenige, der die Diät macht, sich von diesen Gedanken, Gefühlen und dem Verlangen loslöst, müssen diese seine Nahrungswahl nicht beeinflussen.

Jeder, der sich aus Gesundheitsgründen zu einer Diät entscheidet – egal ob er schon mal unter einer Essstörung gelitten hat oder nicht – sollte sich der Rolle der Überlebensinstinkte bewusst sein. Auf seine Überlebensinstinkte zu reagieren, indem man sich Essanfällen hingibt oder einfach nur zu viel isst, führt im besten Fall dazu, die Diät zu sabotieren und schlimmstenfalls zur Entwicklung der Gewohnheit, sich Essanfällen hinzugeben. Wenn man jedoch eine Diät macht, sich der Rolle der Überlebensinstinkte bewusst ist und weiß, wie man mit einem etwaigen Verlangen, sich mit Essen vollzustopfen, umzugehen hat, kann man mit dem Plan abzunehmen fortfahren, ohne sich Sorgen machen zu müssen, dass Essanfälle den Fortschritt behindern. Die Heißhungerattacken sollten sich schnell verflüchtigen, sobald gesündere, weniger exzessive Essgewohnheiten zur Normalität geworden sind.

---

208 Cynthia M. Bulik, Nadine Taylor: Runaway Eating

33

Geringes Selbstwertgefühl

Genauso, wie ich mein Körperbild nicht verbessern musste, um frei von Essanfällen zu sein, musste ich mein Selbstwertgefühl nicht aufbessern. Soweit ich zurückdenken kann, hatte ich noch nie ein besonders ausgeprägtes Selbstwertgefühl. Schon als Kind hatte ich nicht viel Selbstvertrauen. Ich habe oft an meiner sportlichen und akademischen Leistungsfähigkeit gezweifelt und diese unterschätzt und war oft wenig zuversichtlich, was meine Fähigkeit anging, Kontakte zu knüpfen und Freundschaften zu schließen. Gute Leistungen und Anerkennung von anderen konnten mein Selbstwertgefühl für kurze Zeit steigern, aber ich hatte kein starkes Selbstwertgefühl, das in meinem Inneren verwurzelt war. Allerdings bremste mich mein geringes Selbstwertgefühl auch nicht allzu sehr. Stattdessen diente es mir sogar oft als eine Quelle der Selbstmotivation. Es war so, als ob ich mir immer selber beweisen musste, dass ich bestimmte Dinge schaffen konnte. Erst in der Therapie fing ich an, mein geringes Selbstwertgefühl als ein großes Problem anzusehen, ja, sogar als eine hypothetische Ursache für meine Essstörung.

Als ich in dem Teufelskreis aus Essanfällen und anschließendem exzessiven Kompensationstraining gefangen war, ging mein bereits angeschlagenes Selbstwertgefühl erst richtig in den Keller. Es fiel mir schwer, in irgendeiner Weise positiv über mich zu denken, wenn ich nicht einmal imstande war, eine einzige scheinbar ganz einfache Sache zu vollbringen: aufzuhören, Tausende Kalorien auf einmal in mich hineinzustopfen. *Wie verrückt und dumm muss man sein, um so etwas zu tun?*, fragte ich mich.

Ich hatte das Gefühl, die Kontrolle über mich verloren zu haben, und konnte mir einfach nicht einreden, ein brauchbarer Mensch zu sein, solange ich in diesem Teufelskreis gefangen war. Selbst wenn ich es während der Jahre, in denen ich Bulimikerin war, geschafft hätte, mich bedingungslos selbst zu lieben, wozu mich meine Therapeuten ermunterten, wäre mein Verlangen, mich Essanfällen hinzugeben, dadurch nicht auf magische Weise verschwunden. Mein geringes Selbstwertgefühl war in der Tat ein Problem – es war wahrscheinlich mein ganzes Leben lang ein Problem gewesen, und ich platze auch heute noch nicht gerade vor Selbstbewusstsein –, aber weder mein früheres noch mein heutiges Gefühl der Unzulänglichkeit war je die Ursache meiner Essanfälle.

Die Rolle des Selbstwertgefühls bei Essanfällen: eine Anfälligkeit und eine Folge

Es stimmt, dass Frauen mit einem geringen Selbstwertgefühl eher eine Essstörung entwickeln als Frauen mit einem gesunden Selbstwertgefühl, woraus einige Experten den Schluss ziehen, dass ein geringes Selbstwertgefühl die tiefere Ursache ist, die Essstörungen zugrunde liegt,[209] oder zumindest eine notwendige Voraussetzung ist, um eine Essstörung zu entwickeln.[210] Es besteht kein Zweifel daran, dass es einen engen Zusammenhang zwischen Essstörungen und dem Selbstwertgefühl gibt, doch nur weil ein geringes Selbstwertgefühl ein „gemeinsamer Nenner bei Menschen mit Essstörungen"[211] ist, bedeutet dies nicht, dass ein geringes Selbstwertgefühl Essstörungen verursacht oder dass eine Steigerung des Selbstwertgefühls für eine Überwindung der Essstörung sorgt.

Ich glaube, dass es nur eine indirekte Verbindung zwischen einem geringen Selbstwertgefühl und Essstörungen gibt. Frauen

---

209 Jim Kirkpatrick, Paul Caldwell: Eating Disorders, S. 101
210 P. H. Silverstone: Is Chronic Low Self-Esteem the Cause of Eating Disorders?
211 Tania Heller: Eating Disorders, S. 31

und Mädchen mit einem geringen Selbstwertgefühl sind vor allem deshalb empfänglicher für Essstörungen, weil sie empfänglicher für Diäten sind und, wenn sie eine Diät machen, wiederum eher dazu neigen, es mit ihrem Hungern zu übertreiben. Wenn ein junges Mädchen sich unzulänglich fühlt, sieht es in einer Diät vielleicht eine Lösung, um das Problem anzugehen[212], wohingegen sich eine Frau mit einem gesunden Selbstwertgefühl seltener veranlasst sehen wird, eine Diät zu machen. Anders ausgedrückt: Menschen, die mit sich selbst zufrieden sind, lassen sich nicht so leicht vom Druck der Gesellschaft beeinflussen, einem bestimmten Schönheitsideal zu entsprechen und ihr Aussehen auf die eine oder andere Weise verändern zu wollen.[213] Insofern kann ein geringes Selbstwertgefühl lediglich die Anfälligkeit dafür erhöhen, eine Diät zu machen, und das Befolgen einer Diät kann in bestimmten Situationen zu Essstörungen führen.[214]

Als ich während meiner Highschool-Zeit anfing, meine Kalorienaufnahme zu reduzieren, habe ich nicht bewusst gedacht, *Ich muss eine Diät machen, um mich besser zu fühlen*, aber eine unbewusste Motivation für meinen Entschluss, eine Diät zu machen, könnte gewesen sein, dass ich mein Selbstwertgefühl steigern wollte. Als ich es mit meiner strikten Diät jedoch erst einmal übertrieben und sie zu Essanfällen geführt hatte, spielte es keine Rolle mehr, was mich ursprünglich überhaupt dazu gebracht hatte, meine Nahrungszufuhr zu reduzieren – mein geringes Selbstwertgefühl, mein schlechtes Körperbild, mein Perfektionismus oder was auch immer. Irgendeines der Probleme zu lösen, die mich womöglich veranlasst hatten, mich auf Diät zu setzen, wie ich es in der Therapie häufig versuchte, half mir in keiner Weise, mich von meinem durch meine Essanfälle verursachten Gehirnvernetzungsproblem zu befreien.

Als ich schließlich aufhörte, auf mein Verlangen zu reagieren, indem ich ihm Taten folgen ließ, steigerte sich mein Selbstwertgefühl beträchtlich. Dass ich meine Gewohnheit aufgegeben

---

212 Tania Heller: Eating Disorders, S. 31
213 B. Moe: Understanding the Causes, S. 27
214 Tania Heller: Eating Disorders, S. 31

hatte, gab mir einen gewaltigen Schub an Selbstvertrauen, nahm mir meine Scham und gab mir meine Freiheit zurück. Endlich konnte ich wieder darauf vertrauen, dass ich mein eigenes Verhalten kontrollieren und mir selber trauen konnte. In anderen Bereichen mangelte es mir nach wie vor an Selbstvertrauen. Ich bin immer noch sehr schüchtern, in sozialen Situationen fühle ich mich immer noch unsicher, und ich bezweifle oft meine Fähigkeit, gewisse Ziele zu erreichen. Aber genau wie in der Zeit, bevor ich meine Essstörung entwickelt hatte, empfinde ich mein geringes Selbstwertgefühl nicht als großes Problem. Mein geringes Selbstwertgefühl hält mich nicht davon ab, Dinge zu tun, die ich tun will, selbst wenn sich in meinem Kopf gelegentlich eine nervige, mich selbst herabsetzende Stimme zu Wort meldet.

Ich weiß inzwischen, dass jeder, egal, ob er eine Essstörung hatte oder nicht, Tage hat, an denen das Selbstvertrauen im Keller ist oder man sich wertlos fühlt. Sich selbst als unzulänglich zu empfinden, ist also nicht typisch für Essstörungen. Mir ist bewusst, dass das Empfinden der eigenen Unzulänglichkeit für andere wahrscheinlich eher ein flüchtigeres, eher vorübergehendes Gefühl ist als für mich, und ich will ganz bestimmt nicht sagen, dass es normal ist, ein geringes Selbstwertgefühl zu haben. Was ich jedoch sagen will, ist, dass ein Selbstwertgefühl, das geringer ist als normal, die Überwindung einer Essstörung nicht erschwert.

Ein ständiger Kampf

Ich werde nie aufhören zu versuchen, an dieser Schwachstelle meiner Persönlichkeit zu arbeiten, wie ich es ja auch schon während der Therapie getan habe. Der Unterschied ist jedoch heute, dass meine Genesung nicht davon abhängt, wie gut oder wie schlecht ich mich gerade fühle, denn meine Genesung ist abgeschlossen. Ich bin froh, dass ich nicht gewartet habe, bis ich ein gutes Selbstwertgefühl entwickelt haben würde, um mit dem Binge Eating aufzuhören, denn in dem Fall würde ich vielleicht immer noch an Essanfällen leiden. Ein gesundes Selbstwertgefühl zu entwickeln, mag für mich eine lebenslange Aufgabe sein, aber die Überwindung meiner Bulimie war dies zum Glück nicht. Manchmal habe ich das Gefühl, als wäre mein Selbstwertgefühl starr und nicht veränderbar – ganz im Gegensatz zu der vorübergehend in meinem Gehirn verankerten und dann wieder gelöschten Essstörung.

Mein ganzes Leben lang haben andere – meine Eltern, Familienmitglieder, Freunde, Lehrer und Trainer – versucht, mir dabei zu helfen zu sehen, dass ich in einigen Dingen richtig gut bin und dass ich ein liebenswürdiger Mensch bin. Aber ich war wohl schon damals immer hartnäckig davon überzeugt, dass ich unzulänglich bin. Ich weiß, dass ich über die Fähigkeit verfüge, mich zu ändern, aber manchmal frage ich mich, ob mein Selbstwertgefühl aufgrund meiner genetischen und biologischen Anlagen und vielleicht auch aufgrund meiner Erziehung so tief in mir verwurzelt ist, dass alle Bestätigung der Welt nicht ausreichen würde, es jemals grundlegend zu verändern. Um es noch einmal zu sagen: Meine Genesung ist kein Beispiel für den Genesungstyp der Schmetterlingsgeschichte.

Heute lese ich oft Bücher zum Thema Kindererziehung und stoße darin immer wieder auf die Feststellung: Jedes Kind wird mit einem bestimmten Grundcharakter geboren, und Gene haben einen starken Einfluss auf das Temperament und die Persönlichkeit.[215] Ich glaube, dass dies auch auf meine Charaktereigenschaften – eingeschlossen mein geringes Selbstwertgefühl – zutrifft und meine Therapeuten einen Teil meiner Charakterzüge offenbar als fatale Mängel interpretiert haben, die meine Essstörung verursacht haben. Diese weniger wünschenswerten Persönlichkeitsmerkmale sind jedoch einfach Teil meiner Persönlichkeitsstruktur, und auch wenn ich sie nicht alle loswerden kann, kann ich zumindest versuchen, das Beste aus ihnen zu machen, wie ich auch meinen Kindern dabei helfen kann, das Beste aus ihren angeborenen Stärken und Schwächen zu machen. Und was noch wichtiger ist – ungeachtet meiner Persönlichkeitsmerkmale und meines Temperaments kann ich meine Handlungen jederzeit kontrollieren.

---

[215] Jane Nelsen, Cheryl Erwin, Roslyn Ann Duffy: Positive Discipline for Preschoolers, S. 64

Eine grundlegende Erkenntnis, auf die ich in fast jedem Buch über Kindererziehung stoße, das ich in die Hand nehme, ist diese: Einem Kind muss ungeachtet dessen, wie es sich fühlt, beigebracht werden, sich angemessen zu verhalten. Auch bei kleinen Kindern sind „Temperament und heftige Emotionen keine Entschuldigung für unangemessenes Verhalten".[216] Das bedeutet nicht, dass ich die Gefühle meiner Kinder ignorieren oder darauf verzichten sollte, ihnen beizubringen, wie sie auf gesunde Weise mit diesen Gefühlen umgehen können, sondern es bedeutet, dass ich dafür verantwortlich bin, ihnen beizubringen, ihr Verhalten zu kontrollieren. Ich muss ihnen beibringen, andere nicht zu schlagen, auch wenn sie wütend sind. Ich muss ihnen beibringen, anderen Kindern nichts wegzunehmen, auch wenn sie das Spielzeug eines anderen Kindes unbedingt gerne selber besäßen. Das Gleiche gilt für mich. Auch wenn ich manchmal mit mir unzufrieden bin, darf ich nie wieder eine strenge Diät machen. Und selbst, wenn mich eines Tages das starke Verlangen überkommen sollte, mich mit Essen vollzustopfen, darf ich mich nie wieder einem Essanfall hingeben.

---

[216] Jane Nelsen, Cheryl Erwin, Roslyn Ann Duffy: Positive Discipline for Preschoolers, S. 114

34

„Das Leben bewältigen"

Seit Urzeiten versuchen Menschen, mit ihrem Leben zurechtzukommen. Einige versuchen, ihr Leben zu meistern, indem sie in der Religion nach Antworten suchen, andere machen Therapien, wiederum andere lesen Ratgeber, einige treiben Sport, einige meditieren, einige beten, einige finden Entspannung in der Kunst oder der Musik, einige suchen Trost bei Freunden. Es gibt keinen falschen Weg, mit seinem Leben klarzukommen, solange man sich für einen Weg entscheidet, der weder einem selbst noch anderen schadet.

Die falsche Annahme, dass meine Essanfälle ein Bewältigungsmechanismus waren, bildete die Grundlage meiner Therapie, und auf dieser Grundlage basieren auch die meisten konventionellen Therapien. Da meine Therapeuten davon überzeugt waren, dass ich mich mit Essen vollstopfte, um mit Emotionen und Problemen fertigzuwerden, war ein wichtiges Ziel meiner Therapie, gesunde Bewältigungsmechanismen zu finden und zu praktizieren. Während der Therapie erzählte man mir: Wenn ich erst einmal gesunde Bewältigungsmechanismen für mich gefunden hätte und diese anwenden würde, würde ich kein Bedürfnis mehr verspüren, mich mit Essen vollzustopfen. Doch solange ich dies nicht geschafft hätte, würde ich *unvermeidlich* weiterhin Essanfälle haben.

Wie bereits gesagt, war dieser Ansatz nicht nur ineffektiv – er lieferte mir zudem auch noch jede Menge Ausreden, um mich mit Essen vollzustopfen. Gesunde Wege zur Lebensbewältigung zu finden, ist ein erstrebenswertes Ziel, aber es war nicht erforderlich, damit ich meine Bulimie ein für alle Mal überwinden konnte. Als ich noch glaubte, dass meine Essanfälle mir halfen, mein Leben zu bewältigen, war es viel unwahrscheinlicher, dass ich es schaffen würde, dem Verlangen zu widerstehen. Als ich noch davon überzeugt war, dass ich lernen musste, mit jedem Problem und jedem Gefühl fertigzuwerden, um keinen Essanfällen mehr zu erliegen, erschien mir eine Genesung nahezu unerreichbar.

Wie sich zeigen sollte, war es eine Sache, mit meinem Leben klarzukommen, und eine andere Sache, von meiner Bulimie zu genesen. Als ich aufhörte, mich mit Essen vollzustopfen, hörte ich auf, mich mit Essen vollzustopfen – Punkt aus. Nachdem ich meine Bulimie überwunden hatte, musste ich nichts Besonderes tun, um mit meinem Leben klarzukommen, genauso, wie ich nichts Besonderes hatte tun müssen, um mit meinem Leben klarzukommen, bevor ich Bulimikerin geworden war. Ich hatte keinen angeborenen Mangel, der darin bestand, dass ich Schwierigkeiten hatte, mein Leben zu bewältigen. Ich unterschied mich nicht von anderen, die genauso wie ich darum ringen, ihr Leben so gut wie möglich zu meistern. Manchmal gelingt mir dies gut, manchmal weniger, aber dies hat keine Auswirkung auf meine Genesung.

Aus der Übung

Da meine Essanfälle sehr lange meine Zeit und meine Energie in Anspruch genommen hatten, erschien es mir etwas merkwürdig, wieder ein normales Leben zu führen und zu bewältigen, ohne dass mir meine Essanfälle dabei im Weg standen. Meine Gewohnheit hatte mich gefangen gehalten und oft andere Bereiche meines Lebens vernebelt. Sie hatte dafür gesorgt, dass ich die wichtigen Dinge ignoriert hatte. Ich war mir meiner Gewohnheit nicht bewusst oder ihr unbewusst verfallen, um mich abzulenken, wie meine Therapeuten behaupteten. Doch als ich erst einmal von meiner Gewohnheit gefangen gehalten wurde, hatte ich nicht mehr viel Zeit, um über andere Dinge nachzudenken. Ablenkung vom Leben war eine Begleiterscheinung meiner Bulimie.

Die Tatsache, dass die Essanfälle mich von anderen Dingen ablenkten, lässt sich durch die Formbarkeit des Gehirns erklären. Zur Erinnerung: Das Gehirn stärkt neuronale Verbindungen, die oft genutzt werden, und schwächt diejenigen, die nicht verwendet werden. Nachdem mein durch meine Essanfälle verursachtes Gehirnvernetzungsproblem sich gut verfestigt hatte, hatte ich zunehmend das Gefühl, von meiner Bulimie verzehrt zu werden. Dies war der Fall, weil mein Gehirn tatsächlich verzehrt wurde, und zwar physisch, durch meine Gewohnheit. Ich widmete meinen problematischen Verhaltensweisen – den Essanfällen, den Gedanken an Essen und an Gewichtszunahme und dem exzessiven Training – immer mehr Neuronen und den wichtigen Aspekten meines Lebens – der Schule, meiner beruflichen Karriere, meinen Beziehungen, meiner Arbeit, meiner Familie und meiner Spiritualität – immer weniger. Durch meine Bulimie war alles andere in den Hintergrund gestellt – sowohl symbolisch als auch neurologisch.

Als ich meine Gewohnheit aufgab, war das Problem, ob ich einem Essanfall erliegen würde oder nicht – das Problem, das sechs Jahre lang an jedem einzelnen Tag mein dringlichstes Problem gewesen zu sein schien – auf einmal schlagartig aus der Welt. Plötzlich hatte ich ganz andere Möglichkeiten und musste mich der Realität stellen, dass ich meine Jahre an der Uni im Grunde genommen verschwendet hatte und nicht wirklich wusste, welchen beruflichen Weg ich einschlagen sollte. Ich musste auch der Tatsache ins Auge sehen, dass ich nicht viele Freunde hatte, weil ich mich von den meisten Menschen distanziert hatte. Ich sah mich mit der Realität konfrontiert, dass ich gar nicht wirklich wusste, wer ich eigentlich war, wenn ich nicht von meiner Bulimie verzehrt wurde. Es fühlte sich ein wenig unheimlich an, auf einmal über wirklich wichtige Lebensfragen nachzudenken anstatt darüber, wie viele Kalorien ich während meines letzten Essanfalls zu mir genommen hatte. Aber all das erzeugte nicht im Geringsten den Wunsch in mir, mich erneut Essanfällen hinzugeben. Das Unbehagen, das ich empfand, wenn ich über wichtige Lebensfragen nachdachte, verblasste im Vergleich zu den Qualen, die ich erlitten hatte, als meine Gewohnheit mich noch verzehrt hatte.

Die Tatsache, dass mir nach meiner Genesung ein wenig mulmig dabei war, über wichtige Fragen meines Lebens nachzudenken, war kein Beweis dafür, dass meine Essanfälle in irgendeiner Weise dem Ziel gedient hatten, mein Leben zu bewältigen. Es bedeutete nicht, dass ich mich tatsächlich mit Essen vollstopfen musste, weil ich irgendwie unfähig war, mit dem Leben klarzukommen. Es bedeutete lediglich, dass ich aus der Übung war, ohne meine Bulimie zu leben. Außerdem verschwand dieses Unbehagen sehr schnell. Da mein Gehirn nicht mehr von meiner Gewohnheit vereinnahmt war, war ich imstande, die Hirnkapazität, die einst darauf verwendet wurde, meine Essstörung in Gang zu halten, anderen Zielen zu widmen. Als mein Leben ohne Essanfälle immer mehr zur Normalität wurde, erschienen mir meine wahren Probleme immer weniger bedrohlich.

Einige aufschlussreiche Fragen

Ich habe darüber nachgedacht, was genau mir geholfen hat zu erkennen, dass ich mich tatsächlich nicht mit Essen vollstopfte, um mein Leben zu bewältigen. Eine Frage, die ich mir nach meiner Genesung häufig gestellt habe, lautete:

Würde ich mich auch dann weiter mit Essen vollstopfen, wenn ich kein Verlangen mehr spürte, mich Essanfällen hinzugeben – einfach nur, um mein Leben zu bewältigen?

Die Antwort lautete: natürlich nicht! Es würde schlicht und einfach keinen Sinn ergeben. Das Verlangen, mich mit Essen vollzustopfen, war mein Problem, und ich wusste, dass die Essanfälle mir nicht halfen, mit irgendetwas in meinem Leben besser klarzukommen – außer dem Wunsch, mein Verlangen zu befriedigen. Ich überprüfte meine Antwort auf diese Frage, als mein Verlangen verschwand, denn nachdem es verschwunden war, erschien mir die Vorstellung, dass Essanfälle dem Zweck dienen sollten, als Bewältigungsmechanismus zu fungieren, geradezu absurd. Während meiner Therapie fragte ich mich oft: *Wie werde ich zurechtkommen, wenn ich keine Essanfälle mehr habe?* Doch als ich keine Essanfälle mehr hatte, lautete die Frage nur noch: *Wie komme ich zurecht?* Und das ist eine Frage, die sich jeder tagtäglich stellt, nicht nur diejenigen, die unter Bulimie oder einer Binge-Eating-Störung leiden.

Wenn Betroffene, die unter Essanfällen leiden – mich eingeschlossen – sich darüber Gedanken machen, wie sie ihr Leben je ohne Essanfälle „bewältigen" sollen, fragen sie sich wohl eigentlich eher: *Wie soll ich ohne den Genuss überleben?* Die sekundären Vorzüge meiner Essanfälle ließen sich nicht leugnen: das angenehme „Geschmacks-erlebnis", das Hochgefühl beim Verschlingen der ersten Bissen, der Zuckerrausch, in den ich geriet, wenn mein Serotoninspiegel anstieg, und die immense Erlösung von der inneren Unruhe, die ich empfand, wenn ich mein Verlangen schließlich befriedigte. Darüber hinaus schweiften meine Gedanken während eines Essanfalls oft ab, und ich bekam nicht mehr mit, was um mich herum geschah, sodass ich meinen Ängsten, Unsicherheiten, Verantwortlichkeiten und Beziehungen gegenüber während eines Essanfalls und unmittelbar danach oft völlig gleichgültig wurde.

Eigentlich wusste ich, dass die vorübergehenden euphorischen Gefühle es nicht wert waren, die Folgen meiner Bulimie in Kauf zu nehmen – sonst hätte ich ja nicht all die Jahre in der Therapie versucht, mich von meiner Essstörung zu befreien. Wenn ich gedacht hätte, dass es den Genuss und die Freude wert war, hätte ich gar keinen Grund gehabt, etwas ändern zu wollen. Und dennoch widerstrebte es mir während meiner Therapiejahre, auf das Genussgefühl zu verzichten, das mit meinen Essanfällen einherging. Um mir in Erinnerung zu rufen, dass ich in der Tat auch ohne den Genuss und die Freude überleben könnte, wenn ich aufhörte, mich Essanfällen hinzugeben, stellte ich mir die folgende aufschlussreiche Frage:

Wenn ich kein Verlangen verspüren würde, mich mit Essen vollzustopfen, täte ich es dennoch – einfach nur des Genusses wegen?
Wieder lautet die Antwort: natürlich nicht! Der Wunsch, die sekundären Vorzüge zu genießen, verschwand zusammen mit dem Verlangen, und die Vorstellung, sich aus purem Genuss einem Essanfall hinzugeben, erschien dumm. Ohne das starke Verlangen zu verspüren, war es gar nicht mehr verlockend, sich einem Essanfall hinzugeben. Genau genommen erschien es mir sogar eher wie das Gegenteil von Genuss. Die Vorstellung, mich mit unglaublichen Mengen Essen vollzustopfen – aus welchem Grund auch immer – ergab einfach keinen Sinn mehr. Es war sogar eher eine abstoßende Vorstellung.

Ohne das irrationale Verlangen zu verspüren, sich mit Essen vollzustopfen, ist ein Essanfall kein Erlebnis, dem sich irgendjemand aus Genuss hingeben würde oder um mit seinem Leben klarzukommen.

35

Auslöser

In der konventionellen Essstörungstherapie sind Auslöser alle Ereignisse, Handlungen, Gefühle, Gedanken oder Situationen, die zu einem Essanfall führen. Ein primäres Ziel meiner Therapie war, nach Verhaltensmustern zu suchen, die zu Essanfällen führten, um Auslöser zu identifizieren und dann Wege zu finden, um mit diesen Auslösern umzugehen. Wenn ich die Auslöser identifizieren und eliminieren könnte oder lernen würde, richtig mit ihnen umzugehen, sollte mein Verlangen, mich Essanfällen hinzugeben, theoretisch verschwinden. Auslöser waren alle möglichen Dinge des Lebens – normale Ereignisse wie ein Streit mit meinen Eltern oder meinem Freund, ein Abend allein ohne Pläne, eine nicht perfekte Note in einer Prüfung, der Verzehr eines Desserts, der Konsum von Alkohol, das Auslassen einer Mahlzeit, ein anstrengender Tag bei der Arbeit oder in der Schule sowie eine Vielzahl von Empfindungen wie das Gefühl, sich wertlos zu fühlen, Stress, Traurigkeit oder sogar Glücksgefühle.

Das Problem bei dieser Herangehensweise war, dass die Auslöser nicht das Problem darstellten. Die Gleichung für meine Essanfälle würde bei diesem Ansatz lauten:

Auslöser → Verlangen → Essanfall → Kompensation

Wenn ich mich also einsam fühlte (Auslöser), überkam mich der Drang, mich vollzustopfen (Verlangen). Ich erlag dem Verlangen (Essanfall), und dann kehrte mein wahres Ich zurück, und ich hatte ein schlechtes Gewissen und fühlte mich fett, sodass ich den Essanfall durch exzessives Training wiedergutmachte (Kompensation). Was verursachte bei diesem Beispiel meinen Essanfall? Gewiss nicht der Auslöser, denn Einsamkeit verursacht keine Essanfälle. Vielleicht mag ich wirklich einsam gewesen sein, aber ich wollte keine Gesellschaft – was ich wollte, waren große Mengen Essen. Sobald das Verlangen in mir aufstieg, war dies das Problem und sonst nichts.

Eigentlich kann *gar nichts* Essanfälle auslösen, denn wenn dies möglich wäre, gäbe es keinen freien Willen. Es wäre, als würde man sagen, dass jemandes Wut den Abzug der Pistole gedrückt hätte. Das ist schlicht und einfach nicht möglich. Ungeachtet der Wut oder anderer Gefühle müssen bewusst willkürlich gesteuerte Handmuskeln eines Schützen eingesetzt werden, um eine Pistole abzufeuern. Genauso musste ich bewusst und willentlich meine Hand-, Mund-, Gesichts- und Rachenmuskulatur einsetzen, um große Mengen Nahrung in meinen Mund zu befördern. Und diese Muskeln konnten durch nichts anderes als durch mein Einverständnis und meinen Willen aktiviert werden. Wenn ich in der Therapie also sagte, dass dies oder das „meinen Essanfall ausgelöst hatte", sprach ich meinem am höchsten entwickelten menschlichen Gehirn die Fähigkeit ab, eine bewusste Entscheidung treffen zu können. Das Einzige, was irgendeine Situation, ein Gefühl oder ein Ereignis im Leben auslösen konnte, ist ein Verlangen, sich mit Essen vollzustopfen. Wenn ich also in diesem Kapitel über meine „Auslöser" spreche (es sei denn ich beziehe mich auf die Therapie), meine ich damit immer etwas, das mein Verlangen ausgelöst hat, mich einem Essanfall hinzugeben.

Die Vorstellung, dass Auslöser bei Essanfällen eine Rolle spielen, hat durchaus eine gewisse Berechtigung, denn das Verlangen, mich mit Essen vollzustopfen, überkam mich in bestimmten Situationen und als Reaktion auf bestimmte Gedanken, Gefühle und Ereignisse häufiger und in anderen Situationen oder im Zusammenhang mit anderen Gedanken, Gefühlen und Ereignissen seltener. Aber diese Auslöser waren nie die Ursache meiner Essanfälle, und ich glaube, dass mir das in gewisser Weise auch immer bewusst war. Bevor ich Bulimikerin wurde, haben diese Situationen, Gedanken, Gefühle und Ereignisse bei mir nicht zu Essanfällen geführt. Und heute verleiten mich diese Situationen, Gedanken, Gefühle und Ereignisse auch nicht zu Essanfällen. Wie sich herausstellte, gab es nur vorübergehend und nur indirekt eine Verbindung zwischen diesen „Auslösern" und meinen Essanfällen.

Um dies zu verdeutlichen, sehen wir uns zunächst an, wie meine Auslöser in meinem Gehirn ihre Wirkung entfalteten.

Wie Auslöser in meinem Gehirn ihre Wirkung entfaltet haben

Als sich meine Gewohnheit herausbildete, schaffte ich mir im Wesentlichen meine eigenen Auslöser, indem ich in bestimmten Situationen wieder und wieder Essanfällen erlag. Zu Beginn meiner Essstörung gab es bei mir keine spezifischen Auslöser außer Hunger und das Vorhandensein von sehr schmackhaften Nahrungsmitteln. Das Verlangen, mich mit Essen vollzustopfen, stieg in mir auf, wenn ich auf Essensentzug war und Zugang zu großen Mengen zucker- und fetthaltiger Produkte hatte. Diese ersten Essanfälle waren vom Instinkt getrieben – die Gelegenheit bot sich, ich konnte meinem Verlangen nicht widerstehen, also gab ich dem Drängen meines niederen Gehirns nach. Das Ganze geschah ohne Sinn und Verstand. Allerdings passierten meine ersten Essanfälle nicht in einem Vakuum.

Ich stand natürlich mitten im Leben – mit all seinen Problemen, Stressfaktoren, Beziehungen, Emotionen, Freuden und mit allem Kummer. Jedes Mal, wenn ich meinem Verlangen erlag und mich vollstopfte, stellte mein Gehirn eine Assoziation zwischen dem Essanfall und dem her, was sonst gerade in meinem Leben geschah, und merkte sich das. Anfangs beschränkten sich die Auslöser vor allem auf Situationen, die mit Essen zu tun hatten. Zum Beispiel überkam mich das Verlangen, mich vollzustopfen, wenn ich nicht genug zu Mittag gegessen hatte, wenn ich eine Party verlassen hatte, ohne mir einen Nachtisch gegönnt zu haben, oder wenn ich meinen restriktiven Speiseplan schleifen ließ und mir etwas Zuckerhaltiges oder Dickmachendes genehmigte. Doch irgendwann wurde das Spektrum meiner Auslöser größer. Auslöser wurden auch bestimmte Ereignisse, Gedanken, Situationen, Menschen und Gefühle im Zusammenhang mit meinen Essanfällen, die gar nicht viel mit Essen zu tun hatten.

Das bedeutete nicht, dass ich schlecht gerüstet war, bestimmte Aspekte meines Lebens zu bewältigen, es bedeutete nur, dass ich in meinem Gehirn bestimmte Assoziationen oder Muster eingraviert hatte. Zum Beispiel gab ich mich von Anfang an nur dann Essanfällen hin, wenn ich allein war, weil ich meine Essanfälle als etwas betrachtete, für das ich mich schämte. Dadurch brachte ich meinem niederen Gehirn bei, dass Alleinsein mit Essanfällen assoziiert war, woraufhin es begann, unwillkürlich das Verlangen in mir aufsteigen zu lassen, mich mit Essen vollzustopfen, sobald ich etwas Zeit für mich allein hatte.

Das Gehirn „giert" nach Mustern und sucht endlos nach ihnen.[217] Das Gehirn assoziiert wichtige Muster mit einer Bedeutung und fügt ihnen entsprechende Reaktionen hinzu.[218] Ich glaube, dass Auslöser nichts weiter sind als „Reiz-Reaktions-Muster" des niederen Gehirns. Ein Stimulus oder Reiz ist ein äußeres Ereignis oder ein inneres Gefühl, das ein bestimmtes Verhalten auslöst – eine unwillkürliche Reaktion. Wir verfügen alle über viele Reiz-Reaktions-Muster, einige funktionieren instinktiv, einige haben wir erlernt. Wenn eine Frau zum Beispiel nachts allein durch eine dunkle Gasse geht (Stimulus), bekommt sie vielleicht unwillkürlich Angst und gerät in höchste Alarmbereitschaft (Reaktion). Wenn ein Autofahrer sich einer roten Ampel nähert (Stimulus), signalisiert sein Gehirn seinem Fuß automatisch, auf die Bremse zu treten (Reaktion). Wenn man sich in einem Raum befindet und plötzlich ein lauter Lärm ertönt (Stimulus), zuckt man automatisch zusammen (Reaktion). Wenn man sich an ein schönes Ereignis aus seiner Kindheit erinnert (Stimulus), werden automatisch positive Gefühle ausgelöst (Reaktion). Jeder hat Reiz-Reaktions-Muster, die mit vielen

---

217 Thomas B. Czerner: What Makes You Tick, S. 133
218 Thomas B. Czerner: What Makes You Tick, S. 135

Lebenssituationen assoziiert sind, ob man sich dessen bewusst ist oder nicht.

Sobald ein Reiz-Reaktions-Muster im niederen Gehirn etabliert ist, löst der Reiz automatisch die Reaktion aus, und zwar jenseits der willentlichen Kontrolle und Steuerung. Sobald der Reiz eintritt, feuern Neuronen automatisch die bekannten neuronalen Pfade entlang, und das Gehirn erzeugt die Reaktion. Häufig sind diese Reaktionen sinnvoll und manchmal sogar überlebenswichtig – wie das Bremsen vor einer roten Ampel oder die erhöhte Alarmbereitschaft in einer dunklen Gasse. Andere unwillkürlich ausgelöste Reaktionen sind nicht überlebenswichtig, aber auch nicht schädlich – wie das Zusammenzucken bei einem lauten Geräusch oder das Aufkommen nostalgischer Gefühle beim Erinnern an bestimmte Ereignisse. Doch manchmal verbindet das niedere Gehirn mit einem Reiz unangemessene und sogar gefährliche Reaktionen. Dies war bei meinen Essanfällen der Fall.

Indem ich wiederholt in bestimmten Situationen Essanfällen erlag, etablierte ich Reiz-Reaktions-Muster, die nicht gesund waren. Ein normales alltägliches Ereignis oder eine alltägliche Stresssituation lösten eine unangemessene Reaktion aus: das Verlangen, mich mit Essen vollzustopfen. Ich erlag meinem Verlangen, mich einem Essanfall hinzugeben, wenn ich abends allein zu Hause war, wenn ich nach einer Party mit dem Auto nach Hause fuhr, nach einem anstrengenden Tag in der Schule, an der Uni oder bei der Arbeit, wenn ich mich langweilte, wenn ich bei einer Mahlzeit etwas zu viel gegessen hatte, wenn ich zu wenig gegessen hatte, wenn ich traurig, einsam oder ängstlich war oder mich zurückgewiesen fühlte. Die Liste ließe sich endlos fortsetzen. Da mein niederes Gehirn abgespeichert hatte, wo, wann und wie ich mich vollgestopft hatte, ließ es sich leicht konditionieren, um die Muster aufrechtzuerhalten.

Sehen wir uns jetzt an, wie sich dies im realen Leben vollzog: In meinem ersten Jahr an der Uni, also etwa sechs Monate nach meinen ersten Essanfällen, kamen meine Eltern, um mich und meine Schwester zu besuchen, und wir trafen uns alle in einem Restaurant zum Abendessen. Ich versuchte zu dem Zeitpunkt immer noch, meine Kalorienaufnahme zwischen meinen Essanfällen zu reduzieren und bemühte mich (vergeblich), mein niedriges Körpergewicht beizubehalten. Am Tag zuvor hatte ich einen Essanfall gehabt, jedoch wegen ihres Besuchs an jenem Tag nicht allzu viel trainieren können. Deshalb wollte ich zum Abendessen nicht viel zu mir nehmen. Ich bestellte mir ein kalorienreduziertes Sandwich und aß nur die Hälfte davon.

Als ich aufhörte zu essen, konnte ich nicht anders, als auf den Gesichtern meiner Eltern missbilligende Blicke wahrzunehmen, wobei ich nicht weiß, ob sie wirklich so guckten oder ob ich es mir nur einbildete. Corey aß auch nur eine kärgliche Portion ihres Abendessens, doch das schienen meine Eltern nicht zur Kenntnis zu nehmen. Zu jenem Zeitpunkt hatte auch meine Schwester angefangen, ihre Kalorien zu reduzieren, mehr Sport zu treiben und ein wenig abzunehmen – wie es die meisten jungen Frauen irgendwann versuchen (s. Kapitel 18). In Anbetracht dessen, dass Corey und ich gleich erzogen worden waren, war dies keine Überraschung. Zu ihrem Glück blieben ihr aufgrund ihrer im Vergleich zu mir ganz anderen Persönlichkeitsmerkmale schwerwiegende Folgen erspart. Doch zu sehen, wie sie ihre Nahrungsaufnahme reduzierte, sorgte zu jener Zeit bei mir dafür, dass ich mir meiner mangelnden Willensstärke bewusst wurde. Jenes Abendessen wurde, wie die meisten Familienmahlzeiten, die wir gemeinsam einnahmen, während ich unter meiner Essstörung litt, von einer unterschwelligen Anspannung begleitet, was das Thema Essen anging. Nach meinem halben Sandwich war ich keineswegs satt und rang mit mir, um mich davon abzuhalten, mehr von dem Sandwich zu essen, während meine Schwester sich scheinbar mühelos – so schien es mir zumindest – mit ihrer spärlichen Portion zufriedengab.

Während ich dasaß und die zweite Hälfte meines Sandwiches anstarrte, stieg das vertraute Verlangen in mir auf. Ich schenkte der Unterhaltung kaum noch Beachtung und wünschte mir, das Restaurant verlassen und mehr essen zu können. Natürlich versuchte ich, mir das auszureden und gegen das Verlangen anzukämpfen, aber als ich schließlich wieder alleine war, gab ich nach und stopfte mich voll.

Mein Verlangen, mich einem Essanfall hinzugeben, war eine Reaktion darauf, dass ich zu wenig gegessen hatte, doch diese Erfahrung vermittelte meinem Gehirn diverse Reiz-Reaktions-Muster. Mein niederes Gehirn verband meine Essanfälle mit folgenden Situationen und Gefühlen: mit meinen Eltern essen zu gehen, meiner Schwester dabei zuzusehen, wie sie kleine Portionen mümmelte, meiner Unlust, mit meiner Familie Konversation zu betreiben, meiner Missbilligung der Essgewohnheiten anderer und natürlich der Tatsache, während einer Mahlzeit nicht genügend gegessen zu haben. Wenn ich das nächste Mal in eine dieser Situationen geriet oder sich eines dieser Gefühle bei mir meldete, war es noch wahrscheinlicher, dass mein Gehirn mir die Botschaft sendete, mich einem Essanfall hinzugeben.

Das niedere Gehirn erinnert sich an das, womit es Resultate erzielt

Das niedere Gehirn erinnert sich an das Reiz-Reaktions-Muster, weil das Gehirn opportunistisch ist: Es erfasst schnell, wie es die gewünschten Resultate erzielt. In der Verhaltenstherapie nennt man dies das „Gesetz der Wirkung": Verhaltensweisen, die für einen Organismus angenehme Konsequenzen zur Folge haben, werden später häufiger auftreten, während Verhaltensweisen, denen unangenehme Konsequenzen folgen, seltener gezeigt werden.[219]

Das niedere Gehirn einer Betroffenen, die unter Essanfällen leidet, kann mit dem eines kleinen Jungen verglichen werden, der in einem Spielzeugladen einen Wutanfall bekommt, weil er ein bestimmtes Spielzeug haben will. Wenn seine Mutter nachgibt und ihm das Spielzeug kauft, wird der Junge, wenn er das nächste Mal mit seiner Mutter den Spielzeugladen besucht, sehr wahrscheinlich wieder einen Wutanfall bekommen. Warum? Weil sein Wutanfall Wirkung gezeigt hat – er hat genau das bekommen, was er wollte. Oder anders gesagt: Die Verhaltensweise wurde durch eine positive Konsequenz verstärkt. Das Gehirn des kleinen Jungen wird sich jedes Mal, wenn er einen Spielzeugladen betritt (Reiz), daran erinnern, dass er einen Wutanfall bekommen sollte (Reaktion), da er auf diese Weise das gewünschte Ergebnis erzielen wird. Wenn die Reaktion zum gewünschten Ergebnis führt, ist es wahrscheinlicher, dass das Gehirn die Reaktion wiederholt, sobald der Reiz erneut auftritt.[220]

Genauso verhielt es sich mit meinem niederen Gehirn. Wenn es bekam, was es wollte – einen Essanfall mitsamt den angenehmen biochemischen Veränderungen, die mit ihm einhergingen –, speicherte es die Ereignisse ab, die zu dem Essanfall geführt hatten und lernte, die gleiche Taktik zu wiederholen. Es erinnerte sich daran, wann ein Verlangen zum Erfolg geführt hatte und wann nicht. Und da ich dem Verlangen nach dem Abendessen mit meinen Eltern nachgegeben hatte, wurde ein Abendessen mit meinen Eltern zu einem starken Reiz, sodass nach einem Abendessen mit meinen Eltern eher häufig als selten das Verlangen in mir aufstieg, mich einem Essanfall hinzugeben. Und je häufiger ich diesem Verlangen nachgab und dieses Muster wiederholte, desto mehr verfestigte sich diese Assoziation in meinem Gehirn.

Jeder, der unter irgendeiner Sucht leidet, muss mit Reiz-Reaktions-Mustern umgehen. Man hört zum Beispiel häufig von Rauchern, dass sie angeblich kein Bier trinken können, ohne eine Zigarette zu rauchen. Natürlich ist es in physischer Hinsicht keinesfalls erforderlich, dass das Biertrinken mit dem Rauchen einer Zigarette einhergeht, aber im Gehirn eines Rauchers hat sich oft ein starkes Assoziationsmuster verfestigt, das die beiden Dinge in Verbindung bringt, weil der Raucher wiederholt gleichzeitig ein Bier getrunken und dabei geraucht hat. Weil das Reiz-Reaktions-Muster so stark ist, wird das Gehirn des Rauchers automatisch ein heftiges Verlangen generieren, immer, wenn er trinkt, zu rauchen. Wenn er je wagt, zu versuchen, Alkohol zu trinken, ohne zu rauchen, wird sein niederes Gehirn ausrasten. Es wird herumtoben, bis es bekommt, was es will. Und wenn der Raucher immer wieder nachgibt, wird sich dieses Szenario immer wieder wiederholen.

Im Laufe der Zeit gab es immer mehr Situationen, die meine Essanfälle auslösten, was angesichts der Funktionsweise des Ge-

---

[220] Gerald C. Davison, John M. Neale: Abnormal Psychology, S. 42

hirns nur Sinn ergab. Da ich mich zusehends in vielen unterschied-lichen Situationen mit Essen vollstopfte, erzeugte ich mehr und mehr Reiz-Reaktions-Muster. Meine Auslöser wurden im Laufe der Zeit aber nicht nur zahlreicher, sondern auch unspezifischer, sodass der Reiz nicht mehr ganz spezifisch sein musste, um das Verlangen in mir aufsteigen zu lassen, mich einem Essanfall hin-zugeben. Als die Gewohnheit fest in meinem Gehirn etabliert war, erzeugte alles, das dem Reiz auch nur ähnelte, die Reaktion – und auch dafür sorgte wieder mein opportunistisch agierendes niederes Gehirn. Zur Verdeutlichung komme ich auf das Beispiel des Restaurantbesuchs mit meinen Eltern zurück. Als ein Restau-rantbesuch mit meinen Eltern und ein darauffolgender Essanfall als ein Reiz-Reaktions-Muster etabliert war, stellte ich fest, dass ähnliche Situationen zur gleichen Reaktion führten. Bald überkam mich das Verlangen nicht nur nach einem Restaurantbesuch mit meinen Eltern, sondern auch dann, wenn ich mit meinen Eltern zu Hause aß, nach einem Restaurantbesuch mit Freunden oder nach jedem Essen in Gesellschaft.

Wieder reagierte mein niederes Gehirn wie das des kleinen Jungen mit den Wutanfällen. Sobald der Junge mitbekommen hat, dass sein Wutanfall in einem Spielzeugladen zum Erfolg führt, versucht er das Gleiche vielleicht in einem Supermarkt, ei-nem Fastfood-Restaurant oder zu Hause. Wenn der Wutanfall an jedem dieser ähnlichen Orte das gewünschte Resultat zur Folge hat, entwickeln sich Besuche dieser Orte zu weiteren Reizen, die automatisch die entsprechende Reaktion hervorrufen: einen Wutanfall. Genauso verhielt es sich mit meinem Gehirn: Wenn es mich in einer Situation, die dem ursprünglichen Reiz ähnlich war, dazu verleiten konnte, mich einem Essanfall hinzugeben, erzeugte fortan auch diese ähnliche Situation das Verlangen in mir, mich mit Essen vollzustopfen.

Warum Essanfälle oft mit Stressfaktoren in Verbindung stehen

Die meisten Bulimikerinnen berichten, dass ihre Auslöser vor-wiegend negative Ereignisse, Gedanken und Gefühle sind. An-ders ausgedrückt: Bulimikerinnen geben oft an, dass ihren Essanfällen „Situationen vorausgehen, die sie als stressig empfinden"[221], und genau das habe natürlich auch ich meinen Therapeuten berichtet. Obwohl dies in gewisser Weise richtig ist (worauf ich gleich noch eingehen werde), glaube ich, dass bei diesem Befund auch eine einseitige Verzerrung im Hinblick auf die berichteten Auslösungssituationen eine Rolle spielt. Als ich während meiner Therapie nach meinen Auslösern suchte, machte ich nur negative Auslöser ausfindig, weil ich dachte, dass ich nur nach negativen Auslösern suchen sollte. Die konventionelle Therapie lehrt uns, dass negative Gedanken, Gefühle und Ereignisse Essanfälle auslösen, also konzentrierte ich mich auf solche. Hätte ich nach dem Restaurantbesuch mit meiner Familie nach den Auslösern für den Essanfall gesucht, dann hätten die Anspannung beim Essen, der Anblick meiner Schwester beim Essen, die Missbilligung meiner Essgewohnheiten durch meine Eltern oder ein anderes negatives Gefühl die Schuld dafür bekommen.

Wenn ich lange genug überlegte, gab es vor jedem Essanfall immer etwas Negatives – sei es ein äußeres Ereignis oder etwas in meinem Inneren –, sodass ich immer einen negativen Auslöser identifizieren konnte. Außerdem barg das Negative einen Vorteil für mich: Ich war kopfmäßig aus dem Schneider. Wenn ich einen negativen Auslöser identifizieren konnte, fühlte ich mich nicht so sehr für meine eigenen Handlungen verantwortlich. Ich konnte ja den Auslöser für meinen Essanfall verantwortlich machen, und das fühlte sich viel besser an, als mir selber die Schuld zu geben. Wenn ich glaubte, dass mein Essanfall auf einen Streit mit meinem Freund, Einsamkeit oder Stress wegen einer bevorstehenden Prüfung zurückzuführen war, hatte ich eine Rechtfertigung für mein abstoßendes und beschämendes Verhalten.

Ob ich nun bei meiner Analyse voreingenommen war oder nicht, tatsächlich überkamen mich meine Essanfälle häufiger nach irgendeiner Art Stress als nach positiven Erlebnissen. Warum das so war? Wegen der sekundären Vorzüge, die mit Essanfällen einhergehen. Diese sekundären Vorzüge sorgten dafür, dass ich mich vorübergehend gut fühlte. Also lechzte ich

---

[221] Kenneth Joel Shapiro: Animal Models of Human Psychology, S. 133

unwillkürlich nach diesen Vorzügen, wenn ich ein wenig Freude, Ablenkung, Benebelung oder Stressabbau gebrauchen konnte.

Es ist allgemein bekannt, dass Essen Stress abbaut[222], auch bei Menschen, die nicht unter einer Essstörung leiden, und sogar bei Tieren. In einigen der bereits erwähnten Rattenstudien stopften sich Ratten, denen zuvor das Futter entzogen worden war, mit schmackhaftem Futter voll, nachdem sie Stress ausgesetzt waren, während die Ratten, denen zuvor das Futter entzogen worden war und die keinem Stress ausgesetzt waren, sich nicht vollstopften.[223]

Mit anderen Worten: Stress brachte die Ratten, die durch vorherigen Futterentzug bereits dafür anfällig gemacht worden waren, sich zu überfressen, dazu, sich einem Fressanfall hinzugeben. Es gibt mit Sicherheit eine Verbindung zwischen Stress und Essen, und bei dieser Beziehung spielen sehr wahrscheinlich die Opioide eine wichtige Rolle.[224] Wie die Ratten, denen das Futter entzogen worden war, war ich wahrscheinlich anfällig für stressbedingte Essanfälle. Allerdings löste Stress meine Essanfälle nie aus, er verursachte nur mein Verlangen, mich mit Essen vollzustopfen. Doch im Gegensatz zu den Ratten hatte ich dank der Fähigkeiten meines am höchsten entwickelten menschlichen Gehirns immer die Wahl, ob ich meinem Verlangen nachgab und mich einem Essanfall hingab oder nicht.

Dass mein niederes Gehirn automatisch das Verlangen in mir aufsteigen ließ, mich einem Essanfall hinzugeben, wenn ich negativen Gedanken, Gefühlen oder Erlebnissen ausgesetzt war, war *kein* Indikator dafür, dass ich mich Essanfällen hingeben musste, um mit diesen Gedanken, Gefühlen oder Erlebnissen fertigzuwerden. Es waren einfach nur diese starken Assoziationsmuster, die dafür sorgten, dass mein Verlangen häufiger in Folge negativer Umstände und Stresssituationen in mir aufstieg. Aber der einzige Grund, aus dem ich mich mit Essen vollstopfte, war,

---

222 Kenneth Joel Shapiro: Animal Models of Human Psychology, S. 136

223 M. M. Boggiano et al.: Combined Dieting and Stress Evoke Exaggerated Responses to Opioids

224 M. M. Boggiano et al.: Combined Dieting and Stress Evoke Exaggerated Responses to Opioids

dass ich mein Verlangen befriedigen wollte, das mich drängte, mich einem Essanfall hinzugeben. Negative Gedanken, Gefühle und Erlebnisse lösten weder früher, als ich noch nicht unter Bulimie litt, Essanfälle aus noch heute nach meiner Genesung.

Warum die Beschäftigung mit Auslösern ineffektiv war

Aus Sicht der konventionellen und insbesondere der kognitiven Verhaltenstherapie sollte das Erlernen des Umgangs mit Auslösern – egal, ob der Auslöser ein schwieriger äußerer Umstand oder ein negativer Gedanke oder ein Gefühl ist – dafür sorgen, dass das Verlangen, sich einem Essanfall hinzugeben, in den meisten Fällen gar nicht erst aufkommt, und wenn es bereits da ist, wieder verschwindet. Wenn ich zum Beispiel zu dem Schluss gekommen bin, dass das Gefühl von Unsicherheit bei mir zu Essanfällen führt, könnte ich jedes Mal, wenn das Gefühl von Unsicherheit in mir aufsteigt, Entspannungstechniken anwenden und auf diese Weise dafür sorgen, dass das Verlangen, mich einem Essanfall hinzugeben, mich gar nicht erst überkommt oder wieder verblasst, wenn es bereits dabei ist, in mir aufzusteigen. Wenn ich zu Essanfällen neigte, wenn ich abends allein war, könnte ich mir etwas vornehmen, und die Ablenkung durch irgendwelche Aktivitäten hätte dafür sorgen sollen, dass das Verlangen mich gar nicht erst überkäme oder wieder verblassen würde, wenn es bereits im Entstehen begriffen war. Bei mir haben diese Techniken nie funktioniert, und dafür gibt es meiner Meinung nach zwei Gründe:

1. Durch den Umgang mit Auslösern wurde das eigentliche Problem nicht angegangen.
Während der Therapie identifizierte ich meine Auslöser und entwickelte Pläne, mit ihnen umzugehen. Ich bemühte mich sogar, einigen Auslösern ganz aus dem Weg zu gehen. Manchmal beschloss ich, nicht auf einen Drink auszugehen, weil ich befürchtete, einem Essanfall zu erliegen, wenn ich wieder nach Hause kam. Manchmal hielt ich mich nur deshalb geselligen Ereignissen fern, weil diese oft dazu führten, dass ich mich un-

zulänglich fühlte – ein Gefühl, das ich für einen Auslöser meiner Essanfälle hielt. Manchmal versuchte ich, bestimmte Nahrungsmittel zu meiden, weil ich glaubte, dass sie Essanfälle bei mir auslösten. Ich hatte eine lange Liste mit positiven Dingen parat, die ich tun konnte, wenn ich mich einsam, traurig, deprimiert oder unsicher fühlte. Ich hatte Maßnahmenpläne zur Hand, um mit Beziehungskonflikten und Stress in der Schule, an der Uni und bei der Arbeit umzugehen.

Heute, da ich weiß, dass das eigentliche Problem mein Verlangen war, mich mit Essen vollzustopfen, ist mir klar, wie unnötig all meine Mühe war. All die Jahre führte mein Verlangen, mich mit Essen vollzustopfen, zu meinen Essanfällen – nicht die Auslöser. Als mein Gehirn erst einmal seine Reaktion auf bestimmte Reize etabliert hatte, konnten all meine Bemühungen, mit dem Reiz umzugehen, nichts ausrichten, um die Reaktion zu unterdrücken.

Zu versuchen, mit einem Auslöser fertigzuwerden, indem man sich einer alternativen und emotional erfüllenden Aktivität hingibt – also vielleicht eine Freundin anruft, um gegen die Einsamkeit anzukämpfen –, wäre vergleichbar damit, wenn die Mutter den ungezogenen Jungen in meinem Beispiel umarmen würde, statt ihm das Spielzeug zu kaufen, nach dem er schreiend verlangt. Das Kind wird die Umarmung sehr wahrscheinlich zurückweisen und noch lauter schreien. Selbst wenn das Kind unerfüllte emotionale Bedürfnisse haben sollte – wie eigentlich jeder, egal, ob jung oder alt –, tobt es nicht, weil es umarmt werden will, sondern weil es das Spielzeug haben will, und nur das Spielzeug wird es beruhigen.

Auslöser proaktiv anzugehen, in meinem Fall also dafür zu sorgen, dass ich mich in meiner Komfortzone befand und emotional erfüllt war, damit das Verlangen, mich einem Essanfall hinzugeben, gar nicht erst in mir aufstieg, funktionierte bei mir ebenfalls nicht. Um zu erklären, warum das so war, komme ich noch mal auf das Bespiel zurück, als ich nach dem Restaurantbesuch mit meinen Eltern einen Essanfall hatte.

Zu Beginn meiner Therapie wollten meine Therapeuten unserer Familiendynamik und möglichen Konflikten auf den Grund gehen, um zu sehen, wo etwaige Anspannungen ihren Ursprung haben könnten. Während der Therapiesitzungen grübelte ich über Fragen wie: *Habe ich Essanfälle, um gegen meine Eltern zu rebellieren, weil sie mir das Gefühl geben, mich zu erdrücken? Habe ich Essanfälle, um ihre Aufmerksamkeit zu bekommen? Habe ich Essanfälle, um ihnen und mir zu bestätigen, dass ich von ihnen unabhängig bin?* Theoretisch, so hieß es, könne ich meine Essanfälle drastisch reduzieren, wenn ich meinen familiären Konflikten auf den Grund ginge und sie löste. Dies erwies sich für mich als unwahr. Ich erinnere mich an Male, als meine Eltern zu Besuch kamen und wir wirklich eine tolle Zeit miteinander verbrachten, ich danach jedoch trotzdem das Verlangen verspürte, mich einem Essanfall hinzugeben und es auch tat.

Ja, es gab einige Konflikte, als ich unter meinen Essanfällen litt. Aber diese Konflikte gab es auch schon, bevor ich meine Bulimie entwickelte, ja sogar schon, bevor ich anfing, meine Diät zu machen, und bis zum heutigen Tag gibt es in meinem Leben ständig wechselnde Familienprobleme – keine großen Sachen, aber ich denke, dass es in den meisten Familien irgendetwas gibt, das nicht richtig funktioniert. Die Probleme in meiner Familie, die es gab, bevor ich meine Essstörung entwickelte, haben kein Verlangen in mir ausgelöst, mich Essanfällen hinzugeben, und nach meiner Genesung haben sie dieses Verlangen auch nicht mehr ausgelöst. Das liegt daran, dass familiäre Konflikte nie das Problem waren. Familiäre Probleme waren nur *vorübergehend* mit meinen Essanfällen gekoppelt.

Selbst wenn ich es während der Therapie geschafft hätte, all meine familiären Probleme zu lösen – was für einen Teenager oder eine junge Frau von Anfang zwanzig völlig unrealistisch gewesen wäre –, mein Verlangen, mich Essanfällen hinzugeben, wäre dadurch nicht verschwunden. Ich habe immer noch ein schlechtes Gewissen, dass ich je andere für meine Essanfälle verantwortlich gemacht habe, vor allem meine Eltern und meine Schwester, die mir über all die Jahre hinweg so viel Liebe und Unterstützung haben zukommen lassen. Die Highschool- und Uni-Jahre sind für Eltern-Kind-Beziehungen immer schwierige Zeiten. Das ist völlig normal, weil Teenager ihre Unabhängigkeit von ihrer Familie behaupten wollen. Ich finde es deshalb in höchstem Maße verantwortungslos, wenn Therapeuten junge Frauen wie mich ermutigen, unvermeidliche familiäre Konflikte als Ursache für ihre Essstörungen anzusehen. Schlimmstenfalls kann dies sogar zu einer dauerhaften Schädigung der familiären Beziehungen führen.

2. Der Umgang mit Auslösern war eine Herkulesaufgabe

Selbst wenn es jedes Mal gelingen würde, richtig mit seinen Auslösern umzugehen, was im Grunde genommen unmöglich ist, stellt dies eine Herkulesaufgabe dar. Um mit allen meinen Auslösern richtig umzugehen, musste ich alle Situationen, Gedanken und Gefühle, die meinen Essanfällen vorausgingen, entweder vermeiden oder lernen, sie in den Griff zu bekommen, und die Anzahl der infrage kommenden Gedanken, Situationen und Gefühle konnte unendlich sein. Auslöser gewissenhaft zu meiden oder in den Griff zu bekommen, kann durchaus dazu führen, einigen Essanfällen vorzubeugen, weil Bulimikerinnen, wie ich bereits dargelegt habe, eher dazu neigen, sich mit Essen vollstopfen zu wollen, wenn sie sich schlecht fühlen und irgendeine Art des Genusses, der Ablenkung oder der Beruhelung suchen. Wenn eine Bulimikerin also lernt, mit allen negativen Gefühlen, Gedanken und Erlebnissen in ihrem Leben gut umzugehen, kann es sein, dass sie nicht mehr so sehr nach Genusserlebnissen und Ablenkung lechzt und ihr Verlangen, sich Essanfällen hinzugeben, infolgedessen womöglich nachlässt. Aber es gibt dafür keine Garantie, denn wenn der Körper und das Gehirn erst einmal dem Binge Eating verfallen sind, wird die Essgestörte von Zeit zu Zeit getrieben sein, sich einem Essanfall hinzugeben, auch wenn sie sich ansonsten gut fühlt.

Ich bin dem Ideal, mit all meinen Auslösern gut fertigzuwerden, nicht mal nahegekommen. Ich glaube, ich war nicht besonders gut darin, negative Gefühle, Gedanken und Erlebnisse abzuwehren oder in den Griff zu bekommen. Aber war das wirklich nur *mein* Problem? Ich finde, dass es von meinen Therapeuten unrealistisch war, von mir zu erwarten, mit allen negativen Dingen in meinem Leben gut klarzukommen, insbesondere weil ich noch sehr jung war. Mit allen Ereignissen, Gefühlen, Gedanken, Situationen, Konflikten und Stressfaktoren klarzukommen, die potenziell das Verlangen auslösen können, sich einem Essanfall hinzugeben, wäre für jeden eine unerreichbare Aufgabe, und erst recht für einen Teenager oder einen jungen Erwachsenen. Ich habe mich bemüht, mit den Auslösern umzugehen und tatsächlich einige Bewältigungsstrategien entdeckt, die mir in meinem Leben gute Dienste erwiesen haben (auch wenn sie nicht viel genützt haben, um meine Essstörung zu überwinden), doch für meine Genesung war die enorme und lästige Aufgabe, mit den Auslösern umzugehen, schlicht und einfach nicht erforderlich.

Ich glaube, dass meine Fokussierung auf die Auslöser mir nur weitere Vorwände lieferte, das Aufgeben meiner Gewohnheit auf die lange Bank zu schieben. Ich redete mir Dinge ein wie: „Wenn ich mich nicht mehr unsicher fühle, wenn ich allein zu Hause bin, werde ich mich auch keinem Essanfall mehr hingeben, wenn ich allein zu Hause bin", oder „Wenn ich mich in geselligen Situationen wohler in meiner Haut fühle, habe ich keine Essanfälle mehr, wenn ich von einer Party nach Hause komme", oder „Wenn ich mich besser organisiere und vor der Examensphase genug lerne, werde ich mich am Abend vor Prüfungen nicht mehr vollstopfen." All diese Vorwände dienten, ungeachtet der jeweiligen Situation, nur dazu, mich davon abzuhalten, die Kontrolle über mein Verhalten selber in die Hand zu nehmen.

Das Bewusstsein für Auslöser war hilfreich

Als ich erst mal wusste, dass ich keine Sklavin der unwillkürlichen Reaktionen meines niederen Gehirns mehr war, störten mich meine Auslöser nicht mehr. Mein niederes Gehirn generierte in Auslösesituationen auch weiterhin konditionierte Reaktionen, also das Verlangen, mich mit Essen vollzustopfen. Das Aufkommen dieses Verlangens und aller Gedanken und Gefühle, die mit ihm einhergingen, entzog sich meiner Kontrolle. Aber ich wusste, dass ich immer die Kontrolle darüber hatte, was ich tat oder nicht tat, und zwar ungeachtet dessen, was mein Verlangen ausgelöst haben mochte.

Allerdings lernte ich auch etwas Nützliches, indem ich meine Auslöser identifizierte. Nach meiner Genesung war es hilfreich für mich zu wissen, dass es in einigen Situationen wahrscheinlicher war als in anderen, dass sie das Verlangen in mir auslösen würden, mich einem Essanfall hinzugeben. Ich wusste, dass bestimmte Nahrungsmittel, Gefühle, Gedanken und Interaktionen ganz besonders dazu angetan waren, mein Gehirnvernetzungsproblem wieder aufflammen zu lassen. An diesen Auslösesituationen oder meiner Fähigkeit, mit ihnen umzugehen, war nichts grundsätzlich falsch. Was falsch lief, war die Reaktion meines niederen Gehirns auf diese Situationen. In den Wochen und Monaten nach meiner Genesung rechnete ich damit, dass mein niederes Gehirn verrücktspielen würde, sobald ich mit einem meiner ehemaligen Auslöser konfrontiert war, und wenn dies geschah, sorgte ich dafür, dass es mich nicht tangierte. Solange ich die Macht meines am höchsten entwickelten menschlichen Gehirns über meine Essanfälle stellte und das Verlangen also einfach als neurologischen Müll und als etwas betrachtete, das nichts mit meiner Fähigkeit zu tun hatte, mit irgendwelchen gegebenen Auslösern umzugehen, war es ganz einfach, nicht auf das Verlangen zu reagieren und ihm keine Taten folgen zu lassen.

Während dieser Phase brachte ich meinem Gehirn jedes Mal, wenn ich mit einem meiner Auslöser – zum Beispiel einem Restaurantbesuch mit meinen Eltern –, konfrontiert war, ohne danach einem Essanfall zu erliegen, etwas Neues bei: dass ich mich als Reaktion auf diesen Auslöser nicht mehr mit Essen vollstopfte. Ohne dies zum damaligen Zeitpunkt zu wissen, durchbrach ich all meine alten Reiz-Reaktions-Muster, indem ich meinem Verlangen, mich mit Essen vollzustopfen, nicht nachgab. In der Verhaltenspsychologie wird dieser Prozess „Extinktion" genannt: das allmähliche Außerkraftsetzen einer konditionierten Reaktion auf einen Reiz.[225] Das berühmteste Beispiel – und auch das erste – von Reiz-Reaktions-Mustern

---

225 Gerald C. Davison, John M. Neale: Abnormal Psychology, S. 42

und deren Löschung war jenes, das bei den Hunden von Ivan Pavlov beobachtet worden war.[226]

Pavlov konditionierte die Hunde so, dass sie nach dem Ertönen einer Glocke Futter erwarteten, woraufhin sich schnell ein Reiz-Reaktions-Muster bildete. Die Hunde begannen zu speicheln, sobald sie diese Glocke hörten, und zwar schon bevor sie das Futter bekamen. Die Glocke war der Reiz, der die Reaktion des Speichelns erzeugte. Als Pavlov die Fütterung nach dem Ertönen der Glocke jedoch unterließ, ließ das Speicheln bei den Hunden nach dem Ertönen der Glocke allmählich nach. Anders ausgedrückt: Wenn Pavlov die Belohnung entzog (das Futter), hörte der Reiz (die Glocke) auf, die Reaktion (Speicheln) zu erzeugen. Mit meinen Essanfällen verhielt es sich genauso. Als ich meinem niederen Gehirn die Belohnung entzog (den Essanfall), hörten alle Reize (meine Auslöser) auf, die Reaktion (das Verlangen, mich mit Essen vollzustopfen) zu erzeugen.

Nachdem ich mehrmals mit einem Auslöser konfrontiert war, der mein Verlangen erzeugte, mich einem Essanfall hinzugeben, ohne meinem niederen Gehirn seine Belohnung zu geben, stellte ich fest, dass das Verlangen als Reaktion auf diesen speziellen Auslöser nachließ. Schon bald konnte ich Auseinandersetzungen mit meiner Familie oder mit meinem Mann haben, ohne dass mir unwillkürlich in den Sinn kam, mich danach vollzustopfen. Ich konnte mich auch deprimiert, unsicher oder einsam fühlen, ohne dass mein niederes Gehirn auch nur den Hauch eines Verlangens generierte, das mich drängte, mich einem Essanfall hinzugeben. Mein niederes Gehirn funktionierte genauso wie das des kleinen Jungen in dem Spielzeugladen: Wenn er lernt, dass Wutanfälle ihn nicht zum Ziel bringen, hört er auf, welche zu bekommen.

Auslösern mit Freude begegnen

Als ich zu verstehen begann, dass mein Verlangen, mich mit Essen vollzustopfen, das wahre Problem war und ich wirklich spürte, dass mein am höchsten entwickeltes menschliches Ge-

---

[226] Gerald C. Davison, John M. Neale: Abnormal Psychology, S. 41-42

hirn dem Verlangen überlegen war, fand ich es sogar gut, mich mit meinen alten Auslösesituationen konfrontiert zu sehen. Ich empfand es als Bestärkung zu wissen, dass mein niederes Gehirn verrücktspielen und ich dies spüren würde, dabei aber die ganze Zeit wissen würde, dass ich es nicht ernst nehmen würde. Ich freute mich, dass ich über meine Auslösesituationen hinwegkam – und zwar nicht, indem ich die Auslöser immer gut in den Griff bekam, sondern indem ich einfach keinem Essanfall erlag –, und meine Freude darüber bereitete mir nicht nur ein gutes Gefühl, sondern verfestigte meiner Meinung nach auch die Veränderungen in meinem Gehirn. Da keine Situation mehr grundsätzlich gefährlich für mich war, musste ich keine „auslösenden" Personen, Orte, Nahrungsmittel, Gefühle oder Situationen mehr fürchten, weil ich wusste, dass nichts mich dazu bringen konnte, mich noch einmal einem Essanfall hinzugeben. Die Situationen, in die ich geriet, waren nicht immer einfach zu bewältigen, aber so ist nun mal das Leben.

36

Kompensationsverhalten

Mit Kompensationsverhalten kompensiert man etwas oder macht etwas gut. Dieses Etwas ist ein Essanfall. Ohne den Essanfall dient das Kompensationsverhalten keinem Zweck. Als ich keinen Essanfällen mehr erlag, bedeutete dies gleichzeitig das Ende meines Kompensationsverhaltens. Warum hätte ich die Strapazen auf mich nehmen sollen, stundenlang exzessiv zu trainieren, wenn ich mich nicht mehr mit Essen vollstopfte? Es war einfach nicht mehr nötig. Mein kompensierendes exzessives Training war kein Symptom irgendeiner Krankheit, unter der ich litt. Es war auch keinesfalls ein Anzeichen einer psychischen Beeinträchtigung. Natürlich ist das Kompensieren nach einem Essanfall durch exzessives Training ein ungesundes Verhalten, aber bei mir begann es als ein halbwegs rationaler Versuch, die schädlichen Folgen eines Essanfalls wiedergutzumachen. Wenn ich auf die Anfangsphase meiner Bulimie zurückblicke, als ich von meinen Überlebensinstinkten dazu getrieben wurde, mich meinen Essanfällen hinzugeben, sehe ich ein weiteres Mal die Tatsache bestätigt, dass zwei Hirnmechanismen am Werk waren: die Überlebensinstinkte, die dieses unbändige Verlangen generierten, mich mit Essen vollzustopfen, und mein wahres Ich. Mein wahres Ich wurde vorübergehend immer wieder von meinem Verlangen außer Gefecht gesetzt. Aber nach jedem Essanfall kam ich wieder zur Besinnung und versuchte, den angerichteten Schaden wiedergutzumachen.

In meinem Fall waren meine beiden Arten von kompensierendem Verhalten – exzessives Trainieren und eine Beschränkung meiner Nahrungsaufnahme nach einem Essanfall – nicht ganz so gefährlich und extrem wie das Kompensationsverhalten einiger anderer Bulimikerinnen, was daran lag, dass ich es physisch nicht schaffte, mich zum Erbrechen zu bringen. (Hätte ich es geschafft, hätte ich es leider auch getan). Doch auch selbst herbeigeführtes Erbrechen oder der Missbrauch von Abführmitteln ist kein Anzeichen einer Krankheit, sondern der Versuch einer Bulimikerin, nach einem Essanfall die Kontrolle über sich selbst zurückzugewinnen.

Bis ich mir darüber klargeworden war, was in meinem niederen Gehirn vor sich ging, fühlte sich mein wahres Ich während jedes einzelnen Essanfalls machtlos. Es war, als sähe es, was ablief, ohne jedoch irgendetwas tun zu können, um dem Ganzen ein Ende zu setzen. Also versuchte ich zumindest, den Schaden zu begrenzen. Sobald der Essanfall vorüber war und mein wahres Ich zurückgekehrt war, hatte ich das Gefühl, etwas tun zu müssen, um mein abstoßendes, unersättliches Essverhalten wiedergutzumachen. Also kompensierte ich meinen Essanfall. Das Kompensieren war nie eine gute Wahl, aber es war eine rationale Entscheidung, die ich in Zeiten der Verzweiflung traf.

Während der Therapie wurde mir beigebracht, dass das Kompensieren, genau wie das anfallartige Vollstopfen mit Essen, Ausdruck irgendwelcher tieferer emotionaler Bedürfnisse oder psychischer Probleme war. Ich lernte, dass das Kompensieren eine Form von Selbstbestrafung sein konnte, ein symbolischer Akt, um mich von unerwünschten Gefühlen zu reinigen, ein Ausdruck von Wut oder eine Art von Stressabbau. Es war jedoch nichts von alledem. Es war ein unbesonnener aber verständlicher Versuch, die Unmengen Kalorien abzubauen, die ich, wie ich sehr wohl wusste, nicht hätte zu mir nehmen sollen.

Das Kompensieren wurde ebenfalls zur Gewohnheit

Mein Kompensationsverhalten begann zwar aufgrund einer von mir getroffenen bewussten – wenn auch schlechten – Entscheidung, entwickelte sich jedoch im Verlauf meiner fortschreitenden Bulimie ebenfalls zu einer unwillkürlichen

Gewohnheit. Das liegt daran, dass die Steuerung jedes Verhaltens, das oft genug wiederholt wird, in die niederen Hirnregionen verschoben wird. Und dann wird es zur Gewohnheit. Das Kompensieren wurde Teil meines gesamten durch meine Essanfälle verursachten Gehirnvernetzungsproblems, sodass mein Gehirn nach jedem Essanfall unwillkürlich das Verlangen nach Kompensation auslöste. Wenn ich am Tag nach einem Essanfall einmal nicht übermäßig trainierte, überkam mich ein starker Drang, es zu tun. Ich wurde nervös und von einem extrem schlechten Gewissen geplagt, bis ich nicht mehr anders konnte und ins Fitnessstudio ging. Auch wenn das übermäßige Trainieren schwierig und an manchen Tagen qualvoll war, fühlte ich mich noch schlimmer, wenn ich auf das Kompensieren verzichtete. Ich kann mir vorstellen, dass der Drang zu kompensieren bei Bulimikerinnen, die sich selber zum Erbrechen bringen, noch stärker ist, weil die Linderung der Schuldgefühle so unmittelbar eintritt.

Zwischen dem Kompensieren und den Essanfällen entstand eine Verknüpfung, weil mein Gehirn eines jener Reiz-Reaktions-Muster etablierte, auf die ich im vorherigen Kapitel eingegangen bin. Genauso wie bestimmte Auslöser mein Verlangen generierten, mich Essanfällen hinzugeben, wurden die Essanfälle zu Auslösern, die das Verlangen nach kompensatorischem Verhalten erzeugten. Dass auf einen Essanfall das Kompensieren folgte, wurde in meinem Gehirn in physischer Weise vernetzt, sodass ein Essanfall zum Reiz und der Kompensierungsdrang zur Reaktion wurde. Indem ich mich des Reizes entledigte (Essanfällen zu erliegen), ließ allmählich die Reaktion nach (der Drang zu kompensieren). Da ich nie mehr Essanfälle hatte, bekamen die neuronalen Pfade, die den Drang zum Kompensieren generierten, keine Gelegenheit mehr zu feuern. Es war, als hätte ich in meinem Gehirn eine Blockade errichtet, sodass der Reiz-Reaktions-Mechanismus nicht mehr in Gang gesetzt wurde.

Ich stellte jedoch fest, dass mein Gehirn auch dann einen Wunsch nach kompensatorischem Verhalten erzeugen konnte, wenn ich gar keinen Essanfall gehabt hatte. Dies geschah manchmal in den folgenden beiden Situationen:

1. Der Drang zum Kompensieren, wenn ich einfach nur zu viel gegessen hatte

Dies war die Situation, in der mich am ehesten der Drang zum Kompensieren überkam. Wenn ich eine große Mahlzeit zu mir nahm oder mich ein wenig zu satt fühlte, löste das Sattheitsgefühl manchmal eine Reaktion bei mir aus, die derjenigen ähnelte, die Essanfälle bei mir ausgelöst hatten. Ich dachte dann: *Ich kann ja morgen richtig lange trainieren, dann habe ich alles wieder verbrannt.*

Das Problem war, dass ein Völlegefühl Bestandteil meines alten Essanfall-Reizes war und mein niederes Gehirn deshalb jedes Mal, wenn ich mich ein wenig zu satt fühlte, so reagierte, als hätte ich tatsächlich einen Essanfall gehabt. Nach meiner Genesung musste ich vorübergehend damit leben. Ich ignorierte die unwillkürlich übermittelten Botschaften meines niederen Gehirns, die mir signalisierten, exzessiv trainieren zu müssen, weil ich etwas zu viel gegessen hatte, und schon bald verspürte ich keinen Kompensationsdrang mehr, wenn ich übermäßig satt war.

2. Der Drang zum Kompensieren nach dem Verzehr der früher von mir während meiner Essanfälle bevorzugten Produkte

Es gibt kein Nahrungsmittel, dessen Verzehr kompensatorisches Verhalten verursachen kann. Aber bestimmte Nahrungsmittel – vor allem die, die ich während meiner Essanfälle bevorzugt verschlungen hatte – verursachten manchmal den Drang zum Kompensieren, genauso, wie sie bei mir das Verlangen erzeugen konnten, mich einem Essanfall hinzugeben. Selbst wenn ich die Produkte, die ich während meiner Essanfälle bevorzugt verschlungen hatte, in normalen Mengen zu mir nahm, reagierte mein niederes Gehirn manchmal darauf. Es reagierte auf das, was ich aß, also auf die Tatsache, dass es sich um zuckerhaltige und dick machende Produkte handelte, nicht unbedingt auf die Menge.

Zum Beispiel stopfte ich früher gerne ganze Tüten Kartoffelchips in mich hinein. Wenn ich später eine normale Portion Kartoffelchips aß, überkamen mich manchmal willkürlich Gedanken, die mir einredeten, mehr trainieren zu müssen, um den

Verzehr der Chips wiedergutzumachen. Das heißt nicht, dass es grundsätzlich ein Problem war, Chips zu essen und ich sie von meinem Speiseplan streichen musste. Es hieß nur, dass mein niederes Gehirn gelernt hatte, den Verzehr von Chips mit kompensatorischem Verhalten zu assoziieren. Da ich jedoch nicht auf den Kompensationsdrang reagierte, verschwand er schnell.

Der Umgang mit dem Drang zu kompensieren

Ich bin mit meinem Kompensationsdrang genauso umgegangen wie mit meinem Verlangen, mich Essanfällen hinzugeben. Ich habe den Drang als neurologischen Müll erkannt – als ein Überbleibsel meiner abgelegten Gewohnheit –, ihn von meinem am höchsten entwickelten menschlichen Gehirn getrennt, nicht emotional reagiert und natürlich nicht auf ihn reagiert, indem ich Taten folgen ließ. Ich blieb mir der Situationen, die den Kompensationsdrang in mir aufsteigen lassen konnten, bewusst, musste diese Situationen jedoch nicht meiden oder lernen, sie zu bewältigen. Ich wusste, dass ich das, wozu mich mein niederes Gehirn antrieb, nicht tun musste. Ich konnte jedes in mir aufsteigende Verlangen, das im Zusammenhang mit meiner Essstörung stand, mit einem Veto belegen, egal ob es sich um das Verlangen handelte, mich einem Essanfall hinzugeben, oder um den Drang, stundenlang im Fitnessstudio zu trainieren, oder um den Drang, meine Nahrungsaufnahme zu reduzieren, wenn ich einfach nur zu viel gegessen hatte. Die neuronalen Verbindungen, die meinen Kompensationsdrang einst generiert hatten, wurden einfach immer schwächer, als sie nicht mehr aktiviert wurden. Heute kann ich eine große Mahlzeit zu mir nehmen, ohne den Drang zu verspüren, anschließend kompensieren zu müssen, und ich kann einfach nur zwanzig Minuten trainieren und mich danach ganz normal fühlen.

Kompensationsverhalten ohne vorausgehende Essanfälle

Bevor ich dieses Kapitel beende, muss ich noch auf eine Sache eingehen. Es gibt Menschen, die unter einer Essstörung leiden und keine Essanfälle haben, jedoch nach normalen Mahlzeiten oder sogar nach dem Verzehr sehr kleiner Mengen den Drang verspüren, kompensieren zu müssen. Üblicherweise bezeichnen sich alle Frauen, die sich selbst zum Erbrechen bringen oder Abführmittel missbrauchen, als „Bulimikerinnen", allerdings ist das streng genommen ein falscher Gebrauch des Begriffs. Bulimikerinnen haben per definitionem Essanfälle. Wer nach einer normalen Mahlzeit oder nach dem Verzehr kleiner Essensmengen den Drang verspürt, kompensieren zu müssen, leidet unter einer ernst zu nehmenden und gefährlichen Form restriktiven Diäthaltens und Nahrungsentzugs. Es wurde vorgeschlagen, eine neue Essstörung in die Klassifikationen aufzunehmen: die Kompensationsstörung.[227]

Kompensatorisches Verhalten ohne vorausgehende Essanfälle kann sich komplizierter gestalten als Bulimie oder eine Binge-Eating-Störung, und zwar, wie ich glaube, aus den gleichen Gründen, aus denen sich auch die Magersucht als komplizierter erweisen kann. Wenn eine junge Frau abnehmen will und dies tut, indem sie kompensiert, wird sie weniger motiviert sein, ihr Verhalten zu ändern. Das Kompensieren kann ich-synton sein – die Betroffene erlebt das Gefühlte und Gedachte also als zu ihrem Ich gehörend und glaubt somit, dass das, was sie spürt, das ist, was ihr wahres Ich will. Was die Sache noch schwieriger macht, ist, dass das Kompensieren zur Sucht werden kann, sodass jede noch so kleine Menge Essen den Drang verursachen kann, das Gegessene wieder loswerden zu müssen. Zudem kann das Kompensieren zu schweren gastrointestinalen Problemen führen, die es Betroffenen erschweren können, das zu sich genommene Essen bei sich zu behalten und dem Kompensationsdrang zu widerstehen.

Sobald sich die Gewohnheit des Kompensierens etabliert hat, ist der Drang zu kompensieren der einzige wahre Grund für das Kompensationsverhalten. Betroffene Frauen können jedoch Schwierigkeiten haben, sich von ihrem Drang zu lösen, wenn sie ihr Verlangen als zu ihrem wahren Ich gehörend empfinden. Wie ich bereits dargelegt habe, ist der unerlässliche erste Schritt

---

227 P. K. Keel et al.: Clinical Features and Physiological Response

sowohl bei der konventionellen Therapie als auch bei meiner Methode der Wille, die Störung überwinden zu wollen. Natürlich kann die Methode, die ich empfohlen habe, um dem Verlangen, sich Essanfällen hinzugeben und dem Kompensationsdrang zu widerstehen, auch von denjenigen angewandt werden, die unter einer Kompensationsstörung leiden, allerdings nur dann, wenn die betroffenen Frauen ihre Störung auch wirklich überwinden wollen und sie den Kompensationsdrang als eine unerwünschte Störung ihres Lebens betrachten. Das Gleiche gilt für die Magersucht: Erst wenn eine junge Frau den Wunsch zu hungern als etwas betrachten kann, das nicht ihrem am höchsten entwickelten menschlichen Gehirn, also ihrem wahren Ich, entspringt, kann sie die Störung überwinden.

37

Koexistierende Probleme

Forschungsergebnisse zeigen, dass es häufig eine Korrelation zwischen Bulimie und anderen psychischen Erkrankungen gibt.[228] Bei Patientinnen, die unter Bulimie leiden, wird oft ein koexistierendes Problem diagnostiziert, zum Beispiel Depressionen, Angststörungen, Drogenmissbrauch oder Persönlichkeitsstörungen.[229] Koexistierende Probleme werden von Gesundheitsexperten als „Komorbiditäten" bezeichnet, und es hat sich gezeigt, dass etwa 75 Prozent der Bulimiepatienten auch von anderen verhaltensbedingten, emotionalen oder psychischen Problemen betroffen sind.[230] Häufig lässt sich nur schwer sagen, ob die koexistierenden Probleme Folgen des gestörten Essverhaltens sind oder es sich um Charaktereigenschaften handelt, die jemanden dafür anfälliger machen, überhaupt eine Bulimie zu entwickeln.[231]

Bei mir wurde eine Depression und eine Angststörung diagnostiziert, und ich habe, wie schon erwähnt, während meiner Therapie viel Zeit darauf verwendet, diese koexistierenden Probleme anzugehen, weil ich die Hoffnung hatte, dass dadurch auch mein Verlangen verschwinden würde, mich Essanfällen hinzugeben. Doch selbst wenn die Behebung meiner koexistierenden Probleme mein Verlangen, mich mit Essen vollzustopfen, vollkommen hätte

---

228 Loreta M. Medina: Bulimia, S. 12
229 Gerald C. Davison, John M. Neale: Abnormal Psychology, S. 225
230 B. Timothy Walsh, V. L. Cameron: If Your Adolescent Has an Eating Disorder, S. 46-47
231 Dennis S. Charney; Eric J. Nestler: Neurobiology of Mental Illness, S. 1352

verschwinden lassen, wäre dies eine gewaltige Aufgabe gewesen. Ich glaube, dass ich immer anfällig für Depressionen sein werde und dazu neige, sehr ängstlich zu sein. Das heißt aber nicht, dass ich mich mit diesen Problemen abfinden und nichts tun muss, um mich zu ändern. Es heißt nur, dass ich immer noch darauf warten würde, meine Essstörung zu überwinden, wenn ich darauf gewartet hätte, erst meine koexistierenden Probleme in den Griff zu bekommen, denn meine Ängstlichkeit und mein Hang zu Depressionen scheinen hartnäckige Teile meines Selbst zu sein.

Ich bin davon überzeugt, dass ich meine Bulimie selbst dann nicht überwunden hätte, wenn ich meine Depression und meine Ängstlichkeit vollständig in den Griff bekommen hätte. Hätte ich meine Depression überwunden, hätte ich eben meine Depression überwunden. Hätte ich gelernt, mit meinen Ängsten fertigzuwerden, hätte ich eben gelernt, mit meinen Ängsten fertigzuwerden. Die Bulimie ist jedoch ein anderes Problem, dessen Überwindung anders angegangen werden muss.

Das soll nicht heißen, dass es keinen Zusammenhang zwischen Bulimie und koexistierenden Problemen gibt. Koexistierende Probleme können meiner Meinung nach die folgenden drei Dinge sein:

1. Eine Anfälligkeit dafür, sich auf Diät zu setzen
2. Folgen der Bulimie
3. Gründe, aus denen Bulimikerinnen ihre Essstörung nicht überwinden wollen

Koexistierende Probleme in Form einer Anfälligkeit dafür, sich auf Diät zu setzen

Wenn Probleme wie Depressionen und Angststörungen bereits vor der Entstehung einer Essstörung existieren, können diese Problem dafür sorgen, dass jemand eher geneigt ist, eine Diät zu machen und dass die Diät außer Kontrolle gerät, was wiederum zur Entwicklung einer Essstörung führen kann. Wenn eine junge Frau depressiv ist, beginnt sie womöglich, eine Diät zu machen und ihre Nahrungsaufnahme stark zu reduzieren, weil sie glaubt, schlank zu sein würde sie glücklich machen. Wenn eine junge Frau stark unter Ängsten leidet, könnte sie verleitet sein, es mit einer einfachen Diät zu übertreiben, weil sie sich über jede Kalorie und jedes Pfund Körpergewicht Gedanken macht. Wenn eine junge Frau unter einer Zwangsneurose leidet, dürfte es wahrscheinlicher sein, dass sie ihrem Essverhalten eine zwanghafte Aufmerksamkeit widmet.

Ich könnte Vermutungen darüber anstellen, inwiefern meine eigene Neigung zu starken Ängsten und Depressionen bei meinem Entschluss, mich auf Diät zu setzen, eine Rolle gespielt hat, aber das wären reine Spekulationen. Ich kann nur so viel sagen: Ich war auf die eine oder andere Weise anfällig dafür, mich auf Diät zu setzen, und zwei Eigenschaften, die mich anfällig dafür gemacht haben, eine Diät zu machen, waren meine Ängstlichkeit und mein Hang zu Depressionen. Genau diese Eigenschaften haben wahrscheinlich auch dazu beigetragen, dass meine Diät zu einem Problem wurde. Nach meinem ersten Essanfall sorgten meine starken Ängste wahrscheinlich dafür, dass ich eher dazu neigte, mit kompensatorischem Verhalten zu reagieren, sodass der Essanfall-Kompensations-Zyklus in Gang gesetzt war, der wiederum zur Ausbildung einer Gewohnheit führte.

Koexistierende Probleme in Form von Folgen der Bulimie

Die koexistierenden Probleme, unter denen ich während meiner Zeit als Bulimikerin gelitten habe, waren oft Folgen der Bulimie selbst. Oft war es gar nicht einfach zu sagen, welche Probleme Folgen meiner Essanfälle waren und welche von ihnen eigenständige, von meinen Essanfällen unabhängige Probleme. Außerdem konnte ich mich nur schwer daran erinnern, welche Probleme ich schon hatte, bevor ich anfing, unter Essanfällen zu leiden, da der Blick in meine Vergangenheit voreingenommen war. Nachdem ich erfahren hatte, dass Probleme wie Depressionen und Ängste Essstörungen auslösen können, war es ziemlich leicht, zurückzublicken und in meiner Kindheit Situationen zu entdecken, in denen ich depressiv oder übermäßig ängstlich gewesen war.

Als meine Bulimie sich erst einmal entwickelt hatte, verschlimmerten sich meine bestehenden Ängste und Depressionen noch, da die Essanfälle permanent zu Stress führten und mich betrübten. Nachdem ich meine Gewohnheit abgelegt hatte und diese Quelle meines schlechten Gewissens, meiner Isolation, meines Selbsthasses und des Stresses beseitigt hatte, ließen auch meine Ängste und meine Depression nach. Ich mag zwar auch schon vor dem Entstehen meiner Bulimie ängstlicher und depressiver gewesen sein als die Durchschnittsfrau und bin es nach meiner Genesung wahrscheinlich immer noch, aber eins steht für mich fest: Meine Essanfälle haben sowohl meine Ängste als auch meinen Hang zu Depressionen ungemein verschlimmert.

Koexistierende Probleme in Form von Gründen, aus denen Bulimikerinnen ihre Essstörung nicht überwinden wollen

Im Winter meines letzten Jahres an der Uni war es mit meinen Essanfällen schlimmer denn je, und meine Depressionen wurden so schlimm, dass es mir zusehends egal war, ob ich gesund wurde oder nicht. Ich sah keinen Ausweg mehr und dachte, dass ich für den Rest meines Lebens dazu verdammt sein würde, Essanfällen zu erliegen. Ich war total alle und sah keinen Sinn mehr darin, weiterhin zu versuchen, meine Essstörung zu überwinden. Ich nahm schnell zu und hatte ständig Essanfälle, manchmal mehrere Tage hintereinander. Ich hörte auf zu kämpfen, denn zu kämpfen hatte mir in der Vergangenheit nie geholfen, meine Essanfälle loszuwerden, wenngleich mein Kampfgeist zumindest dafür gesorgt hatte, dass ich mich nicht völlig aufgab. Meine Depression bewirkte jedoch, dass ich mich meinem niederen Gehirn fügte und es die volle Kontrolle übernehmen ließ.

Die gesundheitlichen Folgen meiner Essanfälle waren mir völlig egal, und an manchen Tagen war ich nicht mal sicher, ob ich noch weiterleben, geschweige denn meine Essstörung überwinden wollte. Meine Beziehungen blieben auf der Strecke, ich hatte das Gefühl, dass mein Leben orientierungs- und sinnlos war. Mein am höchsten entwickeltes menschliches Gehirn gab vorübergehend auf, und meine Gewohnheit übernahm vollkommen die Kontrolle. Zum Glück schaffte ich es, mich aus dieser Niedergeschlagenheit zu befreien und die Überwindung meiner Essstörung erneut in

Angriff zu nehmen. Allerdings waren meine damaligen Gene-sungsbemühungen, die Trainingsmethoden, nicht effektiv, weshalb ich auch dann noch weiterhin Essanfällen erlag, als ich meine schlimmste depressive Phase überstanden hatte.

Hätte ich über die richtigen Informationen verfügt, hätte ich meine Gewohnheit sogar während meiner schlimmsten depressi-ven Phase besiegen können. Das glaube ich zumindest. Allerdings denke ich schon, dass es mir viel schwerer gefallen wäre, die Energie meines am höchsten entwickelten menschlichen Gehirns einzuset-zen, als ich so am Boden war. Um meine Gewohnheit abzulegen, musste ich wissen, dass mein wahres Ich stark und imstande war, sich über die unwillkürlichen Funktionen meines niederen Gehirns hinwegzusetzen. Doch selbst wenn mir die richtigen Informatio-nen und Methoden zur Verfügung gestanden hätten, um meinem Verlangen, mich Essanfällen hinzugeben, zu begegnen, hätte mein wahres Ich vielleicht eine kleine Stärkung in Form einer Behand-lung meiner Depressionen gebrauchen können – sei es durch eine medikamentöse Behandlung oder durch irgendeine alternative Behandlungsmethode. Dies war die einzige Phase während meiner Bulimieerkrankung, in der es vielleicht sinnvoll gewesen wäre, als Erstes meine Depression zu behandeln, um meine Stimmung ein wenig zu heben, und erst dann die Überwindung der Gewohnheit anzugehen. Doch davon abgesehen war dies für meine Genesung nicht erforderlich.

Was zuerst in Angriff nehmen?

In den meisten Fällen, in denen koexistierende Probleme vor-handen sind, bin ich der Meinung, dass es sinnvoll ist zuerst die Überwindung der Bulimie in Angriff zu nehmen (außer es handelt sich um wirklich schwerwiegende, handlungsunfähig machende Probleme). Man kämpft auf verlorenem Posten, wenn man versucht, Probleme zu lösen, die eine Folge der Bulimie sind, dabei aber weiter der Gewohnheit nachgibt. Außerdem kann man nur durch die Überwindung der Bulimie erkennen, welche Probleme wirklich eigenständige Probleme sind und welche nur eine Folge der Bulimie waren. Die Bulimie und die Binge-Eating-Störung sind normalerweise die am einfachsten

zu identifizierenden und am einfachsten mit einer unkompli-
zierten Methode zu kurierenden Probleme, die darin bestehen,
ein für alle Mal damit aufzuhören, sich Essanfällen hinzugeben.
Wenn einige Probleme nach der Überwindung der Essstörung
nicht ganz verschwunden sein sollten, wird die betroffene Frau
zumindest besser wissen, welche Probleme es sind, die sie noch
angehen muss. Oder sie stellt fest, dass die koexistierenden Probleme gar nicht mehr so gravierend sind, wenn sie nicht durch die
Bulimie verstärkt werden, und somit nichts mehr bleibt, wovon
sie genesen muss.

38

Medikation

Die Behandlung von Angststörungen, Depressionen und anderen Problemen, die zusammen mit Bulimie oder Binge-Eating-Störungen auftreten, erfolgt häufig medikamentös. Doch einige Medikamente werden auch speziell zur Behandlung einer Bulimie oder einer Binge-Eating-Störung selbst verschrieben. In den meisten Fällen werden Antidepressiva verschrieben[232], wobei nur ein Antidepressivum – Prozac (Fluoxetin) – von der amerikanischen Lebensmittel- und Arzneimittelbehörde zur Behandlung der Bulimie genehmigt wurde[233]. Im Verlauf meiner Bulimieerkrankung habe ich Prozac und zwei andere Antidepressiva genommen.

Serotonin

Prozac und ähnliche Antidepressiva sind selektive Serotonin-Wiederaufnahme-Hemmer (kurz: SSRIs), die den Spiegel des Neurotransmitters Serotonin im Gehirn erhöhen.[234] Serotonin wirkt auf den Appetit und die Stimmung.[235] Niedrige Serotoninspiegel werden mit Stimmungstiefs und erhöhtem Appetit in Verbindung gebracht, hohe Serotoninspiegel hingegen mit gehobener Stimmung und verringertem Appetit. Da Bulimikerinnen und Betroffene, die unter einer Binge-Eating-Störungen leiden,

---

232 John Barnhill, Nadine Taylor: If You Think You Have an Eating Disorder, S. 97
233 Susan L. McElroy et al.: Role of Antiepileptic Drugs in the Management of Eating Disorders
234 Jim Kirkpatrick, Paul Caldwell: Eating Disorders, S. 147
235 Jim Kirkpatrick, Paul Caldwell: Eating Disorders, S. 147

Symptome wie Stimmungstiefs und gesteigerten Appetit zeigen, geht man häufig davon aus, dass sie niedrige Serotoninspiegel haben. Ein Serotoninmangel kann mit Bulimie im Zusammenhang stehen[236]; es ist jedoch nicht bekannt, ob diese chemische Anomalie der Essstörung vorausgeht oder ob sie eine Folge der Essstörung ist.[237]

Einer verbreiteten Bulimie- und Binge-Eating-Störung-Theorie zufolge sind Essanfälle eine Folgeerscheinung dieser niedrigen Serotoninspiegel.[238] Bulimikerinnen erliegen laut dieser Theorie Essanfällen, um ihre Serotoninspiegel zu erhöhen und so ihre Stimmung aufzuhellen, Stress abzubauen und ihre Depression zu lindern.[239] Laut dieser Theorie sind Essanfälle also eine Art unbewusste Selbstmedikation.[240] Das Verlangen nach Kohlenhydraten ist demnach ein Mittel des Gehirns, um zu versuchen, das chemische Ungleichgewicht zu korrigieren – in diesem Fall den zu niedrigen Serotoninspiegel.

Obwohl Betroffene, die unter Essanfällen leiden, in der Tat niedrige Serotoninspiegel aufweisen können, führt der Glaube an die Richtigkeit dieser Theorie meiner Meinung nach zu zwei Problemen.

Problem 1: Falsche Erwartungen an eine Heilung
Der Maßstab, um zu bestimmen, ob eine Theorie zutrifft oder ein Heilverfahren das Richtige ist, ist die Effektivität. Wenn niedrige Serotoninspiegel der wahre Grund für Essanfälle wären, hätte das Antidepressivum, das ich genommen habe, meine Genesung bewirken müssen. Wenn ich mich nur deshalb mit Essen vollgestopft hätte, um meinen Serotoninspiegel zu erhöhen, hätte die Erhöhung des Serotoninspiegels in meinem Gehirn mein

---

236 Gerald C. Davison, John M. Neale: Abnormal Psychology, S. 227

237 Deborah Marcontell Michel, Susan G. Willard: When Dieting Becomes Dangerous, S. 34

238 Peter M. Miller: Binge Breaker, S. 64; Anne Katherine: Anatomy of a Food Addiction, S. 25

239 Anne Katherine: Anatomy of a Food Addiction, S. 37

240 Anne Katherine: Anatomy of a Food Addiction, S. 25

Verlangen, mich Essanfällen hinzugeben, unterdrücken müssen. Aber Antidepressiva heilten meine Bulimie nicht, und sie heilen nicht alle Fälle von Bulimie. Wie sich gezeigt hat, bewirkt kein Antidepressivum – und auch kein anderes Psychopharmakon – die Unterdrückung des Verlangens, sich Essanfällen hinzugeben. Durch Prozac oder andere Arten von Antidepressiva lässt sich die Häufigkeit von Essanfällen und kompensatorischem Verhalten sowie depressiver Symptome zwar kurzfristig verringern[241], aber das ist keine Heilung.

Antidepressiva und andere Psychopharmaka wirkten nicht direkt auf mein wahres Problem: mein Verlangen, mich mit Essen vollzustopfen. Kein Medikament unterdrückt dieses Verlangen vollständig und dauerhaft, wobei Topamax es immerhin vorübergehend sehr stark reduziert hat. Kein Medikament konnte bewirken, dass ich meine Gewohnheit ablegte. Kein Medikament vermochte die fehlerhaften neuronalen Pfade zu verändern, die ich angelegt hatte, indem ich immer wieder Essanfällen erlag. Kein Medikament konnte mein durch meine Essanfälle verursachtes Gehirnvernetzungsproblem korrigieren. Psychopharmaka hatten zwar definitiv eine physische Wirkung auf mein Gehirn, und die Antidepressiva, die ich einnahm, hellten mit Sicherheit meine Stimmung auf, doch die durch diese Medikamente bewirkten Veränderungen in meinem Gehirn vermochten meine Bulimie nicht zu kurieren.

Hinzu kam, dass ich wohl erwartete, die Medikamente würden mir die sekundären Vorzüge von Essanfällen verschaffen. Aber das können Psychopharmaka nicht. Die Medikamente schmeckten weder gut, noch war es ein genüssliches Gefühl, sie hinunterzuschlucken, noch verschafften sie mir das sofortige Gefühl der Befriedigung, der Ablenkung oder der Benebelung – also all die Dinge, nach denen ich lechzte, nachdem meine Gewohnheit, mich Essanfällen hinzugeben, sich erst einmal etabliert hatte. Indem ich erwartete, dass die Pille, die ich einnahm, mein Verlangen nach der Befriedigung dieser Gelüste befriedigte,

---

241 Deborah Marcontell Michel, Susan G. Willard: When Dieting Becomes Dangerous, S. 64

war die Enttäuschung programmiert. Nichts anderes konnte mir diese sekundären Vorzüge verschaffen. Die bittere Wahrheit lautete, dass ich einfach auf sie verzichten musste.

Problem 2: Die Serotonin-Theorie lieferte mir Ausreden, mich Essanfällen hinzugeben

Wie so viele von konventionellen Therapieansätzen gepriesene Konzepte und Theorien stellte mir auch die Serotonin-Theorie der Bulimie Ausreden zur Verfügung, meinem Verlangen, mich mit Essen vollzustopfen, weiter nachzugeben. Insbesondere fallen mir zwei Ausreden ein:

Ausrede Nummer 1: Sobald ich glücklich bin und mich gut fühle, höre ich mit damit auf, mich Essanfällen hinzugeben
Mir war klar, dass die mir verschriebenen Antidepressiva und die anderen Medikamente, die den Serotoninspiegel erhöhen, dazu bestimmt waren, meine Stimmung aufzuhellen, was wiederum dazu führen sollte, mein „Bedürfnis", mich Essanfällen hinzugeben, verschwinden zu lassen. Die Serotonin-Theorie förderte die gefährliche Denkweise, dass ich mich erst gut fühlen und glücklich sein musste – durch Psychopharmaka oder auf andere Weise –, um keine Essanfälle mehr zu haben. Was sollte also geschehen, wenn ich mein Glück nicht fand und ich mich weiterhin niedergedrückt fühlte? Mein Gehirn nutzte dieses Konzept, um selbstmitleidige Gedanken und Gefühle zu produzieren, die mich ermunterten, mich vollzustopfen. Wenn ich bedrückt war, glaubte ich, eine Rechtfertigung zu haben, mich weiterhin Essanfällen hinzugeben, denn ein Essanfall war „das Einzige", das mir ein gutes Gefühl verschaffte und meine Stimmung aufhellte (das teilte mir zumindest mein Gehirn so mit). Natürlich wusste ich es besser, und mir war klar, dass kein einziges gutes Gefühl, das meine Essanfälle mir verschafften, es wert war, mich vollzustopfen.

Darüber hinaus gab es während meiner Bulimieerkrankung Phasen, in denen die Antidepressiva durchaus meine Stimmung aufhellten oder in denen ich auch ohne Medikamenteneinnahme insgesamt glücklicher war, jedoch dennoch weiter das Verlangen verspürte, mich Essanfällen hinzugeben und dies auch weiterhin tat – vielleicht nicht in ganz so starkem Maße, aber es passierte trotzdem. Wenn dies der Fall war, dachte ich, dass ich vielleicht noch nicht glücklich genug war. Vielleicht, so redete ich mir ein, müsste ich mich nur noch ein kleines bisschen besser fühlen und ein wenig mehr Erfüllung in meinem Leben finden, um damit aufhören zu können, mich mit Essen vollzustopfen. Dieses endlose Streben nach einem immer höheren Glückslevel hätte endlos weitergehen können, ohne dass ich meine Gewohnheit je abgelegt hätte.

Wie ich in Kapitel 35 dargelegt habe, als es um mögliche Auslöser ging, *können* Essanfälle eher mit gedrückter Stimmung und negativen Erlebnissen einhergehen als mit guter Stimmung und positiven Erlebnissen. Das liegt daran, dass eine Frau, die sich mies fühlt, vielleicht nach etwas verlangt, das dazu beiträgt, dass es ihr besser geht. Und wenn diese Frau unter Essanfällen leidet, wird ihr Gehirn ihr natürlich gewohnheitsmäßig als Erstes vorschlagen zu essen, um sich besser zu fühlen, und zwar in großen Mengen. Wenn diese Frau nun nicht so oft niedergeschlagen ist – zum Beispiel, weil sie Medikamente einnimmt, die ihren Scrotoninspiegel erhöhen –, könnte es theoretisch sein, dass sie nicht so oft das Verlangen verspürt, sich mit Essen vollzustopfen.

Tatsächlich lassen sich bestimmte Auslöser mit Medikamenten dahingehend beeinflussen, den Reiz zu mindern (zum Beispiel sich niedergeschlagen oder einsam zu fühlen), sodass die Reaktion (das Verlangen, sich einem Essanfall hinzugeben) nicht eintritt. Doch da das Verlangen sich vollzustopfen bei Bulimikerinnen nicht nur als Reaktion auf Gefühle wie Niedergeschlagenheit und Einsamkeit auftritt, wird das Verlangen dennoch weiter in ihr aufsteigen. Und wenn sie nicht weiß, wie sie mit diesem in ihr aufsteigenden Verlangen umgehen soll, wird sie weiter Essanfälle haben. Wenn die Wirkung der Medikamente nachlässt oder sie aufhört, die Medikamente zu nehmen, werden ihre Depression und ihre Einsamkeit zurückkehren, und ihr Verlangen, sich Essanfällen hinzugeben, wird noch stärker werden.

Ich bin froh, dass ich die Überwindung meiner Essstörung nicht mit einer Steigerung meines Glücksgefühls oder gehobener Stimmung in Verbindung gebracht habe, denn wenn ich das getan hätte, wäre ich ständig der Gefahr ausgesetzt, rückfällig zu werden. Schlechte Stimmung und das Gefühl, unglücklich zu sein, würden mich dann automatisch auf die Idee bringen, mich einem Essanfall hingeben zu müssen. Unabhängig davon, ob es um die Genesung oder die Abwendung von Rückfällen geht, ist der Glaube, dass allgemeines Wohlbefinden damit einhergeht, keine Essanfälle mehr zu haben, gefährlich.

In meinem Fall war es wahrscheinlich so, dass meine durch Medikamente bewirkte gute Stimmung (als ich noch Essanfälle hatte) für mich gefährlicher war, als wenn ich mich Essanfällen hingegeben hätte, ohne die stimmungsaufhellenden Medikamente einzunehmen. Das beste Beispiel dafür ist mein erstes Jahr an der Uni, als mir erstmals Prozac verschrieben wurde. Nachdem ich das Medikament einige Wochen lang genommen hatte, verbesserte sich meine Stimmung spürbar, und zwar so sehr, dass ich regelrecht aufgedreht war. Es fühlte sich unnatürlich an, aber ich genoss den gewaltigen Stimmungsschub, den das Medikament mir verschaffte. Mein Wohlbefinden bescherte mir zwar einen deutlich optimistischeren Blick auf mein Leben, doch meine gehobene Stimmung sorgte auch dafür, dass mir meine Essanfälle und mein kompensatorisches Verhalten zusehends egal waren.

Wenn ich einen Essanfall hatte und diesen anschließend kompensierte, hatte ich kein übermäßig schlechtes Gewissen – ich machte mir einfach keine Gedanken darüber. Und die Tatsache, dass ich aufgrund meines destruktiven Verhaltens weniger Schuldgefühle und weniger Stress hatte und mich weniger schämte, führte nicht dazu, dass ich aufhörte, dieses Verhalten an den Tag zu legen. Die Medikation war kein Heilmittel, und sie sorgte auch nicht für eine Verbesserung meines Problems. Die gleichgültige Einstellung gegenüber der Ernsthaftigkeit meiner Essstörung war keinesfalls förderlich für meine Genesung und setzte mich zudem der Gefahr aus, die bedrohlichen Folgen meiner Essstörung für meine Gesundheit zu ignorieren.

Ausrede Nummer 2: Es ist nicht wirklich meine Schuld – ich habe einen niedrigen Serotoninspiegel!
Die Serotonin-Theorie lehrte mich, dass meinen Essanfällen ein tieferer Sinn zugrunde lag. Sie lehrte mich, dass ich Nahrungsmittel „verwendete", um einen physischen Defekt in meinem Gehirn zu korrigieren: den Mangel an einem spezifischen Neurotransmitter. Dies eröffnete mir die Möglichkeit, die Schuld an meinem Verhalten meinen Neurotransmittern zuzuschreiben und meine persönliche Verantwortung außen vor zu lassen. Ich übernahm die gefährliche Idee, nach der „chemisch bedingtes Essen nicht deine Schuld ist".[242] Ich glaubte irrtümlicherweise, dass ich krank war und Essanfälle meine Medizin waren. Selbst wenn ich tatsächlich einen niedrigen Serotoninspiegel oder ein anderes chemisches Ungleichgewicht in meinem Gehirn gehabt haben sollte, und selbst wenn dies immer noch so sein sollte, sind Essanfälle mit Sicherheit kein Heilmittel für dieses Problem. Wenn ich mit einem Arzt darüber sprechen würde, dass mein Serotoninspiegel möglicherweise zu niedrig ist, würde er mir garantiert nicht dazu raten, mich Essanfällen hinzugeben.

Welche chemischen Substanzen auch immer in meinem Gehirn aus dem Gleichgewicht geraten sein mochten sie trieben mich nicht automatisch zum Kühlschrank. Dank meines am höchsten entwickelten menschlichen Gehirns hatte ich immer die Wahl. Meine individuelle Gehirnchemie mag mich dazu tendieren haben lassen, in einer bestimmten Weise zu empfinden und zu handeln, aber sie hat allenfalls für bestimmte Neigungen gesorgt. Auch wenn ich mich der Verantwortung entziehen konnte, indem ich meiner Gehirnchemie den schwarzen Peter für mein Verhalten zuschob, fand ich es unendlich befriedigender, die Verantwortung für mein Verhalten selber zu übernehmen und zu beschließen, es zu ändern.

Andere Arzneimittel
Wie bereits erwähnt, spielen Opioide dabei eine Rolle, dass Essanfälle sich zu einer genussvollen Gewohnheit ausbilden.

---

242 Anne Katherine: Anatomy of a Food Addiction, S. 37

Versuche mit Tieren haben gezeigt, dass Opioid-Antagonisten wie Naloxon bewirkten, dass diese weniger fraßen und ihre Vorliebe für Süßes nachließ.[243] Es wurde jedoch festgestellt, dass die Einnahme von Opioid-Antagonisten bei Menschen keine effektive Art der Behandlung von Essanfällen ist.[244] Auch Medikamente, die die Ausschüttung von Dopamin blockieren – einer weiteren angenehme Gefühle auslösenden Neurochemikalie, die bei Essanfällen womöglich eine Rolle spielt – haben sich für die Behandlung von Essstörungen als nicht effektiv erwiesen.[245] Die Einnahme von Antiepileptika wie Topamax kann dafür sorgen, dass das Verlangen, sich Essanfällen hinzugeben, vorübergehend nachlässt oder ganz verschwindet, aber Antiepileptika haben unerwünschte Nebenwirkungen, die die Möglichkeit ihres Einsatzes bei vielen Patienten, die unter Essstörungen leiden, beschränken.[246]

Gehirnveränderungen ohne Arzneimittel

Meiner Meinung nach zeigt die Ineffektivität der Medikamente, die auf eine Beeinflussung des Serotoninspiegels, der Ausschüttung von Opioiden oder Dopamin oder, wie Antiepileptika, sogar verschiedener Systeme abzielen, dass wir nicht einfach einen Teil des Gehirns oder einen chemischen Prozess optimieren können, um dadurch wesentliche und nachhaltige Veränderungen zu bewirken. Dafür ist das Essen ein viel zu komplexer Vorgang. Und dafür sind beim Essen zu viele Hirnregionen, Neurochemikalien und Hormone involviert – im Gehirn selbst und im peripheren Nervensystem. Wenn unser Verständnis des Nervensystems weiter fortgeschritten ist, werden Wissenschaftler vielleicht eines Tages in der Lage sein, Medikamente zu entwickeln, die sämtliche an einer Essstörung beteiligten Chemikalien und Systeme des Gehirns und des peripheren Nervensystems vollständig und dauerhaft reparieren. Aber falls das je geschehen sollte – wel-

243 Kenneth Joel Shapiro: Animal Models of Human Psychology, S. 137
244 Kenneth Joel Shapiro: Animal Models of Human Psychology, S. 139
245 Kenneth Joel Shapiro: Animal Models of Human Psychology, S. 130
246 Susan L. McElroy et al.: Role of Antiepileptic Drugs in the Management of Eating Disorders

che Nebenwirkungen werden diese Medikamente haben? Und werden all die künstlich herbeigeführten Veränderungen es wert sein – nur, um ein durch Essanfälle verursachtes Gehirnvernetzungsproblem auf einfache Weise zu beheben?

Ich glaube, dass ich in der Lage war, sämtliche biochemische Vorgänge und Systeme meines Gehirns und meines peripheren Nervensystems, die an meiner Essstörung beteiligt waren, durch eine unbedenkliche und natürliche Veränderung meines Verhaltens zu beeinflussen und zu regulieren. Medikamente waren dafür nicht erforderlich.

Neurotransmitter-Ungleichgewichte als Schwachstellen

Wie bereits erwähnt, war bei mir natürlich irgendetwas anders, was dafür gesorgt hat, dass ich anfällig dafür war, mich auf Diät zu setzen, es mit der Diät zu übertreiben und die Gewohnheit zu entwickeln, mich Essanfällen hinzugeben. Ungleichgewichte meiner Neurotransmitter können mit Sicherheit ein Faktor gewesen sein, der dabei eine Rolle gespielt hat. Vielleicht haben einige dieser chemischen Ungleichgewichte bewirkt, dass ich anfangs so viel Gefallen daran fand, mich auf Diät zu setzen. Vielleicht erklären einige diese Ungleichgewichte, warum meine Überlebensinstinkte sich so heftig regten. Und vielleicht erklären einige dieser Ungleichgewichte, warum ich so einen Gefallen daran fand, mich Essanfällen hinzugeben, warum der Verzehr großer Mengen sehr schmackhafter Produkte bei mir eine süchtig machende Wirkung entfaltete und warum mein niederes Gehirn dafür sorgte, dass die Essanfälle sich bei mir zu einer Gewohnheit entwickelten und ich an der Gewohnheit festhielt.

Vielleicht machte mich die spezielle Zusammensetzung meines Gehirns anfälliger dafür, im Hinblick auf Diäten und Essanfälle die falschen Entscheidungen zu treffen. Und da ich nicht wusste, was in meinem Gehirn vor sich ging, tat ich, was meine Neurotransmitter mir signalisierten, und traf die falschen Entscheidungen. Damit will ich die Entscheidungen, die ich getroffen habe, nicht entschuldigen. Ich sage nur, dass es irgendetwas gegeben haben muss, das mich ursprünglich anfällig dafür gemacht hat, eine Bulimie zu entwickeln. Aber im Hinblick auf meine Genesung spielte das keine Rolle. Die Fähigkeit, mich den unwillkürlich von meinem Gehirn ausgesandten Botschaften entgegenzustellen, war mir zu jedem Zeitpunkt erhalten geblieben. Ich war jederzeit in der Lage, mein am höchsten entwickeltes menschliches Gehirn über meine Essanfälle zu stellen. Selbst wenn es in meinem Gehirn tatsächlich chemische Ungleichgewichte oder Anomalitäten im Hinblick auf die Zusammensetzung meiner Neurotransmitter gegeben haben sollte, musste ich mich nicht länger dazu verleiten lassen, falsch zu handeln. Meine veränderte Ansicht, was die Rolle von Neurotransmitter angeht, lässt sich am besten mit einem Zitat aus Dr. John J. Rateys *A User's Guide to the Brain* zusammenfassen: „Dich selbst für etwaige wie auch immer geartete physiologische Schwächen deines Gehirn verantwortlich zu machen, ist fehlgeleitete Energie, die du besser darauf verwendest, deine Gewohnheiten und deinen Lebensstil zu verändern, um ein Leben zu führen, das so sinnvoll und produktiv ist wie nur irgend möglich."[247]

---

[247] John Ratey: A User's Guide to the Brain, S. 13

39

Prävention

I ch denke oft darüber nach, was mich vielleicht davor hätte bewahren können, dass sich meine Bulimie überhaupt erst entwickelte, und da fällt mir nur eins ein: Ich hätte mich nicht auf Diät setzen dürfen. Wenn ich es irgendwie hätte vermeiden können, eine Diät zu machen, hätte ich meine Essstörung vermeiden können. Was hätte mich also davon abhalten können, mich auf Diät zu setzen, und was dürfte andere junge Frauen davon abhalten, Diäten zu machen?

Seine Nahrungsaufnahme zu reduzieren, ist etwas Ernstes und potenziell Gefährliches, vor allem bei jungen Menschen, aber meiner Meinung nach wird nicht deutlich genug über die damit verbundenen Gefahren aufgeklärt. Diäten zu machen und abzunehmen ist in unserer Kultur hoch angesehen, und es wird viel zu wenig getan, um junge Menschen davon abzuhalten. Ich sehe oft Anzeigen, die junge Menschen davon abhalten sollen, Drogen zu nehmen, und diese Anzeigen sind oft wirklich abschreckend. Ich habe Plakatwände gesehen, auf denen Drogensüchtige zu sehen sind, die aussehen wie Gespenster. Ich habe einen Spot im Radio gehört, in dem ein Drogenabhängiger über all die furchtbaren Folgen seines Drogenmissbrauchs berichtet hat. Polizisten gehen in Highschools und warnen eindrucksvoll und abschreckend davor, betrunken Auto zu fahren. Im Hinblick auf Diäten und aufs Abnehmen wird nichts dergleichen unternommen.

Da Essstörungen als Krankheiten betrachtet werden, führen etliche Verbände – wie zum Beispiel die National Eating Disorders Association – Sensibilisierungskampagnen durch, um auf das Problem aufmerksam zu machen, genauso wie die American Cancer Society das Bewusstsein für Krebs schärft. Es ist ja auch gut, auf Essstörungen aufmerksam zu machen, aber ich glaube, dass der Fokus stärker darauf gelegt werden sollte, Menschen davon abzuhalten, Abmagerungskuren zu machen, denn Essstörungen sind keine Krankheiten, von denen Menschen schicksalhaft heimgesucht werden. Magersucht und Bulimie setzen meiner Ansicht nach geradezu voraus, dass die Betroffenen vorher eine Diät gemacht haben, und das Gleiche gilt auch für die meisten Fälle von Binge-Eating-Störungen – genauso wie niemand drogensüchtig wird, ohne die süchtig machende Droge das erste Mal genommen zu haben.

Es gibt Anfälligkeiten dafür, eine Essstörung zu entwickeln, genauso wie es Anfälligkeiten dafür gibt, drogensüchtig zu werden, aber die erste Diät ist genauso wenig eine Folge dieser Anfälligkeit wie der erste Konsum der süchtig machenden Droge. Die erste Diät oder der erste Konsum einer Droge geschieht aufgrund einer selbst getroffenen Entscheidung, und durch vorbeugende Maßnahmen können Menschen davon abgehalten werden, solche Entscheidungen zu treffen. Wenn Eltern ihren Kindern raten, nicht zu rauchen, sagen sie „Raucht nicht!", und informieren sie vielleicht über die furchtbaren Folgen des Rauchens. Sie sagen nicht: *Rauchen ist eine Krankheit, derer ihr euch bewusst sein solltet.* Ich will nicht sagen, dass Abschreckung die effektivste Methode ist, um Menschen davon abzuhalten, Diäten zu machen, zu rauchen, betrunken Auto zu fahren, oder Drogen zu nehmen, aber irgendwelche Maßnahmen müssen ergriffen werden, um junge Menschen von all diesen Dingen abzuhalten. Diäten, die mit einer starken Reduzierung der Nahrungsaufnahme einhergehen, sollten auf der Liste gesundheitsschädlicher Verhaltensweisen nicht fehlen, und sie sollten erst recht nicht gepriesen werden.

Prävention kann kompliziert sein

Mir ist klar, dass „Mach keine Diät!" eine kompliziertere Botschaft ist als „Rauch nicht!", da Rauchen im Gegensatz zum Befolgen einer Diät klar definierbar ist. Wer den Verzehr von Junkfood zurückfährt oder sich nicht mehr mit übergroßen Portionen vollstopft, macht nicht wirklich eine „Diät": Er oder sie lernt, sich gesünder zu ernähren. Aber selbst Umstellungen auf eine gesündere Ernährungsweise können zur Folge haben, dass der Körper aus dem Zustand der Homöostase gebracht wird und die Überlebensinstinkte auf den Plan gerufen werden. Mit anderen Worten: Eine Diät im Sinne einer Ernährungsweise muss nicht unbedingt restriktiv sein, um Probleme zu verursachen. Heranwachsende, die ihre Ernährungsweise verändern, um gesünder zu leben, sollten über die Überlebensinstinkte aufgeklärt werden und darüber, warum ihr Körper sich anfangs auch gegen gesunde Veränderungen ihrer Essgewohnheiten sträubt. Darüber hinaus sollten sie bestärkt werden, bei der Stange zu bleiben, indem man ihnen klarmacht, dass die gesunden Veränderungen schon bald zur Routine werden und dann mühelos beizubehalten sind.

Teenager davon abzuhalten, Diäten durchzuführen, ist auch insofern ein schwieriges Unterfangen, als es ein falsches Signal geben könnte: Es könnte sie nämlich auch ermutigen, exzessiv zu essen, um „bloß keine Diät zu machen". Außerdem kann das Herumreiten auf den Essgewohnheiten Heranwachsender, um sie davon abzuhalten, Diäten zu machen, das Risiko bergen, dass sie sich zu viele Gedanken über ihr Essen machen und dadurch ihr natürliches Hunger- und Sättigungsgefühl verlieren. Aufgrund all dieser Probleme, zu denen noch viele weitere kommen, behaupte ich nicht, dass es eine einfache Antwort darauf gibt, wie man junge Menschen davon abhalten kann, restriktive Diäten zu machen, aber ich glaube, dass es drei Dinge gibt, die mir möglicherweise geholfen hätten, mich gar nicht erst auf Diät zu setzen. Ich weise keinem dieser drei Faktoren die Schuld dafür zu, dass ich die Entscheidung getroffen habe, eine Diät zu machen, aber ich glaube, dass die folgenden drei Veränderungen mir vielleicht geholfen hätten, mich dafür zu entscheiden, mich einfach weiter normal zu ernähren.

Dem Körpergewicht in der Familie einen geringeren Stellenwert beimessen

Zu viele Mädchen und junge Frauen werden von Müttern und manchmal Vätern großgezogen, die wie besessen auf ihr Gewicht achten, ständig über Diäten und Trainingspläne reden, sich darüber auslassen, wie dick bestimmte Nahrungsmittel machen und ständig über Partien ihres Körpers lamentieren, die sie für zu fett halten. Ich muss hier keine Details darüber zum Besten geben, wie mit dem Thema Körpergewicht während meiner Kindheit und Jugend in meiner eigenen Familie umgegangen wurde, aber es war definitiv ein problematisches Thema. Es gab Kommentare, die zwar keinesfalls haarsträubend oder außergewöhnlich waren, mich jedoch haben glauben lassen, dass es wünschenswert ist, möglichst kein bisschen Übergewicht zu haben, und zwar nicht nur aus gesundheitlichen Gründen, sondern auch aus Gründen persönlicher Wertschätzung. Ich glaube, dass über Körpergewicht und Essgewohnheiten in einer Familie im Kontext von Gesundheit geredet werden sollte, nicht jedoch im Kontext des Aussehens. Außerdem glaube ich, dass positive Vorbilder sowohl innerhalb als auch außerhalb der Familie viel Gutes bewirken können, um junge Menschen davon abzuhalten, restriktive Diäten zu machen.

Bessere Vorbereitung auf Gewichtsveränderungen während der Pubertät

Da mein Umfeld mich glauben machte, dass eine Gewichtszunahme schlecht war, verlief meine Pubertät besorgniserregender, als es hätte sein müssen. Heute, da ich eine andere Perspektive habe, weiß ich, dass das natürliche Zulegen von Pfunden während meiner Pubertät nicht endlos so weitergegangen wäre. Mein Körper hätte sich bei seinem natürlichen Gewicht eingependelt – dem Gewicht einer Frau, nicht dem Gewicht eines Kindes –, und ich hätte nicht so viel zugenommen, dass ich übergewichtig geworden wäre. Damals hätte ich wissen sollen, dass die Pfunde, die ich während der Pubertät zugelegt habe, eine gesunde, normale und vorteilhafte Gewichtszunahme waren, nicht nur, um in Zukunft Kinder gebären zu können, sondern auch, um in der Gegenwart Sport treiben und Kraft aufbauen zu können. Ich wünschte, ich hätte die Veränderung begrüßt, anstatt meinem Körper die Nährstoffe vorzuenthalten, die er während einer so wichtigen Wachstumsphase dringend benötigte. Angesichts des Schlankheitsideals, das in unserer Kultur so hochgehalten wird, laufen dünne Mädchen, wie ich eins war, wahrscheinlich eher Gefahr, ihre körperlichen Veränderungen zu bekämpfen oder den Verlust ihres kindlichen Körpers zu beklagen, als andere Mädchen.

Kenntnis über die Unwirksamkeit restriktiver Diäten
Als ich nach der Entfernung meiner Mandeln anfing, mich auf Diät zu setzen, bemerkten meine Eltern dies ziemlich bald. Doch ihr wichtigstes Anliegen schien zu sein, mich davon zu überzeugen, dass ich mir keine Sorgen machen müsse, weil ich ja schlank war und nicht abnehmen musste. Ich erinnere mich, dass ich meine Mutter beim Einkaufen bei Walmart einmal bat, ein Diätbuch zu kaufen, und sie mir antwortete, dass ich doch schlank sei und keine Diät machen müsse. Ich will nicht sagen, dass ihre Herangehensweise falsch war, und meine Mutter hat es mit Sicherheit gut gemeint. Aber ihre Antwort war ineffektiv. Mir zu sagen, dass ich mir wegen meines Gewichts keine Sorgen machen müsse, obwohl ich in den zurückliegenden Jahren eindeutig zugenommen hatte, trug nicht dazu bei, meine Sorgen zu zerstreuen. Die Botschaft, die bei mir ankam, lautete: *Noch bist du schlank, also hör auf, dir Sorgen zu machen.* Daraus leitete ich ab: *Du solltest besser aufpassen, denn wenn du deine Kalorienaufnahme nicht reduzierst, bist du nicht mehr lange schlank.*

Eine kleine Bestätigung meiner Empfindungen hätte mir vielleicht geholfen, zum Beispiel, wenn sie gesagt hätte: *Ja, du hast während deiner Highschool-Zeit zugenommen, das ist normal, und es ist gesund. Aber du wirst nicht immer weiter zunehmen.* Ich hätte auch wissen sollen, dass es für ein Mädchen meines Alters schon rein biologisch bedingt normal war, sich mit seinem Aussehen zu beschäftigen (s. Kapitel 18), dies jedoch nur vorübergehend so eine wichtige Rolle für mich spielen würde. Noch wichtiger jedoch war, dass ich hätte wissen sollen, dass eine restriktive Diät keine Lösung war und alles nur verschlimmern würde. Ich hätte wissen sollen, dass ich – ganz egal, wie ich meinen Körper wahrnahm – eine Reduzierung meiner Kalorienaufnahme vermeiden musste, um die gefährlichen Folgen, die damit einhergingen, zu vermeiden. Genauso wie ich gelernt hatte, nicht zu rauchen, um die gefährlichen Folgen zu vermeiden, egal, wie groß auch der Druck meines Umfelds sein mochte zu rauchen, um dazuzugehören. Außerdem hätte ich begreifen und schätzen lernen müssen, dass der Mensch isst, um gesund zu bleiben, nicht um seines Körpergewichts willen. Damit will ich nicht sagen, dass ich damals keine meiner Essgewohnheiten hätte ändern sollen, ich hätte einfach nur nicht anfangen sollen, eine Diät zu machen, die mit einer Reduzierung meiner Nahrungsaufnahme einherging. Es wäre völlig in Ordnung gewesen, wenn ich meiner Gesundheit zuliebe auf Limos und einige andere ungesunde Dinge, die ich regelmäßig zu mir nahm, verzichtet und diese leeren Kalorien durch nahrhafte Lebensmittel ersetzt hätte. Aber das habe ich nicht getan. Ich habe einfach nur meine Nahrungsaufnahme reduziert, um abzunehmen.

Ich wünschte, ich hätte damals über das Wissen verfügt, das ich heute habe. Mahlzeiten auszulassen und dem Körper Nahrung zu entziehen, um abzunehmen, ist gefährlich und funktioniert auf lange Sicht sowieso nicht, um sein Gewicht zu regulieren. Vielleicht kann diese wichtige Botschaft anderen helfen, restriktiven Diäten eine klare Absage zu erteilen.

40

Brücken zur
konventionellen Therapie

Die primäre Botschaft dieses Buches lautet: Um eine Bulimie oder eine Binge-Eating-Störung zu überwinden, muss man *aufhören, sich Essanfällen hinzugeben.* Das mag übermäßig vereinfachend klingen, aber es ist die Wahrheit, sogar aus der Perspektive der konventionellen Therapie. Alle Wege zur vollständigen Genesung gehen unvermeidlich damit einher, ein für alle Mal damit aufzuhören, sich Essanfällen hinzugeben, ungeachtet dessen, wie lange man dafür benötigt. Da Veränderungen im Gehirn bewirkt werden, wenn man keine Essanfälle mehr hat, folgt daraus, dass alle Wege zur Genesung letztendlich zu wünschenswerten Gehirnveränderungen führen.

Konventionelle Therapieansätze können bei einigen Menschen erfolgreich sein und dazu führen, dass die Essanfälle aufhören und nie wieder auftreten. In diesen Fällen vollzieht das Gehirn bereits die notwendigen Veränderungen oder hat diese schon vollzogen. Meine Absicht, die diesem Buch zugrunde liegt, ist nicht, etwas zu nehmen, was bei anderen bereits funktioniert oder funktioniert hat. Wie gesagt können einige Betroffene, die unter Essanfällen leiden, mithilfe einer konventionellen Therapie genesen. Ich versuche also nur, für diejenigen, bei denen die Therapie nicht funktioniert, nicht nachhaltig funktioniert, ineffektiv, unmöglich oder unerwünscht ist, eine Alternative anzubieten.

Ich glaube nicht, dass meine Vorstellungen komplett im Widerspruch zu denen der konventionellen Therapie stehen. Ganz im Gegensatz: In gewisser Weise ist mein Ansatz „Das Gehirn ist stärker als das Verlangen", wie nachstehend erläutert, mit jeder der wichtigen therapeutischen Herangehensweisen durchaus zu vereinbaren.

Eine Brücke zur psychodynamischen Psychotherapie

Bei dieser Art Therapie ist es am schwierigsten eine Brücke zu bauen, doch ich sehe zwei Möglichkeiten, wie die psychodynamische Psychotherapie und das Konzept „Das Gehirn ist stärker als das Verlangen" zusammenfinden könnten.

Erstens wurde mir zwar von einigen Kritikern vorgehalten, dass mein Grundargument einfach nur sei, „als Erstes die Verhaltensweise zu beenden und dann die dieser zugrunde liegenden Probleme anzugehen", doch das ist nicht das, was ich gesagt habe, denn diese Feststellung beinhaltet die potenziell gefährliche Vorstellung, dass die Essstörung und die anderen Probleme eng miteinander verbunden sind und es daher unerlässlich ist, die anderen Probleme zu lösen, um vollständig genesen zu können und Rückfällen vorzubeugen. Meine These lautet hingegen: Wenn die Bulimie oder die Binge-Eating-Störung erst einmal überwunden wurde, dienen alle erzielten Verbesserungen im Hinblick auf die sonstigen persönlichen Probleme lediglich der Verbesserung der Lebensqualität und haben nichts mit der Genesung von der Essstörung zu tun.

Auch wenn die Botschaft dieses Buches nicht lautet, „Beende zuerst dein Essverhalten, und kümmere dich dann um die diesem zugrunde liegenden Probleme", glaube ich, dass dies definitiv die sinnvollste Reihenfolge ist, in der die Dinge angegangen werden sollten, wenn die psychodynamische Psychotherapie angewandt wird. Die psychodynamische Psychotherapie könnte in der Weise in Verbindung mit der Herangehensweise „Das Gehirn ist stärker als das Verlangen" angewandt werden, indem davon ausgegangen wird, dass als Erstes die Essanfälle abgestellt werden und die emotionalen Veränderungen sich danach ergeben. Dadurch würde vermieden, dass Betroffenen, die unter Essanfällen leiden, die Botschaft vermittelt wird, sie könnten ihre Essstörung erst dann überwinden, wenn sie zuerst dieses oder jenes Problem in den Griff bekommen haben oder mit sich im Reinen oder rundum glücklich sind.

Die Gewohnheit zuerst abzulegen hätte zudem den Vorteil, dass damit zugleich all die Probleme gelöst würden, die in Wahrheit eine Folge der Bulimie sind, was wiederum bedeuten würde, dass jede Menge Zeit und Geld für Therapiestunden eingespart werden könnte, in denen über Begleiterscheinungen der Bulimie geredet wird, die einfach von alleine verschwinden, sobald die Gewohnheit abgelegt ist. Darüber hinaus gibt es keinen Grund, warum eine Patientin ihre emotionalen oder die ihrer Essstörung angeblich zugrunde liegenden Probleme nicht bewältigen können sollte, während sie gleichzeitig ihre Essanfälle überwindet – solange die beiden Anstrengungen voneinander getrennt angegangen werden.

Zweitens könnte die psychodynamische Psychotherapie eine vorbereitende Therapie sein. Der erste Schritt zur Genesung ist der Wille, die Essstörung überwinden zu wollen. Dieses Buch richtet sich an Menschen, die sich voll und ganz dessen bewusst sind, dass sie ein Problem haben und dieses überwinden wollen – zumindest, dass ein Teil von ihnen das will. Ich bin mir jedoch sehr wohl dessen bewusst, dass es Betroffene gibt, die unter Essanfällen leiden, die sich gar nicht veranlasst sehen, genesen zu wollen, die sich ihrem Verhalten bereitwillig hingeben und gar nicht den Wunsch verspüren, ihre Gewohnheit aufzugeben. Ohne den Willen, die Essstörung zu überwinden, ist die Trennung des wahren Ichs von dem durch Essanfälle verursachten Gehirnvernetzungsproblem allerdings bedeutungslos. Sich bereitwillig vom niederen Gehirn steuern zu lassen, bedeutet, die Aufrechterhaltung des Status Quo hinzunehmen.

Um eine Genesung zu erreichen, ist die Mithilfe des am höchsten entwickelten menschlichen Gehirns unerlässlich, auch wenn das niedere Gehirn sich dem widersetzt. Die psychodynamische Psychotherapie könnte zum Einsatz kommen, um dabei zu helfen, den Funken des wahren Ichs zu finden, der eine Heilung will. Wenn ich sage, dass es gilt, „das wahre Ich zu finden", meine ich das nicht in dem Sinne, dass man zuerst persönliche Erfüllung finden und eine kohäsive Identität, das heißt eine gesunde Persönlichkeitsstruktur, entwickeln muss, um die Essstörung überwinden zu können, denn das könnte die Genesung auf den Sankt-Nimmerleins-Tag verschieben. Ich rede davon, den psychodynamischen Therapieansatz als eine Methode einzusetzen, um einen Blick auf das am höchsten entwickelte menschliche Gehirn zu erhaschen, das sich dem niederen Gehirn nicht mehr länger unterwerfen will.

Zusammengefasst lässt sich sagen: Eine Patientin muss in der psychodynamischen Psychotherapie keine Transformation vollziehen, um zu genesen, aber sie kann sich dieser Therapie bedienen, um nach ihrer Genesung eine Transformation zu vollziehen – falls diese gewünscht ist –, genauso wie sich jeder und jede dieser Art von Therapie zuwenden kann, egal ob er oder sie unter Bulimie leidet oder nicht. Die psychodynamische Psychotherapie könnte das Mittel sein, das einer Patientin hilft, den Teil von sich selbst zu finden, der eine Genesung will.

Brücke zur kognitiven Verhaltenstherapie

Zur kognitiven Verhaltenstherapie lässt sich am leichtesten eine Brücke bauen, denn, oberflächlich betrachtet, unterscheidet sie sich nicht so sehr von dem Ansatz „Das Gehirn ist stärker als das Verlangen". Das Ziel der kognitiven Verhaltenstherapie besteht letztendlich darin, die Essanfälle durch gesunde Verhaltensweisen zu ersetzen. Indem gesunde Verhaltensweisen ungesunde ersetzen, werden mithilfe der kognitiven Verhaltenstherapie ausführende Systeme (der präfrontale Cortex) aktiviert und können neue neuronale Pfade bilden, die die Ersatzverhaltensweisen unterstützen.[248] Ähnelt das nicht dem, was ich auch sage?

Idealerweise könnte es so funktionieren. Wenn die Bulimikerin jedes Mal, wenn das Verlangen in ihr aufsteigt, sich einem Essanfall hinzugeben, spazieren geht, ein warmes Bad nimmt, näht oder sich einer anderen, sie erfüllenden oder sie ablenkenden Tätigkeit widmet, werden die neuronalen Pfade, die diese neuen Verhaltensweisen unterstützen, stärker, und die neuronalen Pfade, die die Essanfälle unterstützen, schwächer. Allerdings

---

248 Rowland Folensbee· The Neuroscience of Psychological Therapies, S. 163-164

hat die kognitive Verhaltenstherapie zumindest bei mir nicht funktioniert. Ich habe es nur *selten* geschafft, einen Essanfall durch eine positive Verhaltensweise zu ersetzen. Dabei hatte ich viele lange Listen mit Dingen, die ich tun konnte, anstatt mich vollzustopfen, doch letztendlich hat es mich überfordert, all die Dinge zu tun, die auf dieser Liste standen.

Es fiel mir so schwer, weil die kognitive Verhaltenstherapie die Bedeutung meines Verlangens in den Vordergrund rückte. Mein Verlangen, mich mit Essen vollzustopfen, war angeblich der Ausdruck von etwas Bedeutendem wie einem Stressfaktor, einem Auslöser oder einem Gefühl, mit dem ich angeblich nicht fertigwurde. Also schenkte ich dem Verlangen Aufmerksamkeit und emotionale Bedeutung, indem ich zu entschlüsseln versuchte, was ihm zugrunde lag, und sorgte dadurch dafür, dass das Verlangen nur noch stärker wurde. Außerdem glaubte ich, dass mein Verlangen, mich einem Essanfall hinzugeben, verschwinden oder stark nachlassen würde, wenn ich mich gesunden Bewältigungsmechanismen oder ablenkenden Tätigkeiten widmete, was jedoch natürlich nicht der Fall war.

Solange mein Verlangen auch nur irgendeinen Wert besaß – ob physisch oder emotional –, konnte ich ihm nicht widerstehen. Erst als ich gelernt hatte, mein Verlangen als neurologischen Müll zu sehen, war ich in der Lage, mich ihm zu widersetzen.

Als ich schließlich nicht mehr auf mein Verlangen reagierte und ihm keine Taten mehr folgen ließ, ersetzte ich es nicht gezwungenermaßen durch positive Aktivitäten, und zwar vor allem deshalb, weil ich dies so viele Jahre lang vergeblich versucht hatte und nun etwas anderes tun wollte. Aber ich *hätte* mich natürlich irgendwelchen positiven Ersatzaktivitäten widmen *können*. Und genau da liegt die Brücke zur kognitiven Verhaltenstherapie. Wenn du dich der kognitiven Verhaltenstherapie bedienst, wirst du vielleicht feststellen, dass dir ein anderer Blickwinkel auf dein Verlangen dabei hilft, dich leichter für alternative Aktivitäten zu entscheiden, anstatt dich einem Essanfall hinzugeben. Sobald du aufhörst, deinem Verlangen Aufmerksamkeit zu schenken und ihm Bedeutung beizumessen, wirst du die Kraft haben, deinen Willen durchzusetzen

und die Essanfälle durch selbst gewählte positive Aktivitäten
zu ersetzen.

In der mehrfach erwähnten Studie von Schwartz, The Mind
and the Brain, an der Patienten mit Zwangsstörungen teilgenommen haben, war die Mehrheit von Schwartz' Patienten imstande,
alternativen Aktivitäten nachzugehen – zum Beispiel Gartenar-
beiten –, anstatt dem Drang nachzugeben, das zu tun, wozu ihre
Zwangsstörung sie anhielt. Er fand heraus, dass die Fähigkeit
seiner Patienten, Ersatzverhaltensweisen zu praktizieren, damit
zusammenhing, welchen Wert sie ihrem Zwang beimaßen. Der
Schlüsselprädiktor (die Vorhersagevariable) dafür, ob seine Therapie einem unter einer Zwangsstörung leidenden Patienten half,
war, „ob er lernt, den krankhaften Drang, sich zwanghaft zu verhalten, als den Ausdruck eines fehlerhaften Signals seines Gehirns
zu erkennen – mit anderen Worten: Ob er lernt, den Drang neu
zu bewerten."[249] Die Neubewertung des Drangs war der Schritt,
bei dem Schwartz seinen Patienten beibrachte „die aufwühlen-
den, zu den Zwangshandlungen animierenden Gedanken schnell
als sinnlos zu erkennen, als falsch, als verirrte Hirnsignale, die es
nicht einmal wert waren, die graue Substanz (Substantia grisea)
zu verwenden, derer sie sich bedienten, um in Erscheinung zu treten, geschweige denn, ihnen auch noch Taten folgen zu lassen."[250]
Je stärker die Patienten sich von ihrem Verlangen lösten, desto
weniger Bedeutung maßen sie ihm bei und desto besser konnten
sie ihre Aufmerksamkeit einer alternativen Tätigkeit widmen.[251]

Von der Prämisse ausgehend, dass das Verlangen, sich einem Essanfall hinzugeben, die einzige wahre Ursache dafür
ist, sich mit Essen vollzustopfen, muss dem Verlangen kein
Essanfall folgen, wenn die Bulimikerin lernt, das Verlangen
aus einer anderen Perspektive zu sehen: Es ist nichts weiter
als Müll, der ihrem niederen Gehirn entstammt. Wenn die
kognitive Verhaltenstherapie ihrem breiten Spektrum an kognitiven Therapieverfahren und Verhaltenstechniken, die sie

---

[249] Jeffrey M. Schwartz, Sharon Begley: The Mind and the Brain, S. 292
[250] Jeffrey M. Schwartz, Sharon Begley: The Mind and the Brain, S. 88
[251] Jeffrey M. Schwartz, Sharon Begley: The Mind and the Brain, S. 355

gutheißt, dieses simple Konzept hinzufügen würde, glaube ich, dass diese Techniken für viele Betroffene funktionieren würden.

Die Trennung und Loslösung von dem Verlangen ermöglichen beliebig viele alternative Aktivitäten – selbst wenn es nur irgendeine ablenkende Beschäftigung ist, wie im Internet zu surfen, ein Kreuzworträtsel zu lösen oder Musik zu hören. Mit anderen Worten: Das Konzept, das am höchsten entwickelte menschliche Gehirn als stärker anzusehen als die Essanfälle, könnte Patientinnen die Willenskraft geben, die sie benötigen, um die in der kognitiven Verhaltenstherapie empfohlenen Techniken anzuwenden, und diese Form der Therapie somit effektiver machen. Es ist nur eine feine Veränderung des Ansatzes, aber diese kleine Veränderung könnte für viele einen gewaltigen Unterschied ausmachen.

Die kognitive Verhaltenstherapie ist zudem geeignet, kognitive Verzerrungen im Hinblick auf Körpergewicht und das Aussehen zu verändern. Wenn eine Frau entschieden ist, nach der Überwindung ihrer Essanfälle eine strikte Diät zu befolgen und ihre Kalorienaufnahme stark zu reduzieren, wird ihr Verlangen, sich mit Essen vollzustopfen, vermutlich nicht so schnell oder gar nicht verschwinden. Die kognitive Verhaltenstherapie könnte sie dabei unterstützen, den Wunsch aufzugeben, sich Nahrung vorzuenthalten, indem sie ihr hilft, in gesünderer Weise über Nahrung und Gewicht zu denken oder ihr Ernährungsratschläge zur Verfügung stellt. Dies ist für Frauen (und Männer) – unabhängig davon, ob sie unter einer Essstörung gelitten haben oder nicht – hilfreich, die ihrem Gewicht und ihrem Aussehen übermäßig viel Wert beimessen. Darüber hinaus kann die kognitive Verhaltenstherapie dabei helfen, Gedanken zu korrigieren, die zu Depressionen, Ängsten, Perfektionismus oder negativen Gefühlen führen. Auch davon kann unabhängig davon, ob man unter einer Essstörung leidet oder nicht, jeder profitieren, der unter den genannten Problemen leidet. Solange die Genesung nicht von der Bewältigung irgendwelcher koexistierender Probleme abhängig gemacht wird, ist die kognitive Verhaltenstherapie bei der Lösung einer Vielzahl von Problemen hilfreich.

Brücke zur Suchttherapie

Wenn du glaubst, nach bestimmten Nahrungsmitteln süchtig zu sein – vor allem nach zuckerhaltigen und kohlenhydratreichen –, liegst du vermutlich richtig. Aber wir erleiden keinen wirklichen Kontrollverlust, wenn wir diese Dinge essen. Wie gesagt ist der Kontrollverlust bei Essanfällen nur ein empfundener Kontrollverlust, kein biologisch begründeter.[252] Das, worüber wir keine Kontrolle haben, ist das Aufsteigen unseres Verlangens, uns einem Essanfall hinzugeben. Wenn das niedere Gehirn so konditioniert ist, das Verlangen durch den Verzehr bestimmter problematischer Nahrungsmittel – zum Beispiel Süßigkeiten – zu befriedigen, wird schon ein einziger Bissen von etwas Zuckerhaltigem automatisch das Verlangen erzeugen, sich einem Essanfall hinzugeben. Es ist dieses Verlangen, sich mit Essen vollstopfen zu wollen, über das wir keine Kontrolle haben, nicht der Essanfall an sich.

Dies wissend, könnten Betroffene, die unter Essanfällen leiden, das Suchttherapiekonzept anwenden. Sie könnten, wenn sie wollen, sämtliche problematische Nahrungsmittel für eine Weile meiden, wenn sie wissen, dass sie vermutlich nach diesen Produkten lechzen werden und sie sich von diesen Gelüsten loslösen können. Anschließend können sie diese Produkte nach und nach in Maßen wieder zu sich nehmen – sofern sie überhaupt Bestandteil ihres normalen Speiseplans sein sollen. Sobald die problematischen Produkte wieder in den Speiseplan eingeführt werden, sollten Betroffene sich ein Limit setzen und sich daran halten. Aber sie sollten wissen, dass das Gehirn die Botschaft aussenden wird, viel mehr von diesen problematischen Produkten zu essen, als es dem gesetzten Limit entspricht. Wenn man sich zum Beispiel die Grenze gesetzt hat, maximal vier Cookies zu essen, wird das niedere Gehirn nach dem Verzehr von vier Cookies wahrscheinlich das unbändige Verlangen erzeugen, die ganze Packung zu verputzen. Aber wenn Betroffene ihr am höchsten entwickeltes menschliches Gehirn einsetzen, bleiben sie von dieser automati-

---

252 Deborah Marcontell Michel, Susan G. Willard: When Dieting Becomes Dangerous, S 43

schen Hirnreaktion losgelöst und messen ihr keine Bedeutung bei,
sodass sie in der Lage sein sollten, auf das aufsteigende Verlangen
nicht zu reagieren und keine Taten folgen zu lassen.

Sobald viele Male normale Mengen der problematischen
Produkte gegessen wurden, wird die alte mit den Essanfällen
einhergehende Gewohnheit nachlassen, und es wird normal und
mühelos werden, gemäßigte Portionen zu essen. Und wenn eine
Bulimikerin beschließt, gar keins der einstmals problematischen
Nahrungsmittel mehr anzurühren – vielleicht aus Gesundheitsgründen –, muss sie das auch nicht tun, solange sie weiß, wie sie
mit einem etwaigen Verlangen, sich einem Essanfall hinzugeben,
umzugehen hat, das in ihr aufsteigen wird, wenn sie eines dieser
problematischen Produkte essen wird, was sie unweigerlich eines
Tages tut. Denn es ist unwahrscheinlich davon ausgehen zu können, dass man für den Rest seines Lebens nie wieder auch nur
ein bisschen Zucker zu sich nehmen wird, weshalb es wichtig ist,
dass wir vorbereitet sind, wenn wir ein problematisches Produkt
konsumieren. Vorbereitet zu sein bedeutet, sich seines Gehirns
bewusst zu sein und etwaige falsche Signale, die es womöglich
sendet, zu ignorieren.

Overeaters Anonymous

Overeaters Anonymous (OA) ist eine Selbsthilfegruppe für
Menschen mit Essstörungen, deren Programm zur Genesung
zwölf Schritte umfasst. Das Programm basiert im Wesentlichen
auf dem Suchttherapiekonzept, wobei nicht alle OA-Gruppen
eine völlige Abstinenz von problematischen Nahrungsmitteln
verfechten. Alle Gruppen plädieren für einen Speiseplan, definieren jedoch keine besonderen Anforderungen an diesen persönlichen Plan.[253] Da die OA die bekannteste Gruppe sind, die auf
das Suchttherapiekonzept setzt, werde ich es kurz mit meinem
Ansatz „Das Gehirn ist stärker als das Verlangen" vergleichen
und eine andere Sichtweise hinsichtlich der ersten drei Schritte
der OA nahelegen:

---

253 Overeaters Anonymous: Tools of Recovery

Schritt 1: Wir gaben zu, dass wir dem Essen gegenüber machtlos sind und unser Leben nicht mehr meistern konnten.
Schritt 2: Wir kamen zu dem Glauben, dass eine Macht, größer als wir selbst, uns unsere geistige Gesundheit wiedergeben kann.
Schritt 3: Wir fassten den Entschluss, unseren Willen und unser Leben der Sorge Gottes, *wie wir Ihn verstehen*, anzuvertrauen.

In den weiteren Schritten geht es um das Eingeständnis begangener Fehler, charakterliche Unzulänglichkeiten, die Wiedergutmachung von Leid, das anderen zugefügt wurde, und schließlich darum, ein spirituelles Erwachen zu erleben und die Botschaft an andere Esssüchtige weiterzugeben – achtbare Lebensziele, die jedoch nicht viel mit der Überwindung der konkreten Essstörung zu tun haben. Beim Betrachten der ersten drei Schritte wurde mir klar, dass ich sie umformulieren konnte, um meine eigene Genesung zu beschreiben:

Schritt 1: Ich gab zu, dass ich dem Aufsteigen meines von meinem niederen Gehirn erzeugten Verlangens, mich Essanfällen hinzugeben, gegenüber machtlos war und mein Leben nicht mehr meistern konnte.
Schritt 2: Ich kam zu dem Glauben, dass mir eine große Macht innewohnt, eine Macht, größer als ich selbst – mein am höchsten entwickeltes menschliches Gehirn –, und dass mir diese Macht meine geistige Gesundheit wiedergeben kann.
Schritt 3: Ich fasste den Entschluss, mein am höchsten entwickeltes menschliches Gehirn einzusetzen, um unter Einsatz meines freien Willens mein Verlangen zu bezwingen, und ich gewann mein Leben zurück.

Der Unterschied zwischen meinen Schritten und denen der Overeaters Anonymous besteht darin, dass die Eigenverantwortung bei meinem Ansatz eine große Rolle spielt. Ich setzte

meine eigene Macht ein, mein eigenes Gehirn, meinen eigenen
freien Willen, um meinen Essanfällen ein Ende zu setzen, ohne
darauf zu vertrauen, dass irgendetwas oder irgendjemand anderes
dies für mich tut. Damit will ich nicht sagen, dass Betroffene,
die unter einer Essstörung leiden, Gott, wie sie ihn verstehen,
im Hinblick auf ihre Genesung streichen sollen, denn Religi-
osität, Gebete und Spiritualität verleihen vielen Menschen in
allen Aspekten des Lebens Kraft. Doch wenn das Vertrauen
auf Gott – oder auf eine andere höhere Macht – nicht hilft, um
das zerstörerische Verhalten zu beenden, ist es an der Zeit, die
Perspektive zu ändern und selber die Verantwortung dafür zu
übernehmen, die Gewohnheit abzulegen.

Wiedergutmachung bei anderen Menschen zu leisten und
spirituelles Erwachen zu erleben, wird nicht auf magische Weise
dazu führen, das durch das Gehirn erzeugte unwillkürlich aufsteigende Verlangen abzustellen. Ich glaube vielmehr, dass Betroffene, die unter Essanfällen leiden, dies selber in die Hand
nehmen müssen, und zwar indem sie sich jedes Mal, wenn sie
das Verlangen überkommt, weigern, auf es zu reagieren und
ihm Taten folgen zu lassen. Durch eine Neudefinition von „höhere Macht" durch „das am höchsten entwickelte menschliche
Gehirn" könnte vielen Betroffenen, die auf das Programm der
Overeaters Anonymous setzen, der Weg zu einer praktikableren
Lösung zur Überwindung ihrer Essstörung gewiesen werden.

Ein Wechsel der Perspektive

Bei meinem Versuch, zwischen den traditionellen Therapieansätzen und meinem Ansatz „Das Gehirn ist stärker als das Verlangen" eine Brücke zu schlagen, habe ich dargelegt, dass für
diejenigen, bei denen die traditionelle Therapie gescheitert ist,
vielleicht nur ein Wechsel der Perspektive erforderlich ist. Ganz
einfach gesagt, läuft dieser Perspektivwechsel unter anderem
darauf hinaus, dass Betroffene ihre Essanfälle von den anderen
Problemen ihres Lebens trennen, dass sie lernen, das Verlangen,
sich mit Essen vollzustopfen, als wertlosen neurologischen Müll
anzusehen, und die Fähigkeit ihres am höchsten entwickelten
menschlichen Gehirns zu nutzen, um dem Verlangen zu wider-

stehen. Vielleicht können diese drei Veränderungen der Sichtweise jegliche Therapieform effizienter machen.

Viele Menschen, die eine Therapie machen, begehen, glaube
ich, die gleichen Fehler wie ich, indem sie glauben, ihre Essstörung mithilfe ihrer Therapeuten, der Therapietechniken, allen
möglichen Veränderungen ihres Lebens oder der Behebung
charakterlicher Mängel mühelos überwinden zu können, und
indem sie davon ausgehen, dass all dies dazu beiträgt, dass das
Verlangen, sich Essanfällen hinzugeben, irgendwie verschwindet.
Wer weiß – vielleicht gibt es ja tatsächlich irgendjemanden oder
irgendetwas, das das Verlangen, sich mit Essen vollzustopfen,
vollständig zum Verschwinden bringen kann. Vielleicht löst sich
das Verlangen irgendwann in Luft auf, wenn eine Betroffene,
die unter Essanfällen leidet, ihre Therapie jahrelang fortsetzt,
immer weiter über ihre Probleme redet, verschiedene Medikamente ausprobiert, hart daran arbeitet, ihr Selbstwertgefühl zu
verbessern und ihre Ängste in den Griff zu bekommen, und mit
jedem erdenklichen, der Essstörung angeblich zugrunde liegenden Problem fertig wird.

Aber warum sollte man seine Genesung dem Zufall über-
lassen? Das Verlangen, sich mit Essen vollzustopfen, wird mit
Sicherheit verschwinden, sobald Essgestörte aufhören, sich Essanfällen hinzugeben. Warum also nicht sofort aufhören? Warum
nicht auf der Stelle und ohne weiteren Aufschub die Reißleine
ziehen, wenn doch jeder Weg zur Genesung schlussendlich zum
Ziel hat, dass die Essanfälle aufhören? Das Verlangen zu spüren,
sich vollstopfen zu wollen, und keine Taten folgen zu lassen,
ist der direkteste Weg zu einer vollständigen Genesung. Diese
Methode trainiert das Gehirn, die Gewohnheit auf der Stelle
aufzugeben, und sorgt dafür, dass das Verlangen nach und nach
verschwindet. Darüber hinaus bietet diese Methode einen absolut sicheren Schutz gegen einen Rückfall, denn wenn man
niemals auf sein Verlangen, sich vollzustopfen, reagiert, kann
man auch nie rückfällig werden. Wenn so eine einfache Lösung
verfügbar ist – warum sollte man Monate oder Jahre darauf
warten, dass das Verlangen *vielleicht* irgendwann verschwindet?
Es besteht kein Anlass, eine Therapie zu beenden, wenn die

Therapie einem sinnvollen Zweck dient – solange Betroffene, die unter Essanfällen leiden, ihre Sichtweise im Hinblick auf das Verlangen, sich mit Essen vollzustopfen, ändern und aufhören, dem Verlangen Taten folgen zu lassen.

40

Fazit

Bedürfnisse befriedigen ...

Meine Essanfälle haben bestimmt Bedürfnisse befriedigt, aber nicht die komplexen emotionalen Bedürfnisse, von denen meine Therapeuten sprachen. Zunächst befriedigten sie die Bedürfnisse meiner Überlebensinstinkte und später das Bedürfnis meines niederen Gehirns, die Gewohnheit beizubehalten, die es selber etabliert hatte. Wenn mir in dem Moment, als ich mich in Therapie begab, doch bloß jemand gesagt hätte, dass es sich bei der Bulimie um ein einfaches Gehirnproblem handelt, hätte ich es auf einfache Weise beheben können. Das ist jetzt meine Mission: Diejenige zu sein, die andere, die unter Essanfällen leiden, aufklärt, dass eine einfache und schnelle Genesung von ihrer Essstörung möglich ist, und zwar ohne Therapie.

Wenn du Bulimikerin bist, an einer Binge-Eating-Störung leidest oder auch nur gelegentlich Essanfällen erliegst, möchte ich dir mitteilen, dass nichts an dir nicht stimmt. Du bist nur vorübergehend ein Opfer deines eigenen gesunden Gehirns geworden. Wenn deine Therapie dich verwirrt und du dort keine Hilfe findest, möchte ich dich wissen lassen, dass ich davon überzeugt bin, dass es einen direkteren und kostengünstigeren Weg gibt, wie du dein gestörtes Essverhalten beenden kannst. Ich möchte dich wissen lassen, dass du deine Essanfälle aus einer anderen Perspektive betrachten kannst: nicht als

Ausdruck tiefer liegender emotionaler Probleme, sondern als Ausdruck von etwas sehr Realem und Konkretem, das sich in deinem Gehirn abspielt. Ich möchte dich wissen lassen, dass du dein Verhalten viel einfacher ändern kannst, wenn du dich von dem Glauben verabschiedest, dass du aus irgendwelchen tiefer liegenden Gründen Essanfällen erliegst, und stattdessen begreifst, wie dein niederes Gehirn funktioniert und dafür sorgt, dass du dich weiterhin mit Essen vollstopfst. Ich möchte dir sagen, dass es in deiner Macht steht, die Kontrolle über deine Handlungen zu übernehmen, deine Gewohnheit zu überwinden und den täglichen Qualen zu entkommen, die deine Essanfälle mit sich bringen.

Die Botschaft lautet: Um deine Bulimie zu überwinden – oder welche Gewohnheit auch immer aufzugeben –, musst du *dein Verhalten ändern*. Das ist die schlichte und zugleich schwierige Wahrheit. Meine eigene Erfahrung hat mich zu der Überzeugung geführt, dass es möglich ist, selber aufzuhören, und zwar sofort – ohne vorher eine größere charakterliche Transformation zu vollziehen, ohne Tausende für Therapeuten oder Behandlungszentren auszugeben, ohne sein ganzes Leben zum Stillstand zu bringen und ohne sich für den Rest seines Lebens Tag für Tag mit seiner Essstörung auseinandersetzen zu müssen. Von einem bin ich absolut überzeugt: Wenn ich es geschafft habe, kann es jeder schaffen. Denn glaub mir: An mir ist nichts Besonderes. Und trotzdem habe ich es geschafft, mein Gehirn zu verändern und mein Verlangen, mich Essanfällen hinzugeben, auszulöschen.

Das gleiche gewohnte destruktive Verhalten immer wieder zu wiederholen, ist nicht nur ein Problem, mit dem sich Bulimikerinnen, Betroffene, die unter einer Binge-Eating-Störung leiden, und andere Süchtige herumschlagen. Es ist ein Problem, das die ganze Menschheit betrifft. Doch wir Menschen können uns glücklich schätzen, weil wir nicht jedem Impuls unseres Gehirns Folge leisten müssen. Wir können unsere Gedanken und Gefühle beobachten und in jedem Moment entscheiden, welchen Gedanken wir weiterdenken, welchem Gefühl wir Folge leisten und welche Gedanken und Gefühle wir ignorieren.

Unser großartiges am höchsten entwickeltes menschliches Gehirn überträgt uns eine große Verantwortung. Wir verfügen über die Fähigkeit, unser Gehirn durch das, was wir wiederholt tun, selber zu programmieren. Das bedeutet, dass unseren Handlungen eine große Bedeutung zukommt. Wir stehen jeden Tag vor der Wahl, ob wir auf eine Weise handeln, die mit unseren Zielen und unserer Identität im Einklang steht, oder ob wir schlechte Entscheidungen treffen und es zulassen, dass sich schlechte Gewohnheiten etablieren. Was wir tun, wird sich auf sehr reale und physische Weise auf unsere Zukunft auswirken, denn unser Handeln verändert die neuronalen Fußabdrücke in unserem Gehirn.

Ich hoffe, dass meine Geschichte denjenigen von euch, die unter Essanfällen leiden, geholfen hat, euch von eurem Verlangen, das euch zu eurem destruktiven Handeln treibt, loszulösen und euer Verlangen zu ignorieren. Ich hoffe, dass meine Geschichte euch geholfen hat zu erkennen, dass ihr wirklich selber entscheidet, was ihr tut und was ihr nicht tut, und dass eure Entscheidungen euch verändern können. Ich weiß nicht, wie euer Leben nach der Überwindung eurer Bulimie oder eurer Binge-Eating-Störung aussehen wird, und ich kann euch nicht garantieren, dass ihr Großes erreichen oder euch in den Menschen verwandeln werdet, der ihr sein wollt. Aber eins weiß ich: Sobald ihr euch von euren Essanfällen befreit habt, werdet ihr frei sein, eure eigenen Möglichkeiten zu entdecken.

DANKSAGUNGEN

Ich möchte mich bei allen aufrichtig bedanken, die dabei geholfen haben, dass dieses Buch entstanden ist. Mein besonderer Dank gilt:

Meinem Mann und bestem Freund, Greg, dafür, dass du mich bei jedem Schritt auf dem Weg zur Entstehung dieses Buches bestärkt hast und nie zugelassen hast, dass ich aufgebe. Ohne deinen unerschütterlichen Beistand und ohne deinen Glauben an mein Projekt hätte ich es nic geschafft, mich Abend für Abend wieder an den Laptop zu setzen, während unsere Kinder schliefen.

Meinen Eltern Tom und Ann und meiner Schwester Corey dafür, dass ihr immer an mich geglaubt habt und meine größte Unterstützung wart, während ich dieses Buch geschrieben habe. Meinen Schwiegereltern Gene und Elizabeth, die mir unzählige Stunden Zeit zum Schreiben verschafft haben, indem sie sich liebevoll um ihre Enkel gekümmert haben. Meiner kreativen lieben Freundin Emily dafür, dass du meine allerersten Entwürfe mit mir durchgegangen bist und dabei geholfen hast, dass mein Buch anfing, Form anzunehmen. Meiner talentierten Cousine Kimberly dafür, dass du mir in einem frühen Stadium bei der Überarbeitung meines Textes geholfen hast und für dein immer aufschlussreiches Feedback.

Meinen Lektorinnen: Penelope Franklin, die mir unermüdlich dabei geholfen hat, den Seiten dieses Buches Leben einzuhauchen und sie besser zu organisieren; und Cindy Kaufman-Nixon, die mir mit ihrer Geduld, ihrer Begeisterung und ihrer

Sorgfalt dabei geholfen hat, dieses langwierige Projekt zu Ende zu bringen.

Jack Trimpey, weil dieses Buch ohne ihn vielleicht gar keinen Ausgangspunkt gehabt hätte. Die nachdrückliche und aufbauende Botschaft seines Buches *Rational Recovery: The New Cure for Substance Addiction* war genau das, was ich benötigte, um die Kontrolle über mein Leben wieder selber in die Hand zu nehmen.

Und zum Schluss möchte ich mich bei meinem Sohn und meiner Tochter bedanken, die dafür gesorgt haben, dass ich immer mit beiden Beinen auf dem Boden geblieben bin und die mich mit Liebe erfüllen; und meinem Baby (meiner zweiten Tochter, die bald geboren wird) dafür, dass du mir eine feste Deadline für die Beendigung dieses Buches gesetzt hast.

LITERATURVERZEICHNIS

American Psychiatric Association. Diagnostic and Statistical Manual of Mental Disorders, Fifth Edition (DSM-V). Washington: American Psychiatric Publishing 2013. Doi: 10.1176/appi.books.9780890425596

American Psychiatric Association. Diagnostic and Statistical Manual of Mental Disorders, Fourth Edition, Text Revision (DSM-IV-TR). Washington: American Psychiatric Association, 2000.

Avena, N. M. Examining the addictive-like properties of binge eating using an animal model of sugar dependence. Experimental and Clinical Psychopharmacology, 15(2007)5: 481-491. DOI: 10.1037/1064-1297.15.5.481

Avena, N. M., P. Rada und Hoebel, B. G. Evidence for sugar addiction: behavioral and neurochemical effects of intermittent, excessive sugar intake. Neuroscience & Biobehavioral Reviews, 32(2008)1: 20-39. DOI: 10.1016/j.neubiorev.2007.04.019. Nachzulesen unter: https://pdfs.semanticscholar.org/20a8/d8100e8256e20241847b-289871d5552f2efd.pdf?_ga=2.234777240.700666912.1538591796-1941603893.1538591796

Avena, N. M., Rada, P. und Hoebel, B. G. Sugar and Fat Bingeing Have Notable Differences in Addictive-like Behavior. Journal of Nutrition, 139(2009)3: 623-628. DOI: 10.3945/jn.108.097584. Nachzulesen unter: https://www.ncbi.nlm.nih.gov/pmc/articles/PMC2714381/pdf/nut139623.pdf

Barnhill, John und Taylor, Nadine. If You Think You Have an Eating Disorder: The Dell Guides for Mental Health. New York: Dell Publishing, 1998.

Beaver, John D.; Lawrence, Andrew D.; van Ditzhuijzen, Jenneke; Davis, Matt H.; Woods, Andrew und Calder, Andrew J. Individual differences in reward drive predict neural responses to images of food. Journal of Neuroscience, 26(2006)19: 5160-5166. DOI: 10.1523/JNEUROSCI.0350-06.2006. Nachzulesen unter: http://www.jneurosci.org/content/jneuro/26/19/5160.full.pdf

Begley, Sharon. *Train Your Mind, Change Your Brain: How a New Science Reveals Our Extraordinary Potential to Transform Ourselves.* New York: Ballantine Books, 2007.

Bencherif, Badreddine; Guarda, Angela S.; Colantuoni, Carlo; Ravert, Hayden T.; Dannals, Robert F. und Frost, James J. Regional μ-Opioid Receptor Binding in Insular Cortex Is Decreased in Bulimia Nervosa and Correlates Inversely with Fasting Behavior. *Journal of Nuclear Medicine,* 46(2005)8: 1349-1351. Nachzulesen unter: http://jnm.snmjournals.org/content/46/8/1349.full.pdf+html

Boggiano, Mary M.; Chandler, Paula C.; Viana, Jason B.; Oswald, Kimberly D.; Maldonado, Christine R. und Wauford, Pamela K. Combined dieting and stress evoke exaggerated responses to opioids in binge-eating rats. *Behavioral Neuroscience,* 119(2005)5: 1207-1214. DOI: 10.1037/0735-7044.119.5.1207

Buli, Cynthia M. und Taylor, Nadine. *Runaway Eating: The 8-Point Plan to Conquer Adult Food and Weight Obsessions.* Emmaus: Rodale Books, 2005.

Charney, Dennis S. und Nestler, Eric J. (Hrsg.). *Neurobiology of Mental Illness, Third Edition.* New York: Oxford University Press, 2008.

Coscina, D. V. und Dixon, L. M. Body Weight Regulation in Anorexia Nervosa: Insights from an Animal Model. In: *Anorexia Nervosa: Recent Developments in Research,* hrsg. von Darby, P. L.; Garfinkel, P. E.; Garner, D. M. und Coscina, D. V. 207–219. New York: Alan R. Liss, 1983.

Czerner, Thomas B. *What Makes You Tick: The Brain in Plain English.* New York: John Wiley & Sons, 2001.

Davis, Caroline; Strachan, Shaelyn und Berkson, Mami. Sensitivity to reward: implications for overeating and overweight. *Appetite,* 42(2004)2: 131-138. DOI: 10.1016/j.appet.2003.07.004

Davison, Gerald C. und Neale, John M. *Abnormal Psychology.* 8. Aufl., New York: John Wiley & Sons, 2003.

Dum, J.; Gramsch, C. und Herz, A. Activation of hypothalamic beta-endorphin pools by reward induced by highly palatable food. *Pharmacology Biochemistry & Behavior,* 18(1983)3: 443-447. DOI: 10.1016/0091-3057(83)90467-7

Eating Disorders Coalition. Facts About Eating Disorders: What the Research Shows. Nachzulesen unter: http://eatingdisorderscoalition.org.s208556.gridserver.com/couch/uploads/file/fact-sheet_2016.pdf

Folensbee, Rowland W. *The Neuroscience of Psychological Therapies.* New York: Cambridge University Press, 2007.

Glass, Jay D. *The Animal Within Us: Lessons About Life from Our Animal Ancestors.* Corona Del Mar: Donington Press, 1998.

Goldberg, Elkhonon. *The Executive Brain: Frontal Lobes and the Civilized Mind.* New York: Oxford University Press, 2001.

Gurian, Michael. *Nurture the Nature: Understanding and Supporting Your Child's Unique Core Personality.* San Francisco: Jossey-Bass, 2007.

Hagan, Mary M.; Chandler, Paula C.; Wauford, Pamela K.; Rybak, Rachel J. und Oswald, Kimberly D. The role of palatable food and hunger as trigger factors in an animal model of stress induced binge eating. *International Journal of Eating Disorders,* 34(2003)2: 183-197. DOI: 10.1002/eat.10168. Nachzulesen unter: https://www.researchgate.net/publication/10629283_The_role_of_palatable_food_and_hunger_as_trigger_factors_in_an_animal_model_of_stress_induced_binge_eating

Hagan, M. M.; Holguin, F. D.; Cabello, C. E.; Hanscom, D. R. und Moss, D. E. Combined naloxone and fluoxetine on deprivation-induced binge eating of palatable foods in rats. *Pharmacology Biochemistry & Behavior,* 58(1997)4: 1103-1107. DOI: 10.1016/S0091-3057(97)00318-3.

Hagan, Mary M. und Moss, Donald E. An animal model of bulimia nervosa: opioid sensitivity to fasting episodes. *Pharmacology Biochemistry & Behavior,* 39(1991)2: 421-422. DOI: 10.1016/0091-3057(91)90201-C

Hagan, Mary M. und Moss, Donald E. Persistence of Binge-Eating Patterns After a History of Restriction with Intermittent Bouts of Refeeding on Palatable Food in Rats: Implications for Bulimia Nervosa. *International Journal of Eating Disorders,* 22(1997): 411-420. DOI: 10.1002/(SICI)1098-108X(199712)22:4<411::AID-EAT6>3.0.CO;2-P. Nachzulesen unter: https://eurekamag.com/pdf/003/003227649.pdf

Hagan, Mary M.; Castañeda, Eddie; Sumaya, Isabel C.; Fleming, Sheila M.; Galloway, Joel und Moss, Donald E. The Effect of Hypothalamic Peptide YY on Hippocampal Acetylcholine Release In Vivo: Implications for Limbic Function in Binge-Eating Behavior. *Brain Research,* 805(1998)1-2: 20-28. DOI: 10.1016/S0006-8993(98)00652-0. Nachzulesen unter: https://www.researchgate.net/publication/13551716_The_effect_of_hypothalamic_peptide_YY_on_hippocampal_acetylcholine_release_in_vivo_Implications_for_limbic_function_in_binge-eating_behavior

Heller, Tania. *Eating Disorders: A Handbook for Teens, Families and Teachers.* Jefferson: McFarland & Co., 2003.

Johnston, Anita. *Eating in the Light of the Moon: How Women Can Transform Their Relationship with Food Through Myths, Metaphors, and Storytelling.* Carlsbad: Gürze Books, 2000.

Katherine, Anne. *Anatomy of a Food Addiction: The Brain Chemistry of Overeating: An Effective Program to Overcome Compulsive Eating.* 3. Aufl., Carlsbad: Gürze Books, 1996.

Kaye, W. Eating disorders: hope despite mortal risk. *American Journal of Psychiatry,* 166(2009)12: 1309-1311. Doi: 10.1176/appi.ajp.2009.09101424. Nachzulesen unter: file:///C:/Users/berit/AppData/Local/Packages/Microsoft. MicrosoftEdge_8wekyb3d8bbwe/TempState/Downloads/Eating_Disorders_ Hope_Despite_Mortal_Risk.pdf

Keel, Pamela K.; Dorer, David J.; Franko, Debra L.; Jackson, Safia C. und Herzog, David B. Postremission predictors of relapse in women with eating disorders. *American Journal of Psychiatry,* 162(2005)12: 2263–2268. DOI: 10.1176/ appi.ajp.162.12.2263. Nachzulesen unter: https://ajp.psychiatryonline.org/doi/ pdf/10.1176/appi.ajp.162.12.2263

Keel, Pamela K.; Dorer, David J.; Franko, Debra L.; Jackson, Safia C. und Herzog, David B. *Archives of General Psychiatry,* 64(2007)9: 1058-1066. DOI: 10.1001/ archpsyc.64.9.1058. Nachzulesen unter: file:///C:/Users/berit/AppData/Local/ Packages/Microsoft.MicrosoftEdge_8wekyb3d8bbwe/TempState/Downloads/ yoa70020_1058_1066.pdf

Keys, Ancel; Brozek, Josef und Henschel, Austin. *The Biology of Human Starvation.* Vol. 2. Minneapolis: University of Minnesota Press, 1950 (Siehe insbesondere Kapitel 38: Behavior and Complaints in Natural Starvation, 783–818).

Kirkpatrick, Jim und Caldwell, Paul. Eating Disorders: Everything You Need to Know (Your Personal Health) Buffalo: Firefly Books, 2004.

Kraly, F. Scott. Brain Science and Psychological Disorders: Therapy, Psychotropic Drugs und the Brain. New York: W. W. Norton & Co., 2006.

Lilenfeld, Lisa R. R.; Wonderlich, Stephen; Riso, Lauwrence P.; Crosby, Ross und Mitchell, James. Eating Disorders and Personality: A Methodological and Empirical Review. Clinical Psychology Review, 26(2006)3: 299-320. DOI: 10.1016/j. cpr.2005.10.003

Lore, Nicholas. The Pathfinder: How to Choose or Change Your Career for a Lifetime of Satisfaction and Success. New York: Touchstone, 2012.

Marsh, Rachel E.; Steinglass, Joanna; Gerber, Andrew J.; O'Leary, Kara Graziano; Wang, Zhishun; Murphy, David; Walsh, B.; Timothy und Peterson, Bradley S. Deficient Activity in the Neural Systems That Mediate Self-Regulatory Control in Bulimia Nervosa. Archives of General Psychiatry, 66(2009)1: 51-63. Doi: 10.1001/ archgenpsychiatry.2008.504. Nachzulesen unter: https://www.ncbi.nlm.nih.gov/ pmc/articles/PMC2759684/pdf/nihms121707.pdf

McElroy, Susan L.; Guerdjikova, Anna L.; Martens, Brian; Keck, Paul E. Jr.; Pope, Harrison G. und Hudson, James I. Role of antiepileptic drugs in the management of eating disorders. CNS Drugs, 23(2009)2: 139-156. doi: 10.2165/00023210- 200923020-00004

Medina, Loreta M. (Hrsg.) Bulimia. 2, Aufl., San Diego: Greenhaven Press, 2005.

Michel, Deborah M. und Willard, Susan G. When Dieting Becomes Dangerous: A Guide to Understanding and Treating Anorexia and Bulimia. New Haven: Yale University Press, 2003.

Mikami, Amori Y.; Hinshaw, Stephen P.; Patterson, Katherine A. und Lee, Joyce Chang. Eating pathology among adolescent girls with attention-deficit/hyperactivity disorder. Journal of Abnormal Psychology, 117(2008)1: 225–235. DOI: 10.1037/0021-843X.117.1.225. Nachzulesen unter: https://www.ncbi.nlm.nih.gov/pmc/articles/PMC2930179/pdf/nihms229542.pdf

Miller, Peter M., Binge Breaker – Stop Out-of-Control Eating and Lose Weight. New York: Grand Central Publishing, 1999.

Moe, Barbara. Understanding the Causes of a Negative Body Image. A Teen Eating Disorder Prevention Book. New York: Rosen Publishing Group, 1999.

National Eating Disorders Association. Learn Basic Terms and Information on a Variety of Eating Disorder Topics. http://www.nationaleatingdisorders.org/information-resources/general-information.php#terms-definitions.

National Institute of Mental Health. How Are We Working to Better Understand and Treat Eating Disorders? NIH Publication, Nr. 07-4901, 2007. Nachzulesen unter: https://oyc.yale.edu/sites/default/files/EatingDisorders.pdf

Nelson, Jane, Erwin, Cheryl und Duffy, Roslyn Ann. Positive Discipline for Preschoolers: For Their Early Years – Raising Children Who Are Responsible, Respectful und Resourceful. New York: Three Rivers Press, 2007.

Noback, Charles R.; Strominger, Norman L.; Demarest, Robert J. und Ruggiero, David A. The Human Nervous System: Structure and Function. 6. Aufl., Totowa: Humana Press, 2005.

Normandi, Carol Emery und Roark, Laurelee. It's Not About Food: End Your Obsession with Food and Weight. New York: Berkley Publishing Group, 2008.

Nunley, Kathie F. How the Adolescent Brain Challenges the Adult Brain. Brains.org, 1998. Nachzulesen unter: http://help4teachers.com/prefrontalcortex.htm

Overeaters Anonymous. Tools of Recovery. Nachzulesen unter: https://oa.org/newcomers/how-do-i-start/program-basics/tools-of-recovery/

Pelchat, Marcia Levin. Food Addiction in Humans. Journal of Nutrition, 139(2009)3: 620-622. Doi: 10.3945/jn.108.097816. https://www.ncbi.nlm.nih.gov/pubmed/19176747

Pliszka, Stephen R. Neuroscience for the Mental Health Clinician. 2. Aufl., New York: Guilford Press, 2016.

Ratey, John J. A User's Guide to the Brain: Perception, Attention and the Four Theaters of the Brain. New York: Vintage Books, 2002.

Reba-Harrelson, L.; von Holle, A.; Hamer, R. M.; Swann, R.; Reyes, M. L. und Bulik, C. M. Patterns and Prevalence of Disordered Eating and Weight Control Behaviors in Women Age 25–45. Eating and Weight Disorders, 14(2009)4: 190-198. Nachzulesen unter: https://www.ncbi.nlm.nih.gov/pmc/articles/PMC3612547/pdf/nihms446010.pdf

Roth, Anthony und Fonagy, Peter. *What Works for Whom? A Critical Review of Psychotherapy Research.* 2. Aufl., New York: Guilford Press, 2005.

Schwartz, Jeffrey M. und Begley, Sharon. *The Mind and the Brain: Neuroplasticity and the Power of Mental Force.* New York: HarperCollins, 2003.

Schaefer, Jenni und Rutledge, Thom. *Life Without Ed: How One Woman Declared Independence from Her Eating Disorder and How You Can Too.* New York: McGraw-Hill Education, 2004.

Shapiro, Kenneth J. *Animal Models of Human Psychology: Critique of Science, Ethics and Policy.* Seattle: Hogrefe & Huber Publishers, 1998.

Silverstone, P. H. Is Chronic Low Self-Esteem the Cause of Eating Disorders? *Medical Hypotheses,* 39(1992)4: 311-315. Doi: 10.1016/0306-9877(92)90054-G

Society for the Study of Ingestive Behavior. High-Fat, High-Sugar Foods Alter Brain Receptors. *ScienceDaily,* 6. August 2009. Nachzulesen unter: http://www.sciencedaily.com/releases/2009/07/090727102024.htm

Spurrell, E. B.; Wilfley, D. E.; Tanofsky, M. B. und Brownell, K. D. Age of Onset for Binge Eating: Are There Different Pathways to Binge Eating? *International Journal of Eating Disorders,* 21(1997)1: 55-65. Doi: 10.1002/(SICI)1098-108X(199701)21:1<55::AID-EAT7>3.0.CO;2-2.

Trimpey, Jack. *Rational Recovery: The New Cure for Substance Addiction.* New York: Gallery Books, 1996.

Walsh, B. Timothy und Cameron, V. L. *If Your Adolescent Has an Eating Disorder: An Essential Resource for Parents.* New York: Oxford University Press, 2005.

Welch, C. C.; Kim, E. M.; Grace, M. K.; Billington, C. J. und Levine, A. S. Palatability-Induced Hyperphagia Increases Hypothalamic Dynorphin Peptide and mRNA Levels. *Brain Research,* 721(1996)1-2: 126-131. Doi: 10.1016/0006-8993(96)00151-5

DIE AUTORIN

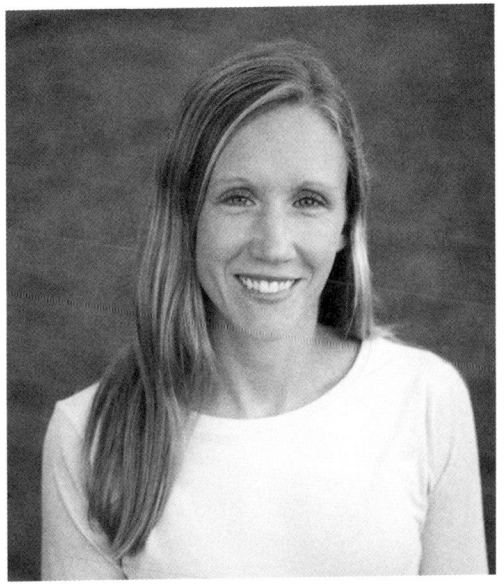

Kathryn Hansen erholte sich 2005 von Bulimie und teilt jetzt ihre Erfahrung mit, um ein neues Licht auf Essstörungen zu werfen und einen neuen Weg zur Genesung anzubieten.

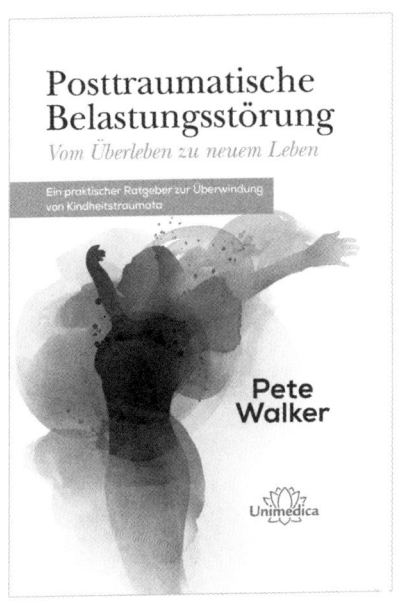

Pete Walker
POSTTRAUMATISCHE BELASTUNGSSTÖRUNGEN
Vom Überleben zu neuem Leben
360 Seiten, geb., € 22,80

Eine komplexe Posttraumatische Belastungsstörung (K-PTBS) ist weder angeboren noch charakterbedingt. Von dieser grundlegenden Einsicht ausgehend, hat der Autor, Therapeut, Dozent und Gruppenleiter Pete Walker seinen einzigartigen multimodalen Ansatz zur (Selbst-)Hilfe entwickelt, der ihn international bekannt machte. Mit seinem lösungs- und übungsorientierten Aufbau, zahlreichen Fallbeispielen sowie einer klaren, und präzisen Sprache ist Walkers Arbeits- und Praxisbuch sowohl für Therapeuten wie für Betroffene ein unentbehrlicher Begleiter auf dem Weg aus dem Trauma.

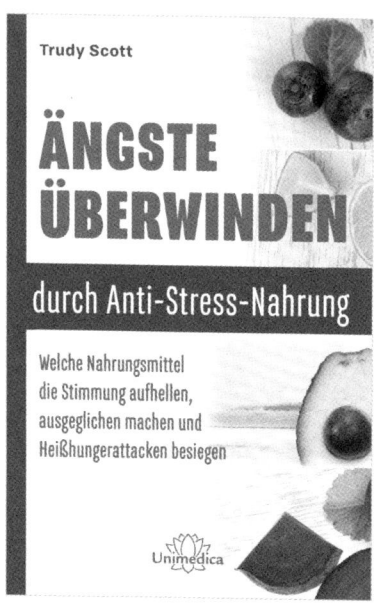

Trudy Scott
ÄNGSTE ÜBERWINDEN
DURCH ANTI-STRESS-NAHRUNG
240 Seiten, kart., € 19,80

Trudy Scott, Ernährungsberaterin und einst selbst Betroffene, hat bereits Tausenden geholfen, Schlafstörungen, Depressionen und Angstzustände durch ihre Anti-Angst-Diät zu mildern oder komplett zu heilen. Die Erfolgsautorin beschreibt den Zusammenhang zwischen unsrer Nahrung und unseren Empfindungen. So erfährt der Leser, warum Gluten bei Angststörungen und anderen psychischen Problemen besonders häufig mit im Spiel ist, wie eine gute Verdauung gegen Panikattacken und Depressionen helfen kann. Mithilfe von Fragebögen wird er dabei unterstützt, seinen persönlichen Nährstoffbedarf zu erkennen und abzudecken.

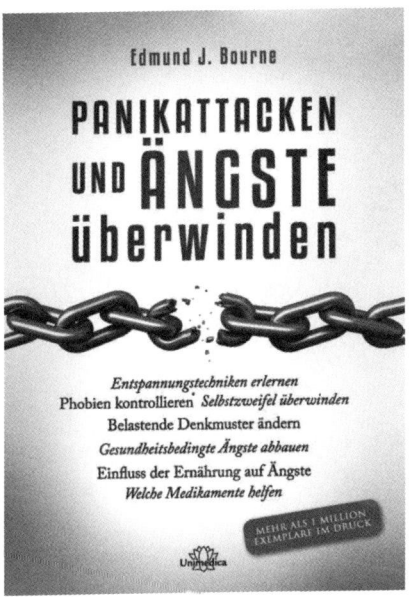

Edmund J. Bourne

PANIKATTACKEN UND ÄNGSTE ÜBERWINDEN

Entspannungstechniken erlernen, Phobien kontrollieren, Selbstzweifel überwinden, belastende Denkmuster ändern, gesundheitsbedingte Ängste abbauen, Einfluss der Ernährung auf Ängste, welche Medikamente helfen
552 Seiten, geb., € 34,00

Dieses Buch mit seinen zahlreichen Übungen, Checklisten und Anleitungen wurde in den USA über eine Million Mal verkauft und ist ein Klassiker in amerikanischen Fachkreisen. Für die überarbeitete und erweiterte Ausgabe wurden die Störungsbilder in Übereinstimmung mit internationalen diagnostischen Kriterienkatalogen gebracht (DSM-5, ICD-10 Codes). Bourne hat zudem Forschungsergebnisse aus der Neurobiologie und neueste medikamentöse Behandlungsmethoden berücksichtigt. Ein für Laien gut nachvollziehbares Praxisbuch, das im Methodenrepertoire keiner therapeutischen Praxis fehlen sollte.

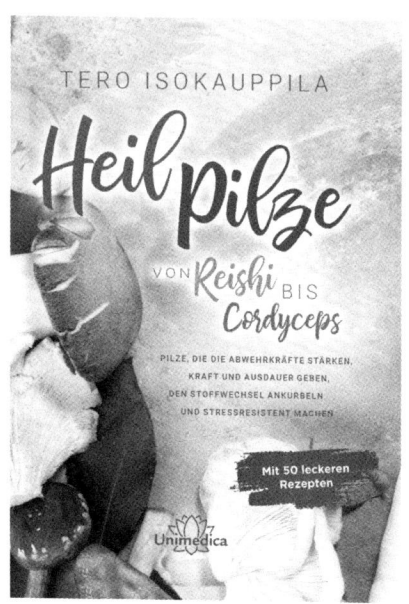

Tero Isokauppila

HEILPILZE

Von Reishi bis Cordyceps Pilze, die Abwehrkräfte stärken, Kraft und Ausdauer geben, den Stoffwechsel ankurbeln und stressresistent machen
264 Seiten, geb., € 24,80

Adaptogene Pilze gehören mit ihrem riesigen Potenzial zum Superfood. Die antiviralen und entzündungshemmenden Eigenschaften von Reishi, Shiitake oder Maitake können den Kampf gegen Diabetes, hormonelle Störungen, Autoimmunkrankheiten oder Krebs unterstützen. Tero Isokauppila, ein ausgewiesener Pilzexperte, vermittelt Basiswissen und ist zudem ein umfassender Ratgeber rund um Pilze in Gesundheit und Ernährung. Ein Extra bilden 50 einfache und schmackhafte Pilzrezepte, die die Abwehrkräfte stärken, das Energieniveau erhöhen und die Gesundheit allgemein fördern.

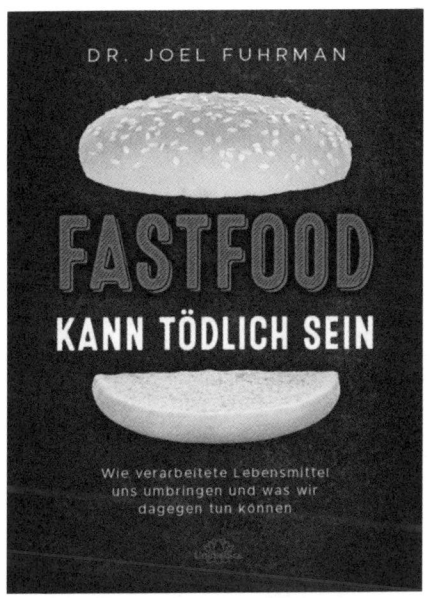

Dr. Joel Fuhrman
FASTFOOD KANN TÖDLICH SEIN
Wie verarbeitete Lebensmittel uns umbringen und
was wir dagegen tun können
392 Seiten, geb. € 19,90

Dies ist das bisher radikalste Buch des Bestsellerautors, Mediziners und Ernährungswissenschaftlers Dr. Joel Fuhrman. Nach *Heal Your Heart – Eat Smart* und *Eat To Live* geht Fuhrman der Frage nach, welche epidemiologischen Folgen das allgegenwärtige Fastfood für die Menschheit hat. Sein Fazit: Die globalen gesundheitlichen Folgen sind verheerend! Fuhrman präsentiert akribisch recherchierte Belege für den beängstigenden Istzustand. Einziger Ausweg aus der Krise: Eine konsequente Umstellung auf nährstoffreiche, gesunde Ernährung, die Menschen nicht nur heilt, sondern ihnen hilft, ihr intellektuelles Potenzial voll zu entfalten.

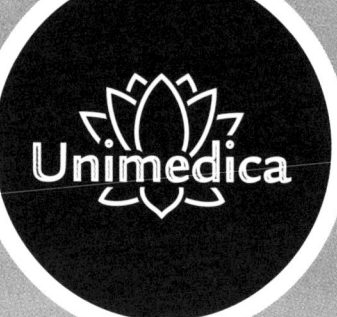
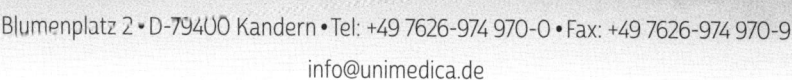